Q&Aで違いが分かる・説明できる

ステップアップ
新生児呼吸管理

北海道大学病院周産母子センター診療教授
長 和俊 編著

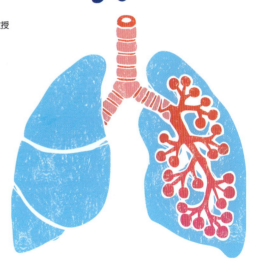

メディカ出版

刊行にあたって

　新生児期は胎盤呼吸をしていた胎児期から肺呼吸が確立した乳児期への適応の時期に相当するため、さまざまな理由により呼吸障害を呈します。そのため、新生児呼吸管理は、早産児を含む新生児の診療を行う際に避けて通れない課題と言えます。しかし、新生児は呼吸障害の種類が多様で、使用する材料や機器も特殊なものが多いため、新生児呼吸管理の学習には大きな努力が必要となります。そこで、新生児呼吸管理を効率よく学ぶためのツールとして、2010年に『新生児呼吸管理なるほどQ＆A』をNeonatal Care誌の増刊号として発刊いたしました。この増刊号では、「違いが分かる」ことに着目し、幸いにも読者の皆様より好評をいただきました。しかし、新生児医療、特に呼吸管理の分野の進歩はめざましく、2010年当時には存在しなかった新しい治療概念、薬剤、医療機器が次々と登場してまいりました。

　本書は、増刊号の「違いが分かり」、さらには「違いが説明できる」ようになるというコンセプトはそのままに、最新の知見を元に全項目を再検討・再構築したものです。著者の皆様には、各分野のエキスパートだからこそ可能な分かりやすい解説をしていただきました。しかし、最新の技術の中には、未だ標準的な治療として認められていないものや、実践するためには非常に高い専門性を求められるものもあります。今回これらの専門性の高い内容については「匠限定」というコラムに記載していただきました。「匠限定」を避けて読んでいただいても十分な学習ができます。また、「匠限定」だけ読み進むのもエキスパートの皆様には面白く感じられるかもしれません。

　本書では、キーワード検索や「このQを読んだ人はこんなQも読んでいる」というQナビゲーション機能を活用することができます。さらに、巻末には新生児呼吸管理略語集と新生児用／在宅用人工呼吸器機種別仕様表および総索引を設けています。自分に合ったQからナビゲーションに従って次のQに進むのも、キーワード検索や総索引から必要な自分に必要なQを探すのも、もちろん最初から読み進むのも自由です。本書が、NICUに勤務するナースや研修医のみならず、指導ナースや指導医、あるいは新生児用医療機器を取り扱う臨床工学技士や医療機器メーカーの皆様など、さまざまな職種の方にご活用いただければ有り難く存じます。

2017年4月

北海道大学病院周産母子センター診療教授　**長　和俊**

CONTENTS

刊行にあたって——3
キーワード索引——11
執筆者一覧——18

第1章　新生児の呼吸器症状と検査・モニタリング

❶ 呼吸器症状

- Q 1 ■ 無呼吸発作が見られる時には何が起こっていますか？——22
- 2 ■ 努力呼吸が見られる時には何が起こっていますか？——25
- 3 ■ 喘鳴が聴取される時には何が起こっていますか？——27
- 4 ■ 中心性チアノーゼと末梢性チアノーゼとを区別するのはなぜですか？——29
- 5 ■ 気道分泌物の量や性状を記録するのはなぜですか？——31

❷ 検査とモニタリング

- Q 6 ■ SMTがstrongならRDSにはなりませんか？——33
- 7 ■ 使用するモニタはどのように決めますか？——37
- 8 ■ 心電図モニタで呼吸数が分かるのはなぜですか？——40
- 9 ■ ABEとSBEはどう違うのですか？——43
- 10 ■ 血液ガス検査の検体はどこから採血したらよいですか？——45
- 11 ■ PaO_2とSaO_2はどう違うのですか？——48
- 12 ■ SpO_2とSaO_2はどう違うのですか？——50
- 13 ■ $tcPO_2$とPaO_2はどう違うのですか？——52
- 14 ■ $tcPO_2$とSpO_2のどちらを使えばよいですか？——54
- 15 ■ $EtCO_2$モニタのメインストリームとサイドストリームはどう違うのですか？——56
- 16 ■ $EtCO_2$モニタの波形から何が分かりますか？——59
- 17 ■ $tcPCO_2$モニタと$EtCO_2$モニタのどちらを使えばよいですか？——61
- 18 ■ グラフィックモニタのどの数値を記録すればよいですか？——62
- 19 ■ グラフィックモニタの時間波形から何が分かりますか？——65
- 20 ■ グラフィックモニタのPVループから何が分かりますか？——68
- 21 ■ トレンドグラムとヒストグラムはどう違うのですか？——71

第2章 新生児の呼吸管理法

① 呼吸管理の必修知識

- **Q 22** CO_2の許容範囲はどの程度ですか？——76
- 23 F_IO_2は何を目安に決定したらよいですか？——79
- 24 吸気時間はどのように決定したらよいですか？——83
- 25 換気回数はどのように決定したらよいですか？——86
- 26 定常流とrise timeのどちらを使用したらよいですか？——88
- 27 一回換気量はどのように測定しているのですか？——91
- 28 気管チューブからのリークは定量できますか？——93
- 29 ファイティングがあるとなぜいけないのですか？——96

② 酸素投与

- **Q 30** 酸素投与が必要なことをどのように判断したらよいですか？——98
- 31 酸素投与量と中止時期はどのように決めたらよいですか？——100
- 32 酸素投与方法はどのように選択しますか？——102

③ CPAPとDPAP

- **Q 33** CPAPとDPAPはどう違うのですか？——103
- 34 DPAPとSiPAPはどう違うのですか？——109
- 35 SiPAPとIMVはどう違うのですか？——111
- 36 CPAP専用機にはどのようなものがありますか？——113
- 37 nasal CPAPができる人工呼吸器にはどのようなものがありますか？——116
- 38 DPAPはどのような場合に使うのがよいですか？——119
- 39 DPAPからの離脱はどのようにすればよいですか？——122

④ HFNC

- **Q 40** HFNCとCPAPはどのように違うのですか？——124
- 41 HFNCはどのような場合に使うのがよいですか？——127
- 42 HFNCからの離脱はどのようにすればよいですか？——131

❺ IMVとSIMV

- **Q 43** IMVとSIMVはどう違うのですか？——134
- **44** SIMVのトリガー感度はどのように決めたらよいですか？——136
- **45** $PaCO_2$を下げるには呼吸回数と換気量のどちらを上げればよいですか？——138
- **46** PaO_2を上げるにはF_IO_2を上げるしかありませんか？——140

❻ PTV

- **Q 47** SIMVとA/Cはどう違うのですか？——142
- **48** A/CとPSVはどう違うのですか？——144
- **49** PSVとPAVはどう違うのですか？——146
- **50** VTVと従量換気はどう違うのですか？——148
- **51** VGとMMVはどう違うのですか？——151

❼ HFOV

- **Q 52** HFOVでどうして換気できるのですか？——153
- **53** HFOVはどのような場合に使うのがよいですか？——159
- **54** どの機種を用いてHFOVを行うのがよいですか？——162
- **55** HFOV使用中はどのように聴診するのですか？——164
- **56** SVとAmpはどこが違うのですか？——166
- **57** HFOVの振動数が機種によって違うのはなぜですか？——168
- **58** HFOVのMAPはどのように決めたらよいですか？——170
- **59** HFOVのSVはどのように決めたらよいですか？——172
- **60** HFOV-VGのVTHfはどのように決めたらよいですか？——173

❽ 匠の呼吸管理

- **Q 61** NAVAはどのような場合に使うのがよいですか？——176
- **62** NAVAレベルはどのように決めたらよいですか？——180
- **63** APRVはどのような場合に使うのがよいですか？——183
- **64** 人工換気中の深呼吸にはどのような意味がありますか？——186

❾ 加温・加湿

- **Q 65** 人工呼吸器の吸気温度が保育器内の温度より高いのはなぜですか？——189

- Q 66 ■ 絶対湿度と相対湿度はどう違うのですか？——191
- 67 ■ 呼吸器の温度プローブは保育器の内と外のどちらに置いたらよいですか？——196
- 68 ■ どの加温加湿器を購入したらよいですか？——199

⑩ 人工呼吸器からの離脱
- Q 69 ■ どうなったらウィーニングを開始できますか？——202
- 70 ■ どうなったらウィーニングを中止すべきですか？——205
- 71 ■ 抜管できるかどうかはどうしたら分かりますか？——206
- 72 ■ HFOVから直接抜管できますか？——211

⑪ 気管切開
- Q 73 ■ どの時点で気管切開を決断したらよいですか？——213
- 74 ■ どの気管切開カニューラを使えばよいですか？——215
- 75 ■ 気管切開カニューラの入れ換えは何日ごとに行えばよいですか？——217
- 76 ■ どの人工鼻を使えばよいですか？——219

⑫ 在宅酸素療法
- Q 77 ■ どの時点で在宅酸素療法開始を決定したらよいですか？——222
- 78 ■ 在宅酸素療法にはどの機種を使用したらよいですか？——224

⑬ 在宅人工換気療法
- Q 79 ■ どの時点で在宅人工換気への移行を決定したらよいですか？——227
- 80 ■ パッシブ回路とアクティブ回路はどう違いますか？——230
- 81 ■ 気管切開していないと在宅人工換気はできませんか？——232

第3章 新生児呼吸管理における薬物療法

① サーファクタント補充療法
- Q 82 ■ サーファクタント補充療法はどのように決定しますか？——236
- 83 ■ INSUREはどのような場合に行うのがよいですか？——239
- 84 ■ サーファクテン®は5分割して投与しなくてはいけませんか？——242
- 85 ■ 人工肺サーファクタントを投与するためには気管挿管が必要ですか？——244

- **86** RDS以外にサーファクテン®を投与することがありますか？──247

❷ 呼吸賦活薬
- **87** レスピア®は高用量から開始してもよいですか？──250
- **88** ドプラム®はどのような場合に使うのがよいですか？──253
- **89** ドプラム®を使うのと再挿管するのとどちらがよいですか？──256

❸ NO吸入療法
- **90** PPHNの治療にはNOとフローラン®のどちらを使えばよいですか？──258
- **91** NO投与中は何に注意すればよいですか？──260
- **92** NOは呼吸器回路のどこに投与すればよいですか？──263

❹ ステロイド療法
- **93** CLDの治療にはどのステロイド剤を使えばよいですか？──266
- **94** CLDの治療にステロイド剤を使用する際は静脈注射ですか？──268
- **95** デカドロン®は使ってはいけない薬剤ですか？──269

❺ 利尿薬
- **96** 水分制限と利尿薬投与のどちらがよいですか？──270

❻ 呼吸管理中の鎮静
- **97** 鎮静したら抜管しにくくなりませんか？──272
- **98** 新生児の鎮静にはどの薬剤を使えばよいですか？──275

第4章　新生児呼吸管理における手技

❶ マスク＆バッグ
- **99** 新生児のマスク＆バッグは成人と同じですか？──280
- **100** 新生児のマスク＆バッグにはどの器材を使えばよいですか？──283
- **101** マスク＆バッグせずに挿管した方がよいことがありますか？──285

❷ 気管挿管
- **102** 新生児の気管挿管にはスタイレットは使いませんか？──286
- **103** 気管挿管が成功したことはどうしたら分かりますか？──289

- Q **104** 気管チューブの深さはどのように決めますか？——292

③ 気管吸引
- Q **105** 開放式気管吸引と閉鎖式気管吸引のどちらがよいですか？——295
- **106** 開放式気管吸引のチューブは何回使用できますか？——298
- **107** 閉鎖式気管吸引の回路は何日使用できますか？——300
- **108** 気管吸引は何時間ごとに行えばよいですか？——302

④ CPAP・DPAPの固定
- Q **109** CPAPとDPAPでは固定方法が違いますか？——304
- **110** DPAPにはプロングとマスクのどちらを使えばよいですか？——306
- **111** DPAPの際に鼻への負担を軽減する方法はありますか？——308

⑤ 気管チューブの固定
- Q **112** 皮膚にやさしいテープは剝がれやすくないですか？——309

⑥ 呼吸理学療法
- Q **113** 呼吸理学療法は新生児にも安全に行えますか？——311
- **114** 排痰を促すにはどちら側を上にしたらよいですか？——314

第5章 新生児呼吸管理におけるトラブル・合併症

① 人工換気中のトラブル
- Q **115** 気道閉塞と計画外抜管はどうしたら区別できますか？——318
- **116** 計画外抜管を減らす方法はありますか？——321
- **117** 気道内圧上限アラームが鳴ったらどうすればよいですか？——324
- **118** 分時換気量下限アラームが鳴ったらどうすればよいですか？——327
- **119** 供給ガス圧低下アラームが鳴ったらどうすればよいですか？——329
- **120** 加温加湿器のアラームが鳴ったらどうすればよいですか？——330
- **121** 呼気回路が曇らなくなったらどうすればよいですか？——332

② 人工換気の合併症
- Q **122** 人工換気を開始したら血圧を測定するのはなぜですか？——335

- Q **123** ■ 緊張性気胸を診断するにはエックス線写真が必要ですか？——337
- **124** ■ 気胸と気縦隔はどのように見分けるのですか？——339
- **125** ■ 圧損傷と容量損傷はどう違うのですか？——342
- **126** ■ 気道内圧が低いほど肺損傷が少なくなりますか？——345
- **127** ■ 抜管後の閉塞性無呼吸にはどう対応したらよいですか？——346
- **128** ■ 気管・気管支軟化症は予防できますか？——348
- **129** ■ 気管・気管支軟化症は治療できますか？——351

第6章 新生児用／在宅用人工呼吸器徹底比較

① 新生児用人工呼吸器徹底比較
- Q **130** ■ どの人工呼吸器を準備したらよいですか？——356

② 在宅用人工呼吸器徹底比較
- Q **131** ■ 在宅人工換気にはどの人工呼吸器を準備したらよいですか？——365

付表①　新生児用人工呼吸器徹底比較——372
　　　　在宅用人工呼吸器徹底比較——380

付表②　新生児呼吸管理略語199——386

索引——393
「新生児呼吸器疾患画像クイズ」回答——401
編者紹介——403

キーワード索引

あ

アイノフロー®吸入用 800ppm →Q92
アイノフロー DS →Q92
アクティブ回路→Q80
圧支持換気（PSV）→Q24・48・49
圧センサ→Q27
圧損傷（barotrauma）→Q22・125
圧波形→Q26
圧量曲線→Q64
アプネアモニタ→Q7
アラーム
　過温──→Q120
　気道内圧上限──→Q117
　低温──→Q120
　分時換気量下限──→Q118
アンプリチュード（Amp）→Q56

い

一回換気量（Vt）
　→Q18・25・27・45・50
一酸化窒素（NO）吸入療法
　→Q90・91・92
医療ガス配管→Q119
インジェクターモジュール→Q92
インターフェイス→Q81
インピーダンス法→Q8
インファントフロー LP→Q33
インファントフロー SiPAP
　→Q33・34・35・36

う

ウィーニング→Q39・41・69・70・72

え

エアトラッピング→Q3
エアリーク→Q53・124
液体酸素→Q78
壊死性気管・気管支炎→Q128
エックス線写真→Q104・123

お

オートトリガー→Q19・44
横隔膜→Q58
親の会→Q73
温度→Q65・67
　──センサ→Q120・121
　──プローブ→Q66・67

か

外ステント術→Q129
開放式気管吸引→Q105・106
過温アラーム→Q120
加温・加湿→Q5・65
加温加湿器→Q66・67・68・120・121
　──の故障→Q121
片肺挿管→Q104・117
活動電位→Q8
カフェイン→Q87
カプノグラム→Q16・103
カプノメータ→Q15・17
川口式カヌラ→Q37
換気回数→Q25・69
換気量保証（VG）→Q50・51・130
間欠的強制換気（IMV）→Q35・43
還元ヘモグロビン→Q4
間質性肺気腫→Q124
感染→Q5・106
陥没呼吸→Q2
顔面変形→Q81

き

気管・気管支軟化症→Q128・129
気管吸引→Q105・106・107・108

気管切開→Q73・74・75・76・129
　　──カニューラ→Q74・75・129
気管挿管→Q101・102・103・104
気管チューブ→Q102・104
　　──の固定→Q112・116
　　──の閉塞→Q16・117
　　──のリーク→Q16・19・20・28・118
気管動脈瘻→Q75
気管攣縮→Q117
気胸→Q124
　　緊張性──→Q123
気縦隔→Q124
気道確保→Q73
気道狭窄→Q73
気道損傷→Q29・65
気道抵抗→Q18・20
気道内圧→Q29・64
　　──上限アラーム→Q117
気道分泌物→Q5・113・114
気道閉塞→Q19・53・115・118
吸気時間（Ti）→Q24・46
吸気性喘鳴→Q3
吸気同調式人工換気（PTV）
　　→Q43・47・48・49・50
吸入酸素濃度（FiO_2）→Q23・46・69
胸腔内圧→Q29・58・122
許容的高二酸化炭素血症→Q22
緊張性気胸→Q123

く

グラフィックモニタ
　　→Q18・19・20・69・115
クリーンエア ASTRAL →Q131
クリーンエア VELIA →Q131
グルココルチコイド→Q93・95

け

計画外抜管→Q16・19・115・116
携帯酸素ボンベ→Q78
経皮酸素分圧（$tcPO_2$）→Q13・14・31

経皮動脈血酸素飽和度（SpO_2）
　　→Q12・14・30・31
経皮二酸化炭素分圧（$tcPCO_2$）→Q17
血圧→Q97・122
血液ガス→Q9・10・11・69
血管拡張薬→Q90
結露→Q19・66・67・120・121
　　──コントロール→Q66
原発性無呼吸→Q1

こ

コアンダ効果→Q33
口唇口蓋裂→Q41
喉頭鏡→Q102
喉頭浮腫→Q127
高二酸化炭素血症→Q36
高頻度振動換気（HFOV）→Q52・53・
　　54・55・56・57・58・59・60・72・
　　121・130
呼気吸気変換方式持続陽圧（DPAP）
　　→Q33・34・35・38・39・109・
　　110・111
呼気終末二酸化炭素分圧（$EtCO_2$）
　　→Q15・16・17
呼気終末陽圧（PEEP）
　　→Q33・45・46・69
呼気性喘鳴→Q3
呼気二酸化炭素検出器→Q103
呼吸音→Q55
　　──の減弱→Q3
　　──の左右差→Q3
呼吸回数（RR）→Q45
呼吸機能検査→Q71
呼吸窮迫症候群（RDS）→Q6
呼吸心拍モニタ→Q7
呼吸耐力指数→Q71
呼吸理学療法→Q113・114
　　──ガイドライン→Q113
誤接続→Q120・121
（カニューラの）固定バンド→Q74

混合性無呼吸 → Q1
コンスタントフロー → Q26
コンプライアンス → Q18・20・118
　　静肺 → Q71

さ

サーファクタント補充療法
　→ Q82・83・84・85・86
サーファクテン® → Q84・86
サーボ i → Q130
細気管支炎 → Q63
再挿管 → Q89
最大吸気圧（PIP） → Q45・46・69
在宅酸素療法（HOT） → Q77・78
在宅支援チーム → Q79
在宅人工換気（HMV） → Q79・80・81
在宅用人工呼吸器 → Q131
サイドストリーム → Q15
酸素解離曲線 → Q11・14・23
酸素カニューラ → Q32
酸素投与量 → Q31
酸素濃縮器 → Q78

し

自己膨張式バッグ → Q100
持続的気道内陽圧（CPAP） → Q33・36・
　37・40・41・42・83・85・109
湿度 → Q65・67
　──コントロール → Q66
　絶対── → Q66
　相対── → Q66
時定数 → Q18
自発呼吸 → Q44・63
周期性呼吸 → Q1
従量換気 → Q50
出血性肺浮腫 → Q5
消化管出血 → Q88
上下肢差 → Q10
静脈還流 → Q46
静脈血 → Q10

褥瘡 → Q111
食道閉鎖 → Q128
心音 → Q55
呻吟 → Q2
人工鼻 → Q76
深呼吸 → Q64
新生児遷延性肺高血圧症（PPHN） → Q90
振動数 → Q57
心嚢気腫 → Q124

す

水分制限 → Q96
スタイレット → Q102
ステイブル・マイクロバブル・テスト（SMT）
　→ Q6・82
ステファニー → Q130
ステロイド剤 → Q93
ストロークボリューム（SV）
　→ Q56・59・69
スピロノラクトン → Q96

せ

声帯指標線 → Q103・104
声門下狭窄症 → Q127
絶対湿度 → Q66
先天性横隔膜ヘルニア → Q86・101
先天性心疾患 → Q128
先天性肺炎 → Q86
喘鳴 → Q3・127

そ

早期抜管 → Q38
相対湿度 → Q66
続発性無呼吸 → Q1

た

ターゲット SpO_2 → Q23
ダイアフラム式 HFOV → Q57
体位変換 → Q84
胎児ヘモグロビン → Q11

大動脈胸骨固定術→Q129
胎便吸引症候群→Q86
多呼吸→Q2

ち

チアノーゼ→Q4・30
チャンバー
　→Q66・67・68・120・121
中枢性無呼吸→Q1
聴診→Q55・103
鎮静→Q97・98
　──薬→Q97・98

て

低温アラーム→Q120
低温熱傷→Q12・13
低灌流→Q12
啼泣時肺活量（CVC）→Q71
低酸素療法→Q26
定常流→Q26
低二酸化炭素血症→Q22
テイラー分散→Q52
デカドロン®→Q95
デキサメタゾン→Q93・95
デクスメデトミジン→Q98
デマンドフロー→Q26

と

同調式間欠的強制換気（SIMV）
　→Q43・44・47
動脈管依存性心疾患→Q30
動脈血→Q10
動脈血酸素分圧（PaO_2）
　→Q11・13・30・31・122
動脈血酸素飽和度（SaO_2）→Q11・12
動脈血二酸化炭素分圧（$PaCO_2$）
　→Q22・25・45・122
ドキサプラム→Q88・89
ドプラム®→Q88・89
トラックケアー→Q105・107

トランスイルミネーション→Q123
トリガー→Q117
　──ウインド→Q43
　──感度→Q44・130
　オート──→Q19・44
努力呼吸→Q2
トリロジー100 plus→Q131
トリロジー200 plus→Q131
トレンドグラム→Q21・115

な

内ステント術→Q129

に

肉芽→Q75
二相換気→Q34・38

は

敗血症→Q86
肺高血圧→Q53・90
肺サーファクタント→Q6
ハイサンソ®→Q78
肺出血→Q5・86
排痰体位→Q114
肺内・肺外シャント→Q4
パスオーバー式→Q68
抜管→Q71・72・97
　──基準→Q71
　──困難症→Q127
バックアップ機能→Q130
パッシブ回路→Q80
バブルCPAP→Q36
ハミングV→Q130
ハミングX→Q54・130
パラメータ→Q130
パルスオキシメータ→Q7・12・14

ひ

ヒーターワイヤー→Q120・121
非加熱延長チューブ→Q67

比色法→Q103
非侵襲的陽圧換気（NPPV）→Q81
ヒストグラム→Q21
ピストン式HFOV→Q57
鼻中隔損傷→Q110・111
非定常流式人工呼吸器→Q121
ヒドロコルチゾン→Q93・94
皮膚トラブル→Q7
鼻翼呼吸→Q2
比例補助換気（PAV）→Q49
貧血→Q4

ふ

ファイティング→Q29・43・97・117
ファイバースコープ→Q104
ファビアンHFO→Q54・130
フェノバルビタール→Q98
フェンタニル→Q98
副作用→Q87・88・91
副反応→Q97
振り子流→Q52
フルチカゾン→Q93・94
プレシジョンフロー®→Q40
フローセンサ→Q27・28・118
フロートリガー方式→Q44
フローラン®→Q90
フロセミド→Q96
プロング→Q33・40・109・110
分子拡散→Q52
分時換気量（MV）→Q18・25・45・51
　──下限アラーム→Q118
　──保証（MMV）→Q51

へ

平均気道内圧（MAP）→Q46・58・69
閉鎖式気管吸引→Q105・107
閉塞性換気障害→Q16
閉塞性無呼吸→Q1・127
ヘッドボックス→Q32
ベビーフロー→Q37

ヘモグロビン→Q11・12
　──異常症→Q4
　　胎児──→Q11

ほ

保育器温度→Q67
保育器内酸素投与→Q32
保険適応→Q89
保守点検→Q119
補助調節換気（A/C）→Q47・48

ま

マイルドサンソ®→Q78
マスク＆バッグ→Q99・100・102
（鼻）マスク→Q33・109・110
慢性肺疾患（CLD）→Q23・31・53・
　63・77・83・85・86・93・94・96・
　125・126

み

右左シャント→Q10
未熟児網膜症（ROP）→Q23・31
ミダゾラム®→Q98
ミニフロー4000→Q37

む

無呼吸→Q1・38・39・42
　──発作→Q1・30・70・83・87・
　88・89
無気肺→Q113

め

メインストリーム→Q15
メディジェット1000→Q37
メトヘモグロビン血症→Q91

も

毛細管血→Q10
モルヒネ塩酸塩→Q98

よ

用手換気 → Q119
羊水混濁 → Q101
容量損傷（volutrauma）
　　→ Q22・64・125

り

リーク → Q16・19・20・28・76・118
　　──補正 → Q130
　　──率 → Q18・28
　　──量 → Q28
離脱
　　DPAP からの── → Q39
　　HFNC からの── → Q42
利尿薬 → Q96
流量膨張式バッグ → Q100
量規定換気（VTV）→ Q50

れ

レジスタンス → 気道抵抗
レスパイト → Q79
レスピア® → Q87

欧文

% prolongation → Q71
A/C → 補助調節換気
ABE → Q9
Amp → アンプリチュード
APRV → Q63
atelectrauma → Q64・126
AVEA® → Q130
Babylog 8000 plus → Q54・130
Babylog VN500 → Q54・130
barotrauma → 圧損傷
BearCub 750 PSV → Q130
BiPAP A40 → Q131
BiPhasic → Q34
BITI → 呼吸耐力指数
CLD → 慢性肺疾患

CNO → Q36
CPAP → 持続的気道内陽圧
　　──ジェネレーター → Q35・36・37
CVC → 啼泣時肺活量
DPAP → 呼気吸気変換方式持続陽圧
dying spell → Q128
Edi → Q61・62
EtCO$_2$ → 呼気終末二酸化炭素分圧
Evita® → Q131
FiO$_2$ → 吸入酸素濃度
flow assist（FA）→ Q49
HAMILTON-H900 → Q68
HCO$_3^-$ → Q9
HFNC → Q40・41・42
HFOV → 高頻度振動換気
HFOV-VG → Q60
high PEEP 療法 → Q129
high volume injury → Q126
HMV → 在宅人工換気
HOT → 在宅酸素療法
HT70 plus → Q131
I/E 比 → Q24・25
IC クランプ法 → Q99
IMV → 間欠的強制換気
INSURE → Q83
LISA → Q85
low volume injury → Q126
LTV® 1150 → Q131
MAP → 平均気道内圧
MMV → 分時換気量保証
Monnal T50 → Q131
MR850 → Q66・68
MRSA → Q128
MV → 分時換気量
NAVA → Q61・62
NAVA レベル → Q61・62
NeoBar → Q109・112
NIP ネーザル® V-E → Q131
NIV-NAVA → Q61・62
NO 吸入療法 → 一酸化窒素吸入療法

NPPV →非侵襲的陽圧換気
Nurse-to-Patient Ratio →Q116
Optiflow™ Junior →Q40
PaCO$_2$ →動脈血二酸化炭素分圧
PaO$_2$ →動脈血酸素分圧
PAV →比例補助換気
PDCA サイクル→Q116
PEEP →呼気終末陽圧
PIP →最大吸気圧
PMH8000 →Q68
PPHN →新生児遷延性肺高血圧症
PSV →圧支持換気
PTV →吸気同調式人工換気
Puppy-X →Q131
Puritan Bennett™ 560 →Q131
Puritan Bennett™ 840 →Q130
PV ループ→圧量曲線
RDS →呼吸窮迫症候群
rise time →Q26
ROP →未熟児網膜症
RR →換気（呼吸）回数
SaO$_2$ →動脈血酸素分圧
SBE →Q9
SI →Q64
sigh →Q34

SIMV →同調式間欠的強制換気
SINDI →Q36
SLE 1000 →Q36
SLE 2000 →Q130
SLE 5000 →Q54・130
SMT
　→ステイブル・マイクロバブル・テスト
sniffing position →Q99
SpO$_2$ →経皮動脈血酸素飽和度
SV →ストロークボリューム
tcPCO$_2$ →経皮二酸化炭素分圧
tcPO$_2$ →経皮酸素分圧
tcPO$_2$ 指数→Q13
Ti →吸気時間
VG →換気量保証
Vivo40 →Q131
Vivo50 →Q131
Vivo60 →Q131
volume assist（VA）→Q49
volutrauma →容量損傷
Vt →一回換気量
VTHf →Q57・60
VTV →量規定換気
Y ガーゼ→Q74
Y ピース→Q67

編者・執筆者一覧

編集
長　和俊 ■ 北海道大学病院周産母子センター診療教授

執筆 (50音順)
秋元琢真 ■ 北海道大学病院周産母子センター助教
池田智文 ■ 青森県立中央病院総合周産期母子医療センター新生児科部長
諫山哲哉 ■ Sunnybrook Health Sciences Centre 新生児集中治療室
石田宗司 ■ 東京女子医科大学母子総合医療センター新生児医学科助教
伊藤裕司 ■ 国立成育医療研究センター周産期・母性診療センター副センター長、新生児科医長
茨　　聡 ■ 鹿児島市立病院総合周産期母子医療センター新生児内科部長
内山　温 ■ 東京女子医科大学母子総合医療センター新生児医学科准教授
兼次洋介 ■ 神奈川県立こども医療センター新生児科
蒲原　孝 ■ 武蔵野赤十字病院新生児科部長
川瀬昭彦 ■ 熊本市民病院総合周産期母子医療センター新生児内科部長
河井昌彦 ■ 京都大学医学部附属病院小児科病院教授
北畠康司 ■ 大阪大学医学部附属病院総合周産期母子医療センター講師
金　漢錫 ■ Professor, Department of Pediatrics, Seoul National University College of Medicine Chief, Neonatal Intensive Cave Unit, Seoul National University Children's Hospital
五石圭司 ■ 国立国際医療研究センター小児科第一新生児科医長
近藤昌敏 ■ 東京都立小児総合医療センター新生児科部長
佐藤千穂 ■ 川口市立医療センター新生児集中治療科医長
佐藤雅彦 ■ 東京女子医科大学八千代医療センター総合周産期母子医療センター新生児科診療科長
佐橋　剛 ■ 一宮市立市民病院小児科新生児部長、新生児集中治療センター長
白井憲司 ■ 聖隷三方原病院小児科医長
白井　勝 ■ 旭川厚生病院小児科NICU主任部長
須賀里香 ■ 埼玉医科大学総合医療センター臨床工学部主任
鈴木　悟 ■ 名古屋市立西部医療センター院長、小児医療センター長
隅　清彰 ■ 石井記念愛染園附属愛染橋病院小児科部長
側島久典 ■ 埼玉医科大学総合医療センター総合周産期母子医療センター新生児科教授
長　和俊 ■ 北海道大学病院周産母子センター診療教授
土屋健介 ■ 東京大学生産技術研究所機械・生体系部門准教授
徳増智子 ■ 倉敷中央病院小児科副医長

戸津五月 ■ 東京女子医科大学母子総合医療センター新生児医学科准講師
豊島勝昭 ■ 神奈川県立こども医療センター新生児科部長
中島健夫 ■ 市立札幌病院総合周産期母子医療センター新生児内科部長
仲條麻美 ■ 順天堂大学医学部附属順天堂医院臨床工学室
中西秀彦 ■ 東京女子医科大学母子総合医療センター新生児医学科講師
中村友彦 ■ 長野県立こども病院副院長
二井光麿 ■ 旭川医科大学病院周産母子センター
新飯田裕一 ■ 北海道立子ども総合医療・療育センター副センター長、新生児内科
西田浩輔 ■ 神戸大学医学部附属病院小児科特定助教
長谷川久弥 ■ 東京女子医科大学東医療センター新生児科教授
埴田卓志 ■ 東北大学病院総合周産期母子医療センター
廣間武彦 ■ 長野県立こども病院総合周産期母子医療センター新生児科部長
藤岡一路 ■ 神戸大学医学部附属病院総合周産期母子医療センター講師
古川陽介 ■ 東京大学医学部附属病院小児科助教
星野陸夫 ■ 神奈川県立こども医療センター患者家族支援部部長（新生児科）
細野茂春 ■ 日本大学医学部小児科学系小児科学分野診療教授
本田憲胤 ■ 田附興風会医学研究所北野病院リハビリテーションセンター技師長
松井　晃 ■ 総合母子保健センター愛育病院臨床工学科臨床工学技士長
三浦雄一郎 ■ 宮城県立こども病院新生児科医長
箕面崎至宏 ■ 川口市立医療センター新生児集中治療科部長
宗像　俊 ■ 長野県立こども病院総合周産期母子医療センター新生児科副部長
森丘千夏子 ■ 東京医科歯科大学小児科助教
山田恭聖 ■ 愛知医科大学病院周産期母子医療センター教授（特任）
山田洋輔 ■ 東京女子医科大学東医療センター新生児科助教
山本　裕 ■ 岐阜県総合医療センター新生児集中治療室部長心得
渡邉達也 ■ 宮城県立こども病院新生児科部長
渡部晋一 ■ 倉敷中央病院小児科部長、総合周産期母子医療センターセンター長

第1章

新生児の呼吸器症状と検査・モニタリング

❶ 呼吸器症状
❷ 検査とモニタリング

Q1 無呼吸発作が見られる時には何が起こっていますか？

定 義

<mark>無呼吸発作</mark>は、一般的には①呼吸停止が20秒以上続くもの、または②呼吸停止が20秒未満であっても、徐脈（心拍数が1分間に100回未満）または低酸素血症（中心性チアノーゼ）を伴うものと定義されている[1]。→ Q 30, 70, 83, 87〜89 したがって、呼吸停止が20秒未満で徐脈や中心性チアノーゼを伴わない不規則な呼吸は周期性呼吸として、別に扱う必要がある。

呼吸運動の調節と無呼吸発作の分類

無呼吸発作が生じている時に何が起こっているかを理解するためには、呼吸運動調節の生理と無呼吸発作の分類を知っておく必要がある。

1 呼吸運動調節の生理

呼吸運動の調節は、①化学受容器を介する調節、②機械受容器を介する調節、③大脳皮質による調節の3つによって営まれている。

1）化学受容器を介する調節

化学受容器は延髄と頸動脈小体に存在して、それぞれ二酸化炭素分圧、酸素分圧を感知する[1, 2]。

2）機械受容器を介する調節

機械受容器は、上気道から肺に至るまでに存在している。これらのうち、気管支の平滑筋内に存在する肺伸展受容器は、吸気時に肺が拡張すると活動電位が上昇し、延髄の吸息中枢を抑制する。その結果、呼気への切り替えが促進される。この反射をHering-Breuer反射と呼ぶ[2]。

3）大脳皮質による調節

大脳の前頭葉や島皮質などに存在する呼吸中枢によって、呼吸の随意調節を行っている[2]。

2 無呼吸発作の分類

無呼吸発作には、病態による分類と病因による分類の2種類の分類がある。どちら

キーワード　　無呼吸発作　　中枢性無呼吸　　閉塞性無呼吸

表1 病態による無呼吸発作の分類と特徴

分類	主な特徴
中枢性無呼吸	・呼吸中枢の未熟性によって生じる。
閉塞性無呼吸	・上気道閉塞によって有効な換気ができないために生じる。 ・胸郭運動は見られる。
混合性無呼吸	・中枢性と閉塞性無呼吸が混在する。 ・閉塞性無呼吸に続いて中枢性無呼吸が生じるのが一般的である。 ・徐脈を伴う頻度が高い。

表2 続発性無呼吸発作の原因疾患

	原因疾患
呼吸器系	後鼻孔閉鎖、小顎症、巨舌症、無気肺、気胸など
中枢神経系	頭蓋内出血、新生児仮死、低酸素性虚血性脳症、脳梗塞、脳室周囲白質軟化症、新生児発作、脳形成異常、先天性中枢性低換気症候群など
循環器系	貧血、血圧異常、動脈管開存、心不全、ショック、脱水など
消化器系	胃食道逆流、壊死性腸炎、消化管穿孔など
内分泌・代謝系	低血糖、体温異常、電解質異常、先天性代謝異常症など
感染症	敗血症、髄膜炎、百日咳、RSウイルス感染症など
その他	薬剤、薬物離脱症候群、全身麻酔下での出生など

（文献3より引用改変）

の分類も、無呼吸発作時に何が起こっているかを考える上で非常に重要である。

病態による分類には、①中枢性無呼吸、②閉塞性無呼吸、そして③混合性無呼吸の3種類がある。**表1**に病態による分類とその特徴を記載する。

病因による分類には、①原発性無呼吸と②続発性無呼吸の2種類がある。原発性無呼吸は、呼吸中枢の未熟性や気道組織の脆弱性などによって生じる無呼吸発作である。続発性無呼吸は、患児の基礎疾患や母親に投与されていた薬剤などの影響によって生じる無呼吸発作である。

何が起こっているのか？

未熟性による原発性無呼吸の発症機序を以下に記載する。早産児では化学受容器の二酸化炭素に対する感受性が低いため、高二酸化炭素血症に陥っても呼吸運動が開始

しない。さらに低酸素血症に陥っても、出生後数日間は、化学受容器が反応しないと言われている。以上の機序によって中枢性無呼吸が生じる[2]。また、早産児は正期産児と比較して、気道が狭く組織も脆弱であるため、閉塞性無呼吸も生じやすい。気道の狭窄や閉塞が起こると肺の拡張不全が生じるが、この状態では前述したHering-Breuer反射による呼気への切り替えが促進されないため、無呼吸発作が生じる。未熟性による無呼吸発作の頻度は、成熟とともに減少し、いずれ消失する。

　一方、続発性無呼吸は、病因に対して適切に介入しないと治癒は期待できない。したがって、病因を明らかにすることが非常に重要である。**表2**に続発性無呼吸の主な原因疾患を記載する[3]。続発性無呼吸発作は、呼吸器系や中枢神経系以外の疾患でも起こり得ることを知って鑑別する必要がある。

引用・参考文献

1) Sark AR. "Apnea". Manual of Neonatal Care. 7th ed. Cloherty JP. et al., eds. Philadelphia, Wolters Kluwer/Lippincott Williams & Wilikins, 2012, 397-402.
2) Estelle BG, et al. "Control of breathing". Avery's Diseases of the Newborn : Expert Consult-Online and Print. 9th ed. Gleason CA, et al., eds. Philadelphia, Elsevier, 2011, 584-97.
3) 内山温. "新生児無呼吸発作". 新生児の呼吸管理ビジュアルガイド. Neonatal Care 秋季増刊. 長和俊編. 大阪, メディカ出版, 2016, 28-33.

（内山　温）

努力呼吸が見られる時には何が起こっていますか？

努力呼吸の種類と病態生理

1 多呼吸

呼吸数が60回／分以上を多呼吸と定義する。生直後は、一時的に多呼吸が見られることがあるが、生後1時間以上経過しても残存する場合には、病的であると考えて対応する必要がある[1]。呼吸器疾患が原因の場合には、換気不全に対して分時換気量を維持するために多呼吸を呈する病態が考えられる。呼吸器疾患以外に、肺血流増加型先天性心疾患や総肺静脈還流異常による肺うっ血の場合にも多呼吸が見られる。さらに、==動脈管依存性心疾患==のductalショックや先天性代謝異常症による代謝性アシドーシスを呼吸性に代償する場合にも多呼吸が見られる。→ ❹ 30

2 陥没呼吸

吸気時に肋間、胸骨上窩、剣状突起下などが陥没する呼吸を指す。肺の==コンプライアンス==が胸郭のコンプライアンスより低い場合に見られる。→ ❹ 18, 20, 118　新生児、特に早産児の場合には、胸郭が軟らかい、つまりコンプライアンスが高いため、病的でない場合にも軽度の陥没呼吸が見られることがある。しかし、ほかの努力呼吸や中心性チアノーゼを伴う場合には病的であると判断する必要がある。

3 呻　吟

肺胞の虚脱を防ぐために、呼気時に声門を閉めて、気道内を陽圧に保つ呼吸である。臨床的には、呼気時にウー、ウーと唸るような音声を伴う。

4 鼻翼呼吸

吸気時に鼻翼が広がる呼吸である。鼻腔を拡大させて吸気量を増加させる。生後早期では肺容量を確保する際に見られることがあるが、その場合は数分のうちに消失する[1]。持続する場合には、病的であると判断する必要がある。その場合には、通常、鼻翼呼吸に加えてほかの努力呼吸も伴っている。

何が起こっているのか？

実際の臨床では、前述の努力呼吸が個別に見られる症例はむしろ稀で、複数の努力

⬇ キーワード

努力呼吸　　　多呼吸　　　陥没呼吸

表 努力呼吸を認める疾患：鑑別のポイント

疾患名	特徴的な病歴・臨床所見
呼吸窮迫症候群（RDS）	早産児（35週未満に多い）
新生児一過性多呼吸（TTN）	帝王切開（特に陣痛発来前の選択的帝王切開）による出生に多い
胎便吸引症候群（MAS）	正期産児、胎便による羊水混濁
エアリーク	呼吸状態の急激な悪化
先天肺炎	母体感染徴候（発熱、前期破水など）
肺出血	重症新生児仮死に伴う肺出血：生後24時間以内の発症が多い 未熟児動脈管開存症に伴う肺出血：生後24時間以降の発生が多い
肺低形成	長期間の破水、羊水過少、先天性横隔膜ヘルニアの合併など
Dry lung症候群	長期間の破水
喉頭軟化症	腹臥位で吸気性喘鳴が改善することが多い
気管軟化症	他の先天異常の有無（先天性食道閉鎖症など）
先天性気管狭窄症	血管輪などの合併の有無
後鼻孔狭窄、閉鎖	両側の場合、中心性チアノーゼを呈する
肺の先天異常	先天性嚢胞性腺腫様形成異常（CCAM/CPAM）など
慢性肺疾患	慢性肺疾患への進行過程または診断確定後の急性増悪
先天性神経・筋疾患	羊水過多、胎内での胎動減少、胸部エックス線で細い肋骨など
先天性代謝異常症	代謝性アシドーシスに対する呼吸性代償
先天性心疾患	肺血流増加型心疾患、ductalショックによる代謝性アシドーシスに対する呼吸性代償
他の先天異常	Pierre Robin症候群など
多血症	糖尿病母体児など

（文献2より引用改変）

呼吸を認めることが多い。**表**に努力呼吸を呈する主な疾患と鑑別ポイントを記載する[2]。

引用・参考文献

1) 伊藤裕司．"新生児によく見られる異常（診断，処置）"．ベッドサイド新生児の診かた．改訂2版．河野寿夫編．東京，南山堂，2009，215-32．
2) 内山温．"努力呼吸"．NICU必携マニュアル．楠田聡監修．東京，中外医学社，2012，85-6．

（内山　温）

喘鳴が聴取される時には何が起こっていますか？

喘鳴の病態生理

　喘鳴は気道の狭窄によって生じる病的な連続性呼吸音である。→ Q 127　狭窄部位を気流が通過する時に気流の乱流と加速が生じる。さらに、吸気性喘鳴では狭窄部位よりも末梢気道が陰圧となって、気道壁が振動する音が喘鳴として聴取される[1]。

　喘鳴は狭窄部位によって、吸気性喘鳴と呼気性喘鳴に分類される。吸気性喘鳴は上気道の狭窄、すなわち鼻腔から喉頭までの間に狭窄部位が存在することによって聴取される。呼気性喘鳴は主に下気道の狭窄、すなわち気管またはそれよりも末梢気道に狭窄部位が存在することによって聴取される。しかし、気管に狭窄部位が存在する場合には、吸気性喘鳴として聴取されることもある。左右の主気管支以下の末梢気道に片側性に狭窄部位が存在する場合には、呼吸音の左右差も出現する。下気道における狭窄の程度が増強すると、呼気時間の延長が見られるようになる。安静呼気位に戻る前に次の吸気が始まると、肺内に空気が貯留する。この状態をエアトラッピング（air trapping）という。エアトラッピングがさらに進行した場合や、気道閉塞が起った場合には、喘鳴はむしろ減弱する。したがって、喘鳴の減弱が、必ずしも気道狭窄の改善を示しているわけではないことを知っておく必要がある。

何が起こっているのか？

　表に喘鳴を呈する主な疾患を記載する。血管輪や縦隔腫瘍などのように外部からの気道の圧迫によって喘鳴が聴取される場合もある。さらに、左右シャントを呈する先天性心疾患による左心房の拡大や肺動脈の拡大による気道の圧迫によっても喘鳴が聴取されることがあることも知っておく必要がある。→ Q 128

キーワード

喘　鳴　　　吸気性喘鳴　　　呼気性喘鳴

| 表 | 喘鳴を呈する主な疾患 |

吸気性喘鳴	呼気性喘鳴*
・鼻腔狭窄	・気管軟化症
・後鼻孔閉鎖	・気管支軟化症
・舌根沈下	・血管輪
・甲状舌管嚢胞	・気管支炎
・喉頭軟化症	・細気管支炎
・喉頭浮腫	・肺炎
・喉頭裂	・心不全
・喉頭狭窄	・左右シャントの先天性心疾患
・声帯麻痺	・縦隔腫瘍
・反回神経麻痺	・気道腫瘍
・クループ	・先天性大葉性肺気腫

＊狭窄部位によっては吸気性喘鳴として聴取されることもある。

引用・参考文献

1) Watts KD, Goodman DM. "Wheezing, bronchiolitis, bronchitis". Nelson Textbook of Pediatrics. 19th ed. Kliegman RM, et al., eds. Philadelphia, Saunders, 2011, 1456-60.

（内山　温）

これは何？

新生児呼吸器疾患画像クイズ ①
→ 回答は401ページへ

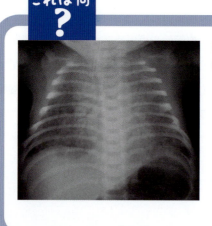

在胎40週3日、出生体重3,620g、経腟分娩で出生した男児。胎便による羊水混濁を認めた。胎便が混入した粘稠な羊水が口腔内・鼻腔内から多量に吸引された。吸引後も努力呼吸が著明で酸素化も悪いため、胸部エックス線検査を施行した。

©内山　温

Q4 中心性チアノーゼと末梢性チアノーゼとを区別するのはなぜですか？

チアノーゼの鑑別

1 中心性か末梢性か

中心性チアノーゼと末梢性チアノーゼはそれぞれ、チアノーゼを呈する病態が異なり、明確に区別する必要がある。→ Q 30

チアノーゼとは、皮膚や粘膜が濃い青紫色を呈することを指し、血液中の還元ヘモグロビン（酸素と結合していないヘモグロビン）の絶対値が 5g/dL 以上で出現する。全身性に認めるものを中心性チアノーゼといい、先天性心疾患や呼吸障害など動脈血の酸素飽和度の低下により生じ、緊急性の高い症状の一つである。一方で手掌や足底のみに認められるものを末梢性チアノーゼといい、末梢の循環不全により末梢血中の酸素が組織に奪われることによって生じる。末梢性チアノーゼは、新生児期に四肢末端に限局して認められることがあり、末梢冷感を伴う場合、保温することで消失することが多く、病的意義は少ない。稀に、敗血症のごく初期や、心不全の際に生じることがあるため、保温にても消失しない場合には、全身状態と併せて繰り返し評価する必要がある。

したがって、チアノーゼを呈する際は、中心性か末梢性かを鑑別する必要があり、判断に迷うときは下肢にパルスオキシメータを装着し、酸素飽和度を測定する。→ Q 7, 12, 14　末梢性チアノーゼでは酸素飽和度の低下を認めない。→ Q 12, 14, 30, 31

2 呼吸器疾患によるものか先天性心疾患によるものか

中心性チアノーゼを呈する際には、呼吸器疾患によるものか、先天性心疾患によるものかを迅速に鑑別する必要がある。→ Q 128　多呼吸や陥没呼吸などの呼吸障害を伴う場合は、呼吸窮迫症候群や胎便吸引症候群、肺炎、無気肺などの呼吸器疾患による肺胞の虚脱から肺内シャント（肺胞毛細血管を流れる静脈血がガス交換を受けず心臓に還流すること）が生じ、チアノーゼを呈している可能性が高い。→ Q 2　また、肺うっ血を伴うような先天性心疾患（総肺静脈還流異常など）では呼吸障害を伴うことがあることも念頭に置き、鑑別を進める。生後の呼吸障害により、低酸素血症（中

キーワード
チアノーゼ　還元ヘモグロビン　肺内・肺外シャント

心性チアノーゼ）やそれに伴うアシドーシスが遷延すると、肺血管抵抗の上昇を来し、新生児遷延性肺高血圧症（PPHN）の状態に陥ることがある。→Q 90　その際は卵円孔や動脈管を介する短絡が右左シャントとなり、酸素飽和度の上下肢差（右上肢が高く、下肢は低い）が生じるため、可能であれば右上肢と下肢の2カ所にパルスオキシメータを装着し、酸素飽和度の上下肢差を測定し、PPHNの合併の有無を判断することも重要である。

　一方、呼吸障害を伴わない場合は、先天性心疾患の可能性が高いため、心雑音や大腿動脈の拍動の有無を確認するとともに、心臓超音波検査を行って鑑別を進める。なお、すぐに心臓超音波検査が行えず、中心性チアノーゼの鑑別が困難なときには、酸素テスト（パルスオキシメータを装着し、100％酸素を吸入させる）が有用なことがある。チアノーゼ性心疾患では、100％酸素吸入下でも酸素飽和度が95％を下回ることが多い。しかし、動脈管依存性の心疾患では酸素投与により、動脈管の閉鎖を助長し、体循環や肺循環を維持できなくなり、ショック状態に陥ることもあるため、酸素テストは短時間で行う必要がある。→Q 30

3 ヘモグロビン量による影響

　チアノーゼはヘモグロビン量に影響されるため、ヘモグロビンの絶対量が増加した多血症ではチアノーゼを呈しやすい一方、ヘモグロビンの絶対量が減少した貧血では呈しづらい。→Q 11, 12

　また、稀ではあるが、メトヘモグロビン血症などのヘモグロビン異常症では酸素と結合していない還元ヘモグロビンが増加し、チアノーゼを呈することがある。
→Q 91

（二井光麿）

気道分泌物の量や性状を記録するのはなぜですか？

病態が気道分泌物に与える影響と対応

気道分泌物を観察する際は、その色調や粘稠度、量、血性の有無などを確認することが重要である。→Q 114 「気道分泌物は肺の『窓』である」と言われるように、患児の気道や肺の状態が変化するのに伴い、気道分泌物の性状や量も変化するため、身体所見やバイタルサイン、血液検査データなどの情報と併せて考えることで、患児の病態の理解や診断が可能である。また、気道分泌物の性状から、患児が適正な加温・加湿状態にあるかを評価することも可能である。→Q 65

以下に、病態が気道分泌物に与える影響とその対応について述べる。

1 感染症

気道分泌物は通常、色調は透明から白色で、粘稠度は低くさらさらであり、1回の吸引で得られる量は少量である。気道分泌物の色調が淡黄色や淡緑色に変化し、粘稠度や量が増加する場合、細菌感染症を疑うきっかけとなることがある。これに加え、発熱や活気不良（not doing well）などを認めた際は、細菌感染症を強く疑い、迅速に対応しなければならない。細菌感染症を疑った場合、血液検査で白血球数やCRP値を確認することも重要であるが、それに加えて気道分泌物のグラム染色を実施し、いち早く起炎菌の同定に努めるべきである。グラム染色はベッドサイドで迅速かつ簡便に施行できるが、得られる情報は多く非常に有用な検査である。

2 出血性肺浮腫、肺出血

呻吟や陥没呼吸、多呼吸などの呼吸障害を認める児で、突然多量の気道分泌物が吸引された場合には、肺浮腫や出血性肺浮腫を疑う（図）。→Q 2 気道分泌物の性状は無色透明～淡血性で、血漿成分を多く含むため、尿試験紙を用いた簡易検査では潜血反応や蛋白が強陽性となる。血漿成分は肺サーファクタント活性を低下させるため、出血性肺浮腫では二次性の肺サーファクタント欠乏状態に陥ることがあり、サーファクタント補充が有効な場合がある。→Q 82～86

また、動脈管開存症など肺血流増加型の心疾患や、新生児仮死に伴う心不全など、左房負荷がかかる病態の児で、突然血性の気道分泌物が吸引された場合には肺出血を

キーワード

| 気道分泌物 | 感染 | 出血性肺浮腫 |

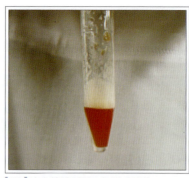
図 出血性肺浮腫の気道分泌物

疑う．→ Q86　バイタルの安定を最優先にしつつ，人工肺サーファクタントによる気管内洗浄やサーファクタント補充を行う．

3 胃食道逆流症、silent aspiration

　人工呼吸管理中の児で，栄養注入中の酸素飽和度のふらつきが強い場合や，気道分泌物が白色でミルク様を呈する場合には，胃食道逆流症やそれに伴う silent aspiration を疑う．silent aspiration は北島らが考案した澱粉粒子を用いた方法[1]や，オイルレッドを用いた脂肪滴の染色[2]などにより簡易的に判定することができる．silent aspiration に対しては，体位の工夫（腹臥位，右側臥位，頭部挙上など）や粘度ミルク，経十二指腸チューブ栄養法への切り替えなどが有効なことがある．

引用・参考文献

1) 長屋建ほか．新生児慢性肺疾患に対する十二指腸チューブ栄養の効果．大阪府立母子保健総合医療センター雑誌．20 (2)，2005，51-4．
2) 望月成隆．オイルレッドによる silent aspiration の評価と OD tube 挿入による CLD の予防効果について．近畿新生児研究会会誌．(16)，2007，48．

（二井光麿）

Q6 SMT が strong なら RDS にはなりませんか？

▌呼吸窮迫症候群の発症予知

　呼吸窮迫症候群（RDS）は、肺サーファクタントの欠乏と不活性化の悪循環により進行する疾患である[1]。胎児の肺は肺液を分泌しており、肺胞内に分泌された肺サーファクタントは肺液とともに羊水腔に流出し、胎児はその羊水を嚥下している。そのため、羊水あるいは出生時に採取した胃液に含まれる肺サーファクタントを定量することにより RDS の発症を予知することが可能となる。肺サーファクタントの定量には、リン脂質などの肺サーファクタントに特異的な成分の濃度を測定する方法と、肺サーファクタントの表面活性を測定する方法がある。これまでに報告されている RDS 発症予知法の中では ステイブル・マイクロバブル・テスト（SMT）の正診率が最も高い[2]。→ Q 82　SMT には、少量の検体で容易に実施可能で、短時間で結果が得られるという利点もある。

▌ステイブル・マイクロバブル・テスト

1 SMT の方法

　ホールグラス、カバーグラス、パスツールピペットを用意する（**図1- ⓐ**）。検体1滴（約 40 μL）をカバーグラスの上に滴下し、パスツールピペットを用いて6秒間に20回の速度で泡立てる（**図1- ⓑ**）。カバーグラスをホールグラスの上に反転して乗せる（**図1- ⓒ**）。検体がカバーグラスの裏にぶら下がった状態になる（**図1- ⓓ**）。4分間静置した後に、10×10 の顕微鏡視野で直径 15 μm 以下の安定したマイクロバブルを計数する。泡立てた検体の上下左右および中央の計5視野で1平方mm当たりのマイクロバブルを計数して平均する（**表**）。肺サーファクタントが欠乏している場合にはマイクロバブルが著しく少なく、大きな泡は縮小して次々と消えてゆく。肺サーファクタントが成熟している場合には、マイクロバブルが多数観察される（**図2**）。

2 SMT の原理

　図3 に SMT の原理を示す。液体の中に泡が発生した場合、泡の内面には表面張力が作用して表面積を小さくしようとする。泡の中の空気はこの力によって泡の外に押

キーワード
ステイブル・マイクロバブル・テスト（SMT）　　呼吸窮迫症候群（RDS）　　肺サーファクタント

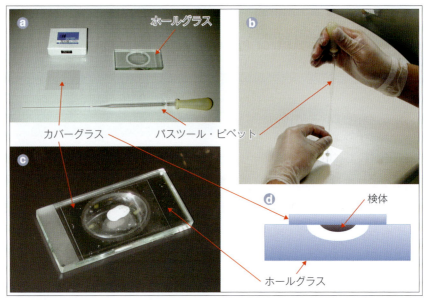

図1 SMTの方法

表 SMTの評価

SM数	判定
0	zero
0〜2	very weak
2〜10	weak
10〜20	medium
20以上	strong

し出されて液体に溶ける。泡の半径が小さくなると表面張力が大きくなるため、いったん小さくなり始めた泡は加速度的に小さくなって消える。液体中に肺サーファクタントが存在すると、肺サーファクタントは泡の表面に吸着して表面張力を低下する。泡が収縮すると泡表面の肺サーファクタントが濃縮して、最後には表面張力がゼロとなり、それ以上泡が収縮しなくなる。

3 SMTの診断精度

羊水を検体とした場合の、RDS発症予知におけるSMTのカットオフ値は$5/mm^2$と報告されている[3]。SMTでは少量の肺サーファクタントが存在すると泡が観察される。SMTで泡が少ないことは肺サーファクタントが非常に少ないことを意味するの

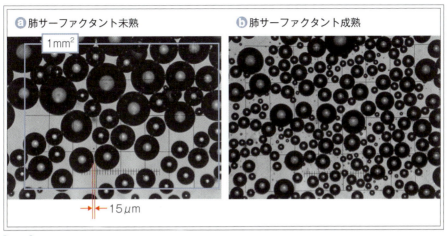

図2 SMTの顕微鏡視野

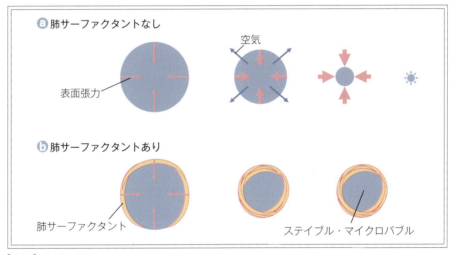

図3 SMTの原理

で、出生した児はほぼ確実にRDSを発症する。一方、出生時にある程度の肺サーファクタントが存在しても、不活性化により肺サーファクタントが枯渇すればRDSを発症する。われわれの検討では、羊水を検体としてカットオフ値を$5/mm^2$とした場合のRDS発症予知における感度は70.3％、特異度は100％、陽性予測値は100％、陰性予測値は85.7％であった。すなわち、SMTがstrongであってもRDSを否定することはできない。

4 SMT実施における注意点

SMTは胎児の肺成熟を推定する有力なツールであるが、羊水を検体として用いる

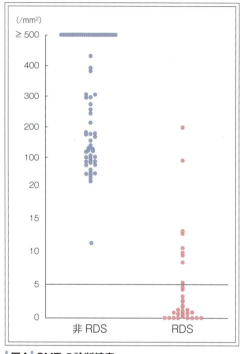

図4 SMT の診断精度

ため、羊水が胎児肺の状態を正しく反映しているという前提が必要である。例えば、気管食道瘻のない気管閉鎖では肺液が羊水腔に流出しない。また、骨盤位の前期破水例では、経腟的に採取した羊水のほとんどが排尿したばかりの胎児の尿で肺液を含まないため、RDS 発症予知における偽陽性となることがある。血液や胎便は肺サーファクタントを不活性化するため、これらが混じた検体では、結果が strong であれば採用できるが、weak 以下の場合は判定を保留する。

引用・参考文献

1）長和俊. "呼吸窮迫症候群". 疾患からみる画像診断の進め方・読み方. 小児科診療78巻増刊. 東京, 診断と治療社, 2015, 2-6.
2）長和俊. 呼吸窮迫症候群発症の予知と予防. 母子保健情報. 62, 2010, 17-22.
3）Chida S, Fujiwara T. Stable microbubble test for predicting the risk of respiratory distress syndrome : I. Comparisons with other predictors of fetal lung maturity in amniotic fluid. Eur J Pediatr. 152(2), 1993, 148-51.

（長　和俊）

Q7 使用するモニタはどのように決めますか？

モニタを使用する理由

　一般に、新生児集中治療室（NICU）に入院する児、とりわけ早産児においては、呼吸・循環の自己調節機構が未成熟かつ不安定であるため、<mark>無呼吸発作</mark>や徐脈などに対して適切な治療介入を行う目的で、呼吸心拍モニタ、パルスオキシメータでの管理が欠かせない。→ Q 1, 30, 70, 83, 87～89

　多忙な NICU において、児の微細な変化を漏らすことなく把握する必要があるため、呼吸、心拍、血圧、体温、<mark>SpO_2</mark> などの情報を一括表示できるものが一般的である。また、無呼吸発作、徐脈、desaturation などのイベントを記録し、イベントが生じる前後の呼吸循環動態の変動を表示できるものも普及している。→ Q 12, 14, 30, 31

適応

　原則として NICU に入院する新生児は全員、モニタ使用の対象となる。特に、未熟児無呼吸発作のリスクが高い早産児（特に在胎 30 週未満の児）においては、長期的にモニタを装着する必要がある[1]。

　われわれの施設においては、総合周産期母子医療センターNICU であり重症新生児を集約して治療しているという特質上、原則として入院後 48 時間は正規産児も含めて入院児全例を対象に呼吸心拍モニタおよび<mark>パルスオキシメータ</mark>を装着することとしている。→ Q 12, 14　入院 48 時間以降は個々の病態に応じて、適宜アプネアモニタに変更していくが、前述したとおり早産児に関しては原則として退院直前まで呼吸心拍モニタならびにパルスオキシメータを使用している。

使用法

1 呼吸心拍モニタ

　電極を前胸部に貼付する（右鎖骨下：赤、左鎖骨下：黄、左前腋下線上の最下肋骨：緑、図）。電極は小型のものが好ましい。心拍モニタとしては QRS 波の振幅が最もよく表示されるよう II 誘導が通常使用される[2]。呼吸モニタも同じ電極を使用でき

キーワード

呼吸心拍モニタ　　　パルスオキシメータ　　　アプネアモニタ

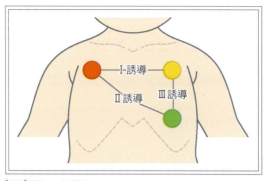
| 図 | 電極の装着位置

る。電極が近い場合や、胸郭運動が乏しい場合は呼吸運動を捉えきれないことがあり、検出可能な波形となるように位置、感度を調節する必要がある。

2 パルスオキシメータ

　新生児用のテープ式のプローブを、手足の甲や手首に巻き付けて貼付する。厚みのある部分に装着した場合や、衣服や血圧測定のカフなどによって駆血される場合は、脈波の検出が困難となるため、適切な位置に調節する必要がある。

　装着部位は動脈管の存在を考慮して決める。例えば、生直後は生理的に右左シャントが残存するため、右手にプローブを装着する[3]。また、新生児遷延性肺高血圧症により右左シャントが残存している場合は、右手と、左手または下肢に装着し、その差異を観察することで、呼吸循環管理の指標とすることができる。→ ◎ 90

3 アプネアモニタ

　ベッド底板の上に感知板を置いて、その上にマットレスなどを敷いて乳幼児を寝かせることで、呼吸運動・体動を圧センサにより感知し、動作回数が一定以下に低下した場合および一定時間以上停止した場合にアラーム音などで警告を発する乳幼児用呼吸モニタである。実際の運用にあたっては、使用前に機能テストを行い、正常に動作することを必ず確認する。

注意点

　呼吸心拍モニタならびにパルスオキシメータの使用にあたっては、第一に皮膚トラブルに注意する。特に、出生直後の早産児（特に在胎28週未満の超早産児）で皮膚が未熟な場合においては、電極の装着・脱着に細心の注意を払う必要がある。一方、保育器内の高加湿（≧90％）状態や皮膚の湿潤などの条件によっては、接着が悪く、

テープなどで補強を要する場合もある。皮膚トラブルの防止のために、電極をカットしたり、ガーゼで保護したりするなどの工夫を行うこともあるが、皮膚インピーダンスに影響を与える可能性があり、モニタ感度の調節および動作の確認が必要となる。

アプネアモニタの使用にあたっては、前述のごとく仕様書に基づき適切に接続し、使用ごとに必ず機能テストを行い、正しく機能することの確認を徹底する。

またモニタの使用にあたり常に心がけておくべきは、モニタ上で何らかの異常が示唆された場合、最終的に医療者が児の状態を確認・評価し、対応を速やかに決定する必要があり、最も鋭敏なモニタであるべき「観察眼」を医療者であるわれわれが日々磨き続ける努力を怠ってはならない。

引用・参考文献
1）藤岡一路ほか．早産児無呼吸発作と神経学的予後に関する検討（第一報）長期予後検討のための早産児無呼吸発作の実態把握．日本未熟児新生児学会雑誌．22 (1)，2010，89-96.
2）盆野元紀．"呼吸心拍モニターと血圧測定"．周産期医学 41 増刊．周産期医学必修知識．第 7 版．東京，東京医学社，2011，849-50.
3）吉田朝秀．"パルスオキシメーター"．前掲書 2．853-4.

（西田浩輔、藤岡一路）

これは何？

新生児呼吸器疾患画像クイズ ②
→ 回答は401ページへ

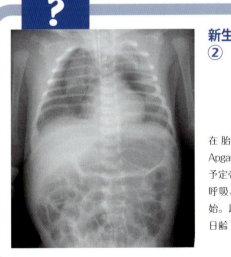

在胎37週3日、出生体重2,330g、Apgarスコア8点/10点で出生の女児。予定帝王切開で出生。出生直後より多呼吸、陥没呼吸を認め、酸素投与開始。以降も呼吸障害が遷延したため、日齢1に当院へ転院、NICU入院。

Ⓒ 西田浩輔、藤岡一路

Q8 心電図モニタで呼吸数が分かるのはなぜですか？

心電図モニタの基本

　心電図モニタの役割は、心臓の活動電位を前胸部（右鎖骨下、左鎖骨下、左前腋下線上の最下肋骨の3カ所）に取り付けた2電極間の電位変化として感知し描出することで、連続する2つのR波の間隔から心拍数を算出して表示する。

　呼吸モニタは、胸部と腹部の電極間のインピーダンスの変化から胸郭の動きを感知するもので、心電図モニタの電極を併用できるため、皮膚が弱くモニタの接触を少なくしたい新生児のモニタとして広く採用されている。吸気時には肺胞内の含気量が増加してインピーダンスが大きくなり、呼気時には含気量が減少してインピーダンスが小さくなることを利用する。インピーダンス法の原理については、以下に詳述する。

インピーダンス法の原理

　インピーダンス法とは、体に貼り付けた2つの電極間に微弱な交流電流を流し、そのときの電圧と電流の比から、電極間の体組織の構成比率を推定する方法である。この電圧と電流の比をインピーダンスと呼び、「電流の流れにくさ」を表す。直感的には、交流に対する電気抵抗だと思えば分かりやすいが、厳密には電気抵抗そのものではない。

　交流の電流値は時々刻々と変化するため、電気抵抗（電流の流れを妨げる成分）のほかに、電流値の変化を妨げる成分と、電荷の蓄積を妨げる成分とを考慮する必要があり、それらを合成したものがインピーダンスである。体組織の成分の中では、水分や電解質はインピーダンスが小さく、脂肪分はインピーダンスが大きい。この原理を用いた最も身近な日用品が体脂肪率計である。身長、体重、年齢、性別から平均的な手足の長さ・太さを割り出し、それと比べてインピーダンスが大きいか小さいかによって脂肪率や骨格筋率を推定している。なお、体組織の電気特性を、直流ではなく交流で測定するのは、電極と皮膚の間のノイズを減らせるからである。直流で電気抵抗を測定しようとすると、電極－皮膚間の接触抵抗が大きい上に不安定なため、体内の電気抵抗が正確に測定できない。一方、接触インピーダンスは高周波になるほど小さ

キーワード

活動電位　　　　インピーダンス法

くなるため、交流なら体内のインピーダンスを正確に測定できるのである。

　また、電気抵抗は物質によって一定の値を持っているが、インピーダンスは交流の周波数によっても変わる。例えば、細胞膜は100Hz以上の高周波は通しやすいため電流が細胞内を流れるが、50Hz以下の低周波は通しにくく、電流が細胞膜外を通る。このような特性があるため、異なる周波数の交流に対してインピーダンスを測定することで、より細かく体組織の成分を推定することが可能になる。

　また、体組織に比べると、空気のインピーダンスは桁違いに大きい。したがって前述のように、吸気・呼気によってインピーダンスが周期的に増減することを利用して、呼吸をモニタすることができるのである。

　ただし、インピーダンスは電流の流れにくさであるため、体組織の特性だけでなく、電極の位置関係などからも影響を受ける。例えば電極間の距離が長いほどインピーダンスは大きくなり、電極間の組織断面が小さくてもインピーダンスは大きくなる。後述のように、単なる体動を呼吸と誤認したり、浅い呼吸を認識しなかったりするのはそのためである。

注意点

　気を付けるべき点は、インピーダンスの変化は肺や胸郭の容積の変化と定量的に相関しないこと、また体動を呼吸と認識してしまう可能性があることである。そのため、換気できていない状況においても、胸郭運動を感知することで呼吸数を計測してしまい、閉塞性無呼吸が検知できないことがある。→ 1, 127　一方、インピーダンスの変化が乏しい場合には、呼吸数を過小評価することもある。以上から、心電図モニタを用いた呼吸数の把握は汎用されているプラクティスであるが、医療者が実際に呼吸を観察し、モニタとの整合性を確認することは欠かせない。

匠限定　血管のインピーダンスと"詰まらない血管"

　インピーダンスは、もともとは電気用語だが、この概念を拡張して血圧と血流との関係にも当てはめることができる。血管のインピーダンスが大きいと言えば、脈波が伝わりにくく、同じ量の血液を流すのに高い血圧が必要になることを意味する。

　血管のインピーダンスを決めるパラメータとして、血管の長さと断面積のほか、材質としての軟らかさが重要になる。筆者（土屋）は機械工学が専門で、力に対するモノの動きや変形に興味があり、以前、血管の軟らかさを測る機械を研究していた。それも、エコーのような非侵襲な方法ではなく、血管そのものの特性を直接測りたいと考えて、血管を露出させて外側からプローブで挟み込む方法で、である。要するに、外科医が手で触って感じるのをそのまま機械でやってみたわけである。

　測ってみると、血管は低圧域で軟らかく高圧域で硬い。通常のゴム膜、例えば風船などは、膨らみ初めが硬くて、膨らみ始めると膜が薄くなって膨らませやすくなるが、血管はそれが逆なのだ。

　ここから先は筆者の仮説だが、このような血管の力学特性が、血圧や心拍数との間にほどよい関係が成り立っているからこそ、血流や脈波が末梢まで伝わるのだと考えられる。また、閉塞血管を人工血管で置換・バイパスするときに、その力学特性を周囲の自家血管に正確に合わせることができれば、血流を阻害することなく"詰まらない血管"になるだろうと考えている。

（土屋健介、西田浩輔、藤岡一路）

Q9 ABEとSBEはどう違うのですか？

BEの算出

BEは血液ガス分析装置により自動計算される。→ Q 10, 11, 69　血液ガス分析装置が実際に測定するのは電極法によるpH、酸素分圧（PO_2）→ Q 11, 13, 30, 31、二酸化炭素分圧（PCO_2）→ Q 22, 25 の3つである。測定されたpH、PCO_2から下記のA式を用いて重炭酸イオン濃度（HCO_3^-）を算出し、このHCO_3^-を用いてABEおよびSBEを算出する。

$$HCO_3^- = 0.03 \times PCO_2 \times 10^{(pH-6.1)} \quad \cdots \text{A式}$$

ABEとSBEの違い

1 ABEとは

actual base excess（ABE）は、37.0℃、PCO_2 40mmHgの状態で、血液に強酸または強塩基を加えてpHを7.40に滴定する際に必要な塩基の量と定義される。血液を滴定することから試験管内（in vitro）BEと呼ばれる。さまざまな計算式が存在するが、Clinical & Laboratory Standards Institute（CLSI）のガイドラインには下記のB式が掲載されている。

$$ABE = (1 - 0.014 \times Hb)[HCO_3^- - 24.8 + (1.43 \times Hb + 7.7)(pH - 7.4)] \quad \cdots \text{B式}$$

B式にA式を代入すると、ABEはHb、PCO_2、pHから計算されることが分かる。

2 SBEとは

standard base excess（SBE）は、細胞外液による緩衝作用を考慮した計算式（C式）である。間質の細胞外液量が血液の2倍と想定すると、Hbの緩衝作用は1/3になる。

$$SBE = HCO_3^- - 24.8 + 16.2 \times (pH - 7.40) \quad \cdots \text{C式}$$

ABEかSBEか

動脈血で血液ガス分析を行うとABEとSBEは近い値であり、ABEとSBEのどちらを優先するかは臨床判断に影響しない。しかし、SBEはHb＝15g/dL（細胞外液量としては5g/dL）を想定した計算値なので、強い貧血があるような場合は血液ガス分

キーワード

血液ガス　　ABE　　SBE

析装置がCOオキシメータ内蔵でHb濃度が測定可能であればABE、Hbの情報がなくHb＝15g/dLが想定できる状況であればSBEを優先して判断する。

匠限定 血液ガス分析装置の機種による計算式の違い

現在、血液ガス分析装置としてABL（ラジオメーター）、Rapid Lab（シーメンスヘルスケア）、GASTAT（テクノメディカ）、cobas（ロシュ・ダイアグノティックス）などが使用されている。

pH、PCO_2は前述のように電極法を用いて直接測定するのに対して、HCO_3^-はHenderson-Hasselbachの式をもとに各社がそれぞれの計算式を利用して算出している（**表**）。また、BEも計算されたHCO_3^-を用いてBの計算式から算出される。

つまり、同じ検体（同じpH、PCO_2の値）であっても、どの血液ガス分析装置を用いるかでHCO_3^-、BEの値は異なる。HCO_3^-、BEはあくまでも計算式での値であり、pH、PCO_2とは異なることを念頭に置いて測定結果を読み取る必要がある。

表 各社のHCO_3^-を求める計算式の違い

	計算式
ラジオメーター	$[HCO_3^-]=0.030664 \times PCO_2 \times 10^{(pH-pK)}$ $pK=6.125-\log\{1+10^{(pH-8.7)}\}$
シーメンスヘルスケア	$[HCO_3^-]=0.0307 \times PCO_2 \times 10^{(pH-6.105)}$
テクノメディカ	$[HCO_3^-]=0.0310 \times PCO_2 \times 10^{(pH-6.068)}$
ロシュ・ダイアグノスティックス	$[HCO_3^-]=0.0307 \times PCO_2 \times 10^{(pH-6.105)}$

引用・参考文献
1）Clinical & Laboratory Standards Institute. Blood Gas and pH Analysis and Related Measurement; Approved Guideline–Second Edition. 29(8), 2012, C46-A2.

（石田宗司）

Q10 血液ガス検査の検体はどこから採血したらよいですか？

採血部位と検査結果の解釈

血液ガスは動脈血を用いて測定するのが基本である。→ Q 9, 11, 69　pH、PO_2、PCO_2、HCO_3^-、BE に加え、電解質などのさまざまな指標を少量の検体で測定可能である。しかしながら、新生児・小児科領域では通常、合併症や手技の難しさなどから、血液ガス分析のための採血を毎回動脈血で行うことはない。したがって、血液ガス分析の検体は、必要に応じて①動脈血、②静脈血、③毛細管血（足底採血）から採取されるのが一般的である。採血部位によって結果が異なるため、採血部位を意識することは、正しく検査結果を解釈する上で非常に重要である。

1 採血部位（各部位での長所・短所）

●**動脈血** ➡ 臍動脈、末梢動脈（橈骨、尺骨、後脛骨動脈）からの採血[1]

臍動脈にはカテーテル留置が行われることが一般的で、末梢動脈（橈骨、尺骨、後脛骨動脈）ではカテーテル留置および動脈穿刺により採血が行われる。カテーテル留置では採血ルートが確保されているため、検査が容易に実施できる。また、観血的持続血圧測定も可能である。一方、動脈穿刺では検査ごとに穿刺が必要である。動脈血検体における PO_2 以外のほとんどの検査値は静脈血、毛細管血で代用でき、その PO_2 も非侵襲的に測定されリアルタイムで表示される **SpO₂** で代用できるため、新生児領域での動脈血採血、特に動脈穿刺の必要性は減少している。→ Q 12, 14, 30, 31

【長　所】

血液ガスの検査値の中では最も信頼性が高い。また、カテーテルが留置されていれば穿刺での疼痛による児の負担はない。

【短　所】

重篤な合併症（血栓形成による塞栓症、上腕動脈での正中神経損傷など）を来す危険がある。動脈穿刺では止血が不十分であると思わぬ出血を来し、医原性貧血の原因になり得る。一方、圧迫が強すぎると循環不全を引き起こす可能性があるため、穿刺後も十分な観察が必要である。

また、カテーテル留置時はライン閉塞を予防するため、生理食塩水の持続投与を行

キーワード　血液ガス　動脈血　静脈血

表 動脈血と比較したpH、PCO_2、HCO_3^-の相違

	中心静脈	末梢静脈
pH	0.03〜0.05 低い	0.02〜0.04 低い
PCO_2	4〜5mmHg 高い	3〜8mmHg 高い
HCO_3^-	ほぼ同じ	1〜2mEq/L 高い

う。血液採取後にライン内を生理食塩水でフラッシュする必要があり、低出生体重児では水分負荷になる可能性がある。

●**静脈血** ➡ 中心静脈、末梢静脈（手背、足背静脈など）からの採血

【長　所】
動脈血と比較して合併症が少なく採血部位も多い。

【短　所】
採血により末梢ライン、PIカテーテルラインに必要な血管が損傷される。また、血液ガス検査の結果は動脈血と比較して結果が異なるため、**表**のような解釈が必要である[2]。

●**毛細管血** ➡ 足底、指頭、耳垂からの採血

新生児および歩行前の乳児では足底辺縁部が第一選択となる。耳垂からの採血は何らかの事情で足底、指頭での採血が実施できないときに留めておくべきであり、新生児領域では一般的ではない。

【長　所】
採血手技が容易であること、採血により動脈、静脈ともにライン確保に必要な血管を損傷する心配がないことが挙げられる。また、血液ガス検体の評価においても、理論上は皮膚を加温することで血管拡張を来し血流の増加によりO_2の放出とCO_2の取り込みが阻害されるため、動脈血ガスに近似すると言われている[3]。

【短　所】
末梢冷感や末梢循環不全においては間質液などの混入により電解質（特にNa値、K値）の検査値の信頼性に欠ける。また、K値は手技に大きく依存するため高カリウム血症の評価に不向きであり動脈血もしくは静脈血で再検査が必要である。

2 上下肢差、右左シャント

生後、動脈管を介した血流は速やかに左右シャントとなり、その後、動脈管は閉鎖

する。しかしながら右左シャントが存在するとき、pre-ductal（上肢）、post-ductal（下肢）において、PO_2 20mmHg 以上、SpO_2 10％以上の差が生じる。上下肢差を呈する代表的疾患として、新生児遷延性肺高血圧症（PPHN）と動脈管依存性心疾患が挙げられる。→ Q 90

　PPHN では、pre-ductal と post-ductal の PO_2 の差の程度により肺高血圧の程度を評価できる。また、動脈管依存性心疾患では上肢 PO_2（SpO_2）＞下肢 PO_2（SpO_2）を呈する症例として大動脈縮窄症、大動脈離断症が、上肢 PO_2（SpO_2）＜下肢 PO_2（SpO_2）では完全大血管転位症（Ⅰ型）が挙げられ、診断の一端を担う。→ Q 30

　動脈カテーテル留置時は検査値の正確性、疼痛による児への負担を考慮すると、動脈血が血液ガス分析の第一選択となるが、カテーテルが留置されていないときは採血手技の容易さ、合併症の少なさから足底採血による毛細管血での評価が NICU では一般的に行われる。ただし、K の評価（手技による高カリウム血症）で結果に困るときは静脈血を代用し、PO_2 に関してはパルスオキシメータで代用することで日常診療において困る機会は少ない。→ Q 7, 12, 14

引用・参考文献
1）Theodore AC. Arteial blood gases. Manaker S. ed. UpToDate. 2015.
2）Theodore AC. Venous blood gases and other alternatives to arterial blood gases. Manaker S. ed. UpToDate. 2016.
3）McLain BI, et al. Comparison of capillary and arterial blood gas measurements in neonates. Arch Dis Child. (7 Spec No), 1988, 743-7.

（石田宗司）

Q11 PaO₂とSaO₂はどう違うのですか？

PaO₂とSaO₂の違い

1 PaO₂とSaO₂の測定方法

　動脈血液中に酸素がどのくらい含まれているかを表すものとして、分圧（Torr/mmHg）と飽和度（％）の2種類がある。PaO$_2$は、partial pressure of arterial oxygenを意味し、動脈血酸素分圧を表しており、実測の値である。→ Q 13, 31　一方SaO$_2$は、saturation of arterial oxygenを意味し、動脈血酸素飽和度を表す。このとき酸素飽和度とは、総ヘモグロビン（酸化ヘモグロビン＋還元ヘモグロビンなど）中の酸化ヘモグロビンの割合を示す。これらの値を知るには、双方とも血液ガス分析装置が必要となる。→ Q 9, 10, 69

　まず、PaO$_2$は採血された検体から、電極の膜を通じて拡散したO$_2$を利用して測定される。SaO$_2$測定には、COオキシメータによる測定とPaO$_2$から計算で求める方法との2種類がある。COオキシメータでは、4種類のヘモグロビン（酸素化ヘモグロビン：O$_2$Hb、還元ヘモグロビン：Hb、一酸化炭素ヘモグロビン：COHb、メトヘモグロビン：MetHb）のそれぞれの吸光度の違いから、採血した血液に4波長の光を当てることにより測定できる。→ Q 12　このため、計算による方法より正確な値が得られる。COオキシメータの搭載されていない血液ガス分析装置では、PaO$_2$をもとに算出される。この場合、ヘモグロビンと結合しているのが酸素（O$_2$Hb）だけであればいいが、一酸化炭素（COHb）も結合していた場合、その分を考慮せずに算出されるため、実際より値が高めに出る。このように、同じSaO$_2$であっても測定法による違いがあるため、使用している血液ガス分析装置を確認するとよい。

2 酸素解離曲線

　PaO$_2$とSaO$_2$の関係で非常に重要となるのが、酸素解離曲線（図）[1]である。→ Q 14, 23　酸素解離曲線は、動脈血中に溶け込んでいる酸素量を示すPaO$_2$（酸素分圧）と、動脈血中のヘモグロビンがどれだけ酸素と結合しているかを示すSaO$_2$（酸素飽和度）との関係を表している。

　酸素解離曲線を見て、まずは酸素分圧の高い領域に注目してほしい。例えば、酸素

↓キーワード

動脈血酸素分圧（PaO$_2$）　　動脈血酸素飽和度（SaO$_2$）　　血液ガス

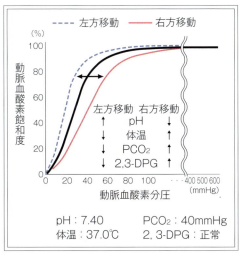

表｜SaO₂とPaO₂の関係
(pH：7.40、体温：37.0℃、PaCO₂：40mmHg)

SaO$_2$	PaO$_2$
98	100
97	90
95	80
90	60
75	40
57	30

(文献2より引用改変)

図｜酸素解離曲線

　分圧が100mmHgから75mmHgまで25mmHg低下したとしても、酸素飽和度は98％から95％と3％しか低下しない。これは、酸素分圧の高い状態では、ヘモグロビンと酸素の結合が強くかつ安定していることを示唆している。次に、酸素分圧が低い領域を見てみると、60mmHgから40mmHgまで20mmHg低下した場合、酸素飽和度は90％から75％と15％の低下が見られる。このように、酸素分圧の低い領域においては、容易に酸素との結合が解けやすいことが分かる**(表)**[2]。また、酸素解離曲線は、体温、pH、二酸化炭素分圧、2,3-DPGなどの要因で、左右に移動する。普段示される酸素解離曲線は、pH：7.40、PCO₂：40mmHg、体温：37.0℃、2,3-DPG：正常の場合を表しているが、左方移動にかかわる因子は、pH：↑、PCO₂：↓、体温：↓、2,3-DPG：↓となり、右方移動にかかわる因子は、pH：↓、PCO₂：↑、体温：↑、2,3-DPG：↑となる。このため解釈には注意が必要である。また新生児領域では、酸素親和性の強いヘモグロビンF（胎児ヘモグロビン）が多いことから、酸素解離曲線は左方移動を起こすため、酸素飽和度から酸素分圧を推測する場合、特に考慮する必要がある。

引用・参考文献
1) 須賀里香. パルスオキシメータ. Neonatal Care. 18 (10), 1995, 1007.
2) 松井晃. "モニタリングのための機器". 新生児ME機器サポートブック. 大阪, メディカ出版, 2006, 17.

(須賀里香)

Q12 SpO₂とSaO₂はどう違うのですか？

パルスオキシメータの測定原理と解釈上の注意点

1 パルスオキシメータの測定原理

動脈血酸素飽和度（SaO₂） →Q11 が動脈から実際に採取した血液の酸素飽和度を血液ガス分析装置で測定したものであるのに対し、**経皮動脈血酸素飽和度（SpO₂）** →Q14, 30, 31 は一般に**パルスオキシメータ** →Q7, 14 を用いて経皮的かつ非侵襲的に測定（推定）した動脈血酸素飽和度を示している。SaO₂と同じように単位は％表記となる。

酸素と結合した**ヘモグロビン**（酸化ヘモグロビン）に可視光線（660nm）を当てると、透過するために鮮紅色に見えるのに対し、酸素と結合していないヘモグロビン（還元ヘモグロビン）では吸収され暗赤色に見える。→Q11 しかし、赤外線（940nm）は逆に、酸化ヘモグロビンで吸収され、**還元ヘモグロビン**で透過する。→Q4 これはそれぞれのヘモグロビンごとに吸光度が異なるために起こる現象である（図）[1]。

この特性を利用し、光の吸収（吸光度）を測定することで、酸化ヘモグロビンと還元ヘモグロビンの割合が明らかとなり、SpO₂が得られる。しかし、光の吸収は動脈血だけでなく、静脈血や組織などでも起こるため、動脈血とその他を区別し、動脈血のみの酸素飽和度を求めなければならない。ここで必要になるのが、拍動（パルス）である。可視光線、赤外線により測定された全体の吸光成分から、拍動していない成分（静脈血、組織など）を差し引くことにより、SpO₂を求めることができる。

2 SpO₂解釈上の注意点

簡便に使用でき利便性の高いSpO₂だが、値を解釈する上で注意すべき項目がいくつかある。まず、先ほど述べたとおり、拍動がなければ動脈血のみを抽出できないため、末梢血管が締まることによる低灌流の状態では測定が困難となる。また、センサによる締め付けなどにより静脈に拍動が発生し、静脈成分も動脈成分と機械が認識することで、SpO₂が低く表示される。ほかにも、体動などでプローブ装着部が大きく揺れることにより静脈も拍動しているかのようになり、同様のことが発生する。

キーワード

動脈血酸素飽和度（SaO₂）　経皮動脈血酸素飽和度（SpO₂）　ヘモグロビン

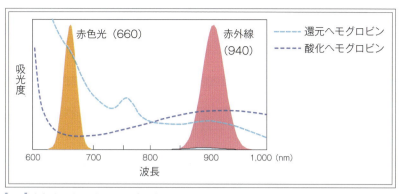

図 赤色光と赤外線のヘモグロビン吸光度の違い

　SpO_2 はヘモグロビンの酸素飽和度を示しているため、SpO_2 の値が組織への直接酸素運搬量を反映しているわけではない。したがって、ヘモグロビンが非常に乏しい貧血状態では、たとえ SpO_2 が高い数値を表示しても、ヘモグロビンの絶対量が少ないために、酸素供給は不足している場合がある。逆にヘモグロビンが非常に多い多血症状態では、SpO_2 が低い数値であっても、酸素と結合できるヘモグロビンが豊富にあることにより、酸素運搬量としては十分かもしれない。また、SpO_2 の値から PaO_2 の値を推測しようとする場合には、SaO_2 の場合と同様に、ヘモグロビン F（胎児ヘモグロビン）による酸素解離曲線の左方移動に注意する必要がある。→ 11

　SpO_2 の測定値はヒト成人で実測した数値をもとに作られているため、機械的な信用性は実測できた値の範囲までということになる。したがって、現在販売されているパルスオキシメータで最も信頼性の高い機種でも、60％以上の値までしか信頼できない。機種によって信頼性が保証される数値はかなりの差があるため、確認を要する。

　装着での圧迫は禁忌で、伸縮性の高いテープは使用しないのが望ましい。圧迫が生じた場合、水疱が形成され、その先の末梢循環が停滞し、最悪の場合は壊死を生じるため、十分な観察を要する。特に熱傷に対する注意が必要だが、熱傷と圧迫によって起こる水疱や発赤は、診断が非常に難しい。現状機種では、センサと機器の誤接続や故障でない限り、センサが体温を超える温度になることは考えにくい。低温熱傷の要因には、圧迫などによる末梢循環の停滞も挙げられるため、安易に熱傷と判断せず、圧迫の可能性も考慮して、定期的な測定部位の変更と観察を行う必要がある。→ 13

引用・参考文献
1）須賀里香．パルスオキシメータ．Neonatal Care．18（10），1995，1006．

（須賀里香）

Q13 tcPO₂ とPaO₂ はどう違うのですか？

▓ tcPO₂ モニタの測定原理と注意点

1 tcPO₂ の測定原理

　tcとは transcutaneous の略で、「経皮的な」を意味するため、tcPO$_2$ は経皮酸素分圧を意味する。→ Q 14, 131　動脈血酸素分圧（PaO$_2$）は採取した血液を血液ガス分析装置で直接測定するのに対し、tcPO$_2$ は、血液を採取することなく、センサを皮膚に貼り付けることにより、tcPO$_2$ モニタを用いて非侵襲的に測定（推定）された動脈血酸素分圧であり、単位は mmHg で表される。→ Q 11, 30, 31, 122

　tcPO$_2$ モニタはパルスオキシメータとは違い、センサを加温する必要がある。→ Q 7, 12, 14　これは、センサを加温して皮膚に装着すると、真皮、皮下にある血管が拡張し血流が増加することで、表皮での代謝が亢進する原理（毛細血管の「動脈化」）を利用しているからである（図）[1]。また、42℃以上に加温されると、角質層の脂肪が溶解することにより酸素の拡散が容易になり、センサ内の白金電極により測定することができる。

　新生児では特に、表皮が薄い、皮膚血流が豊富などの条件が重なり、PaO$_2$ に近い値を得ることができる。そのため、tcPO$_2$ 指数（tcPO$_2$/PaO$_2$）は 1 である（表）[2]。年齢を重ね、皮膚の厚みも増し、皮膚血流が減少してくると tcPO$_2$ 指数が低下し、実測の PaO$_2$ よりも低い値で測定される傾向にある。早産児では、正期産新生児よりさらに表皮の薄さが顕著なため、tcPO$_2$ 指数は 1.14 と高い。これは、実測の PaO$_2$ よりも高い値で測定されることを意味するため、考慮しておく必要がある。このように tcPO$_2$ は、皮膚の状態やセンサの設定温度によっても PaO$_2$ との誤差が生じるものであるということを念頭に置いておきたい。

　より PaO$_2$ との相関を求めるならば、センサ温度は 43℃以上が好ましいといわれている。パルスオキシメータのように即時に測定値が表示されるわけではなく、測定部位の温度が安定するまで測定値は安定せず、装着から 15 分程度の時間を要する。

2 装着時の注意点

　装着時の注意点として挙げられるのは、まず熱傷である。PaO$_2$ と高い相関性を保

キーワード
経皮酸素分圧（tcPO$_2$）　　動脈血酸素分圧（PaO$_2$）　　tcPO$_2$ 指数

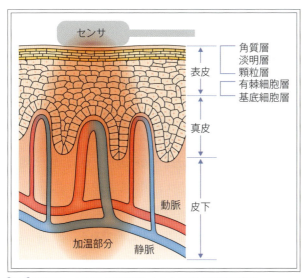

図 経皮モニタを皮膚に装着したときの皮膚組織の変化
（文献1より引用）

表 $tcPO_2$ 指数と影響因子

	$tcPO_2$ 指数
早産児	1.14
新生児	1
小　児	0.84
成　人	0.8
老　人＞65歳	0.7
心係数＞2.2	0.8
1.5〜2.2	0.5
＜1.5	0.1

$tcPO_2$ 指数＝ $tcPO_2/PaO_2$
（文献2より引用改変）

って $tcPO_2$ を測定するには、センサの温度を43℃以上に保つ必要があるため、長時間同じ場所にセンサを装着すれば、熱傷を引き起こす。特に皮膚の未熟な早産児では顕著である。そのため、装置に内蔵されているタイマーなどを用い、時間を超過しないよう装着部位を定期的に移動させる必要がある。なお、現在多く使用されている経皮ガス分圧モニタは、$tcPO_2$、経皮二酸化炭素分圧（$tcPCO_2$）を一つのセンサで測定するようになっている。→ Q 17　そのほか、センサを固定するために使用される両面テープで起こるテープかぶれや、皮膚剥離にも注意したい。これに対しては、テープと皮膚との接触面を減らすことで対処したり、両面テープを使用しない固定法を用いたりすることも方法の一つとなる。しかし、両面テープを使用しない固定では何らかの圧迫がかかる。また、センサ自体も固く立体的で、小さな児にとっては、かさばる大きさであるため、これによる圧迫も生じる可能性がある。低温熱傷には、圧迫による低灌流が要因として挙げられるため、装着部位は軟らかく平坦な部位、例えば、腹部、大腿などを選び、圧迫を軽減する配慮が必要である。→ Q 12

引用・参考文献
1）側島久典．経皮酸素，炭酸ガスモニター．小児看護．20（9），1997，1244．
2）宮地哲也．経皮ガスモニター．臨牀看護．24（6），1998、927．

（須賀里香）

Q14 tcPO₂とSpO₂のどちらを使えばよいですか？

■ tcPO₂モニタとパルスオキシメータの長所と短所

Q12〜13で述べたことを表にまとめる。経皮酸素分圧（tcPO₂）→Q 13, 31 と経皮動脈血酸素飽和度（SpO₂）→Q 12, 30, 31 の共通点は、採血を必要とせず、センサを体に装着することで経皮的に測定でき、おおむね非侵襲であり、ほぼ持続的にモニタできることである。容易に測定できることが両者の共通の長所である。一方相違点としては、tcPO₂ではセンサを加温する必要があるが、SpO₂ではその必要がないことが挙げられる。

1 長所

それぞれの長所を具体的に示す。tcPO₂は、ヘモグロビンF（胎児ヘモグロビン）→Q 11 による酸素解離曲線→Q 11, 23 のシフト影響を受けることがなく、連続的に酸素分圧を測定できる。また、最近の経皮ガス分圧モニタのセンサは、二酸化炭素分圧も同時に測定できる。対してSpO₂は、年齢的な皮膚の影響を受けにくく、パルスオキシメータの電源投入後すぐに測定が開始でき、装着後測定値が即座に表示される。→Q 7, 12 また、センサが加温されていない。さらに、患者監視装置の標準機能として搭載されている。

2 短所

次にそれぞれの短所を具体的に示す。tcPO₂は、経皮ガス分圧モニタの電源投入後、キャリブレーション（校正）が必要となるため、測定可能となるまである程度の時間を要する。また、装着してからも、装着部位の温度が安定するまで測定値の安定が得られず、15分程度を要する。センサが加温されるため、熱傷のリスクがある。センサの膜交換など煩雑な手技を必要とする。→Q 12, 13

PaO₂とSpO₂の原理的な違い同様、SpO₂では、ヘモグロビンFやその他の要因により酸素解離曲線が左右に移動するため、安易にSpO₂からPaO₂を解釈することはできないという点も注意しておくべきである。また、光を利用して測定しているため、光線療法時や強い光が当たっている場合は測定値に影響するため、遮光が必要となる。センサを測定部位に巻いて固定するため、圧迫による損傷のリスクもある。

↓ キーワード

経皮酸素分圧（tcPO₂）　　経皮動脈血酸素飽和度（SpO₂）　　パルスオキシメータ

表 tcPO₂ と SpO₂ の比較表

比較内容	tcPO$_2$	SpO$_2$
侵襲性	おおむね非侵襲	非侵襲
単位	分圧（mmHg）	飽和度（%）
センサの加温	加温する	加温しない
年齢による測定誤差（皮膚の厚み）	ある	ない
ヘモグロビンFの影響	ない	ある
pH、体温、CO$_2$分圧、2,3-DPG、Hbの影響	ない	ある
特記すべき事柄	センサ設定温度によってPaO$_2$との相関が変わる	97%以上ではPaO$_2$が推測困難
センサ	リユースのみ、膜交換必要、高価	ディスポーザブルあり、比較的安価
その他	校正が必要、電解液・コンタクト液が必要	校正の必要なし

　しかしながら tcPO$_2$ と SpO$_2$ は、動脈血中の酸素分圧を予測する指標として重要な役割を果たしており、高酸素血症によって引き起こされる<mark>未熟児網膜症</mark>→ 23, 31 や<mark>慢性肺疾患</mark>→ 23, 31, 53, 63, 77, 83, 85, 86, 93, 94, 96, 125, 126 の予防にはなくてはならないモニタであるが、SpO$_2$ が97%以上となった場合、血中酸素分圧の推測が困難となることを念頭に置いておくべきである。

　つまり、tcPO$_2$ と SpO$_2$ のどちらがより優れているということではなく、それぞれの特徴および長所、短所を理解し、最大限に活用していただきたい。

（須賀里香）

Q15 EtCO₂モニタのメインストリームとサイドストリームはどう違うのですか？

カプノメータとは？

呼気終末二酸化炭素分圧（EtCO₂）モニタ（カプノメータ）は、二酸化炭素の経時的なモニタリングや気管チューブの位置確認など、成人・麻酔領域やPICUなどで広く用いられている。→Q 16, 17　広く使用されているパルスオキシメータでは呼吸停止を素早く検知することは事実上不可能で、酸素投与が行われていれば、呼吸停止からパルスオキシメータが低値を示すまでに、さらに時間がかかる。→Q 7, 12, 14　その反面カプノメータは、呼吸停止をリアルタイムに検出可能である。

1 比色法と赤外線吸収法

カプノメータには比色法と赤外線吸収法とがある。→Q 17　比色法は新生児領域でも広く使用されており、特に挿管時のチューブ位置確認に有用であるが、いったん開封してからの使用時間が限られることや数値表示がないことから、換気評価目的には不向きである。→Q 103　赤外線吸収法のカプノメータは持続的なモニタリングが可能で、カプノグラムの表示波形からさまざまな情報が得られ、幅広く使用されている。二酸化炭素が $4.3\mu m$ の波長の赤外線をよく吸収するため、サンプルガス内に波長 $4.3\mu m$ の赤外線を通し、サンプルガス内の二酸化炭素に吸収される赤外線減衰量より二酸化炭素の分圧を算出する方法である。

2 メインストリーム方式とサイドストリーム方式

赤外線吸収法のカプノメータには呼吸回路に接続したエアウェイアダプタを介して呼吸回路を通るガスを直接測定するメインストリーム方式と、呼吸器回路に接続したサンプリングアダプタの細いチューブより一定のサンプリング流量でガスをサンプリングし、測定機器で測定するサイドストリーム方式とがある。それぞれの特徴を図1と表に示す。

一般的にサイドストリーム方式のカプノメータではアダプタは軽く、死腔量も少なく、非挿管患者でも一部使用可能だが、長時間使用では水分や分泌物によるサンプリングチューブ閉塞が問題になる。また、サンプリング流量が少ないと応答時間が遅延し、多いと呼気終末に吸気ガスを吸引して二酸化炭素分圧値が低い値を示す。また、

キーワード

呼気終末二酸化炭素分圧（EtCO₂）　　カプノメータ　　メインストリーム

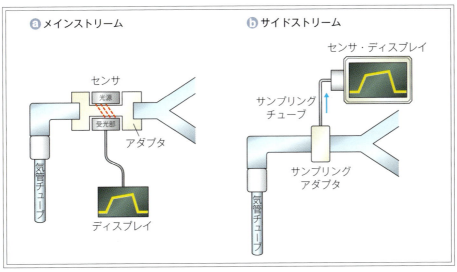

図1 メインストリーム方式とサイドストリーム方式：センサ位置とサンプリングの違い

表 カプノメータの測定方式の特徴

	メインストリーム方式	サイドストリーム方式
測定法	・呼吸回路内のガス	・呼吸ガスの一部を測定器械にサンプリング
長所	・応答時間が速い（測定が速やか） ・長時間使用の安定性がよい	・一部挿管を必要としない ・回路への負担が少ない ・死腔量が小さい ・他ガスの同時測定が可能
短所	・重量があり、荷重が回路にかかる ・死腔量の増加 ・エアウェイアダプタ内の水滴の影響	・応答時間の遅延あり ・水滴などでのサンプリングチューブ閉塞の可能性 ・見かけ上の一回換気量

　サンプリングによる呼吸ガス減少に伴う見かけ上の一回換気量低下の問題が存在する。しかし、マイクロストリーム法では、サンプリング流量が少なく、応答性も優れており、その欠点を補っている[1, 2]。

　メインストリーム方式のカプノメータは、サンプリングチューブの閉塞、応答時間の遅延、見かけ上の一回換気量低下がない点でサイドストリーム方式よりも優れているが、一般的にエアウェイアダプタの死腔量が大きく、モーターやヒーターの小型化が難しいため重量がある。死腔量の増加が呼気の再呼吸を促し、$PaCO_2$値が上昇するリスクがある。しかし、最近の技術の進歩により、センサの小型軽量化が進み、新生児でも使用可能な死腔量が少なく（死腔量0.5〜1mL）、重量のない（重さ4〜18g）

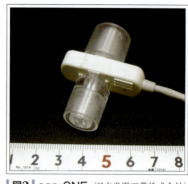

図2 cap-ONE（日本光電工業株式会社）

メインストリーム方式のエアウェイアダプタが開発されており、早産児でも広く一般的に使用されている。特にカプノメータ cap-ONE（日本光電工業、図2）は死腔量が0.5mLと非常に少なく、小型で、重さも4gと非常に軽く、新生児分野において取り扱いがしやすい。近年はまた、非挿管酸素マスクでもメインストリーム方式で $EtCO_2$ が測定できるデバイスも市販されており、成人や小児分野では使用されている。

　新生児の一回換気量は非常に少なく、成人分野よりサンプリングによる呼吸ガス減少や死腔量増大の影響が大きい可能性が高いことや、リークやセンサの重量の問題などがあり、特に超早産児では経皮二酸化炭素分圧（$tcPCO_2$）モニタが広く使用されている。→◎17　また、病的新生児の換気血流比不均等が増大している肺では、$EtCO_2$ 値が $PaCO_2$ 値より高くなる傾向にあり、またリークがある挿管患者では逆に、$EtCO_2$ 値が $PaCO_2$ 値より低くなり、信頼度が下がる。cap-ONE を用いた動物実験によるわれわれの検討では、リーク率が60％未満で $PaCO_2$ と $EtCO_2$ は極めて良好な相関が得られた。また、一回換気量の8％以上の死腔増加で $PaCO_2$ の有意な上昇が観察された。このことから、超低出生体重児ではたとえ1mLの死腔量増加でも $PaCO_2$ 値に影響を与える可能性が示唆された。われわれの臨床使用経験では、$PaCO_2$ 値を厳密にモニタリングしたい心疾患術前・術後、呼吸管理を必要とする低・正出生体重児の急性期呼吸管理モニタリングに cap-ONE は安全に使用でき、有用であった[3,4]。

引用・参考文献

1) Singh S, et al. Utility of a novel quantitative handheld microstream capnometer during transport of critically ill children. Am J Emerg Med. 24(3), 2006, 302-7.
2) Hagerty JJ, et al. Accuracy of a new low-flow sidestream capnography technology in newborns : a pilot study. J Perinatol. 22(3), 2002, 219-25.
3) 廣間武彦ほか．軽量で死腔量の少ないカプノグラフィーの有用性に関する検討．日本周産期・新生児医学会雑誌．45 (4), 2009, 1078-82.
4) 高橋大二郎ほか．呼気ガスの連続モニタリング．周産期医学．39 (4), 2009, 495-500.

（廣間武彦）

Q16 EtCO₂モニタの波形から何が分かりますか？

カプノグラムの見かた

波形(カプノグラム)を観察することにより、さまざまな呼吸管理中のトラブルを感知できる。→Q 103　カプノグラムは、縦軸に呼吸ガス内の二酸化炭素分圧(PCO_2)(あるいは濃度)、横軸に時間をプロットした曲線である(図1)。

まず呼出されるのは、チューブやマスクなどの死腔のガスで、PCO_2の上昇が生じない(第Ⅰ相、inspired baseline)。次に末梢気道より呼気ガスが排泄され死腔と混合されることで、その呼気流量に従ってPCO_2の上昇が形成され、これがカプノグラム上行部分(第Ⅱ相、expiratory upstroke)に相当する。肺胞から出てくるガスには、血液から肺胞内へ流れ込んできた二酸化炭素が含まれている。第Ⅲ相は alveolar plateau と呼ばれている。肺胞気が回路内に排泄され始める時期であり、気道内ガスとゆっくりと交じり合うことでPCO_2がなだらかに上昇し、最終点が呼気終末二酸化炭素分圧($EtCO_2$)となる。→Q 15, 17　正常肺ではほぼ平坦となる。健常肺では通常、$EtCO_2$は$PaCO_2$より1〜4mmHg低い。第Ⅳ相(inspiratory downstroke)では呼気が終了し、吸気が開始するためにPCO_2は急激に低下し基線に到達する。基線は大気層なのでCO_2はほとんどゼロに近い。

異常なカプノグラム

カプノグラムの波形を十分に理解することは、呼吸状態の変化の理解に役立つ。カプノグラムの正常な形から変化が生じた場合、何らかの異常が起こっている可能性が高い(図2)。閉塞性換気障害(肺気腫や喘息などの呼気延長)では第Ⅱ相の遅れと第Ⅲ相の傾きの急峻化が出現する(図2の@)。第Ⅲ相のノッチが認められる場合は呼気途中の自発呼吸出現が考えられる(図2のⓑ)。第Ⅰ相が基線(ほぼゼロ)に戻らない場合には吸気中に二酸化炭素が含まれていることを示し、呼吸回路内の呼気の再呼吸が考えられるため対処が必要である(図2のⓒ)。気管チューブのリークがある場合には第Ⅲ相のプラトーの早期低下が認められる(図2のⓓ)。新生児ではカフなしの気管チューブを使用しているためリークは頻回に認められる。計画外抜管の早期では換気

キーワード

呼気終末二酸化炭素分圧($EtCO_2$)　　カプノグラム　　閉塞性換気障害

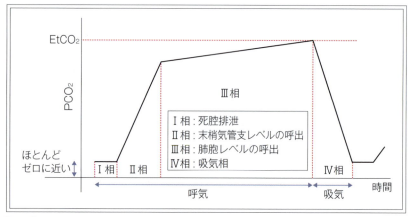

図1 正常のカプノグラム

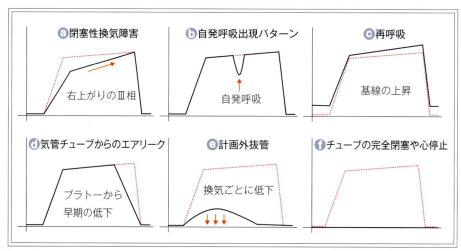

図2 さまざまな異常カプノグラム

毎に低下する EtCO$_2$ が観察される（**図2** の ⓔ）。カプノグラムが観察されない場合には機器の故障、サンプリングチューブの閉塞、食道挿管、計画外抜管、気管チューブの完全閉塞や心停止などの可能性を考慮する（**図2** の ⓕ）。

（廣間武彦）

Q17 $tcPCO_2$ モニタと $EtCO_2$ モニタのどちらを使えばよいですか？

$tcPCO_2$ モニタと $EtCO_2$ モニタの特徴

経皮酸素・二酸化炭素モニタは、電極の加温による皮膚熱傷の問題やパルスオキシメータの普及により、比較的低いセンサの加温で測定可能な経皮二酸化炭素分圧（$tcPCO_2$）モニタ単独として使用している場合が多い。$tcPCO_2$ モニタと呼気終末二酸化炭素分圧（$EtCO_2$）モニタ（カプノメータ）それぞれの特徴を表に示す。→ Q 15, 16 どちらを使用するかはそれぞれの特徴を理解した上での判断となるが、急性期の換気の評価においてメインストリーム方式のカプノメータは優れている。より軽く、死腔量の小さいアダプタが各社から販売されており、その適応はより小さな早産児に広がっている。また、CO_2 値の厳密なコントロールを必要とする人工呼吸管理中の先天性心疾患児や急性期呼吸器疾患の換気モニタリングや搬送中の換気の評価に有用である。→ Q 128

ただし、われわれの動物実験や臨床下での使用経験ではリーク率が60%以上になると $EtCO_2$ 値の信頼度が低くなるので注意が必要である。しかしたとえ信頼度が低い場合でも、経時的な変化の観察には有用である。超早産児や挿管を必要としていない患児で（例えば抜管後）持続的な CO_2 モニタリングを必要とする場合や、$EtCO_2$ 値が参考にならない場合には当院では $tcPCO_2$ を使用している。

表 NICUにおける $tcPCO_2$ モニタとカプノメータの特徴

$tcPCO_2$ モニタ	カプノメータ
非侵襲的	
・挿管が必要ない ・応答時間が遅く、急変時の対応は不可 ・末梢循環の影響を受ける ・PaO_2 が測定できる ・$PaCO_2$ との相関性に優れている？ ・校正の手間 ・皮膚の脆弱性の問題 ・測定値が安定するまでに時間がかかる	・挿管が必要※ ・応答時間が速い（変化が数秒） ・加湿の影響を受ける ・高頻度振動換気では使用不可 ・チューブ閉塞、計画外抜管発見に有利 ・死腔量の増大、リークの問題

※サイドストリーム方式では一部非挿管患者で使用可能

（廣間武彦）

キーワード
呼気終末二酸化炭素分圧（$EtCO_2$） 経皮二酸化炭素分圧（$tcPCO_2$） カプノメータ

Q18 グラフィックモニタのどの数値を記録すればよいですか？

グラフィックモニタの数値表示

グラフィックモニタ→Q 19, 20, 69, 115 とは、人工呼吸器で測定される気道内圧→Q 29, 64、流量、換気量などを、リアルタイムに画面にグラフ表示するものである。人工呼吸器の機種によって異なるが、時間波形やループのグラフ表示と測定値の数値表示ができることが多く、設定値と測定値を同一画面内に表示する機種が増えている（図1）。表示される測定値として、酸素濃度（F_IO_2）→Q 23, 46, 69、最大吸気圧（PIP）→Q 45, 46, 69、呼気終末陽圧（PEEP）→Q 33, 45, 46, 69、平均気道内圧（MAP）→Q 46, 58, 69、一回換気量（Vt）→Q 25, 27, 45, 50、分時換気量（MV）→Q 25, 45, 51、リーク率→Q 28、呼吸回数（RR）→Q 25, 69、高頻度振動換気（HFOV）の振幅（Amp）→Q 56 などが代表的である。厳密に言うと、実際に測定されるのはF_IO_2、気道内圧、流量（フロー）であり、その他は人工呼吸器による計算値である。代表的な計算値を表に示す。

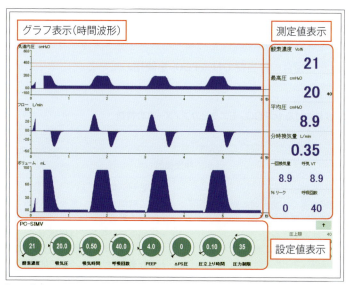

図1 グラフィックモニタ表示の例
グラフ、設定値、測定値を同一画面に表示している。

↓キーワード

グラフィックモニタ　　コンプライアンス　　レジスタンス

表 人工呼吸器に表示される代表的な計算値

意 味	略 号	計算方法	単 位
一回換気量	Vt	一回換気の間の流量の積分値	mL
分時換気量	MV	Vt×RR（強制換気のみ） 1分間のVtの総和（自発呼吸含む）	L/分
リーク率		100×(吸気Vt－呼気Vt)/吸気Vt	％
コンプライアンス	Crs	Vt/(PIP－PEEP)	mL/cmH$_2$O
レジスタンス	R	P＝R×Flow＋V/Crs	cmH$_2$O/L/秒
時定数	Tc	R×Crs	秒

　数値を記録する目的によって、どの数値を選ぶかは異なる。診療記録のための設定値の記録は、定期的または変更時に行う。定常流の流量不足など設定値と実測値とが乖離する状況が起こり得るため、必ず実測値も確認する。換気状態の把握や記録のためには、VtやMVを記録することが多いと思われる。Vtは呼吸のたびにリアルタイムに変化するため、その1回のみの値であるが、MVは強制換気と自発呼吸を含めた1分間当たりの換気量の総和であり、換気全体を評価しやすい。個々の患者や設定によって変化しやすく、指標として重要なものを記録する場合もある。換気量保証（VG）モードではVtは変化しにくくPIPが変化するのでPIP（HFOVの場合はAmp）を記録する、リークが多くVtが変化しやすい患者ではVtとMVに加えてリーク率を記録する、などである。リークがある場合には吸気Vtと呼気Vtとが異なるが、呼気Vtを指標とすることが多い。

　コンプライアンス（Crs）は、「どれくらい膨らみやすいか」の指標で、Vtを気道内圧の変化量（PIP－PEEP）で割ったものである。→ **20, 118**　圧設定と換気量が同時に変化していく中で、膨らみやすさの変化を数値として比較できる。Crsは体重に比例するため補正して用いられ、抜管基準としても広く使用される。レジスタンス（R）は、「気流がどれくらい流れにくいか」の指標で、気道抵抗とも呼ばれる。

一回換気量（Vt）　　分時換気量（MV）　　リーク率

呼気にかかる時間：時定数（Tc）

　人工呼吸においても自発呼吸においても、吸った分を全部吐いてから次に吸わなければ、次第に肺が膨らんだままになり、換気が低下する。よって、人工呼吸管理中は、吸気時間だけでなく呼気時間が適正かどうかを常に考えなければならない。意識的に急いで吐く努力呼気の場合を除いて、呼気の力は肺と胸郭の弾性による。肺は軟らかく膨らみやすい（Crsが高い）ほど縮みにくく、硬く膨らみにくいほど縮みやすい。したがって、Crsが高く気道抵抗が高いほど呼気が長くなる。時定数（Tc）は、呼気にかかる時間の指標として使用される定数で、CrsとRを掛けたものであり、単位は秒（sec）となる。呼気時の換気量曲線は指数関数曲線に近似し、Tcの3倍の時間で換気量の約95％が呼出されるとされている（**図2**）。よって多くの場合、呼気時間はTcの3倍を超えるように設定すべきである。

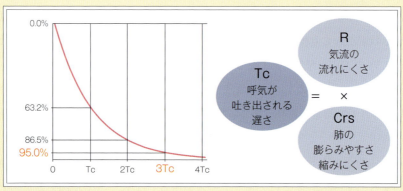

図2 時定数（Tc）
呼気時の換気量曲線は対数曲線に近似し（赤色の曲線）、時定数（Tc）の3倍の時間で呼気の95％が呼出される。

引用・参考文献

1) Goldsmith JP. "Physiologic principles". Assisted Ventilation of the Neonate. 4th ed. Philadelphia, Saunders, 2003, 15-40.

（秋元琢真）

Q19 グラフィックモニタの時間波形から何が分かりますか？

グラフィックモニタの時間波形

　グラフィックモニタ→Q 18, 20, 69, 115 の時間波形（時系列波形）は、気道内圧→Q 29, 64、流量（フロー）、換気量（ボリューム）の3つの測定値を縦軸にとり、時間を横軸にとりグラフ表示する。測定値の時間変化を3つ同時に視覚認識でき、換気設定が適切かどうか、どのようなトラブルが発生しているかなどを判断するのに非常に有用である。直感的な把握のためには、グラフが何を表しているかをよく知り、見慣れることが大切である。

　図1に正常な時間波形の一例を示す。気道内圧は、強制換気時に最大吸気圧（PIP）→Q 45, 46, 69 まで上がり、吸気時間が終了すると、呼気終末陽圧（PEEP）→Q 33, 45, 46, 69 まで下がる。自発吸気時には気道内圧がわずかに下がることが多い。圧の上がり始めから下がり始めまでが吸気時間→Q 24, 46 で、PIPに上がるまでにかかる時間が立ち上がり時間である。フロー曲線は、ゼロの基線から上向きが吸気方向で、下向きが呼気方向である。強制換気に一致して吸気フローがあり、肺が膨らんだところで止まり、圧が下がると呼気フローに変わる。圧上昇がないときの吸気・呼気は自発呼吸を示している。→Q 44, 63　換気量曲線では、強制換気や自発呼吸に一致して換気量が上がり、呼気が始まると換気量が下がりゼロに戻る。換気量曲線の頂点は吸気一回換気量（吸気Vt）に一致する。フロー曲線とゼロの基線で囲まれる三角形のような部分の面積は一回換気量（Vt）に一致し、基線より上が吸気Vt、下が呼気Vtとなる。→Q 18, 25, 27, 45, 50　2回目の強制換気の直前に気道内圧が下がり、吸気フローと換気量上昇が始まっている。これは、自発呼吸をトリガーした強制換気の所見である。→Q 117　トリガー感度が低いとトリガーが遅くなり、この所見の横幅が広くなる。→Q 44, 130　ファイティングは強制換気と呼気がぶつかり合うことを指すが、図1では見られない。→Q 29, 43, 97, 117

　図2にさまざまな呼吸器設定やトラブル状況下での時間波形の例を示す。ⓐでは吸気時間が長く、吸気フローの停止から呼気開始までの時間が長いのに対し、ⓑでは吸気時間が短く吸気フローが停止しないで呼気に移行する。吸気時間が短すぎると肺の

キーワード

グラフィックモニタ　　リーク　　結露

66

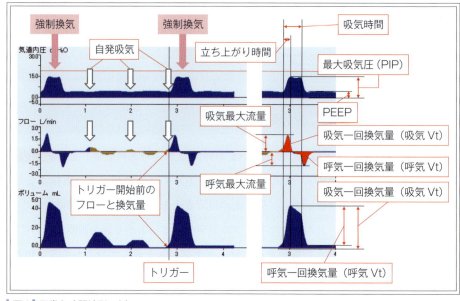

図1 正常な時間波形の例

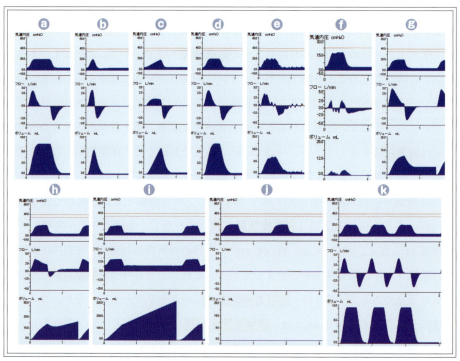

図2 さまざまな呼吸器設定、トラブル状況下での時間波形の例
ⓐ 吸気時間が長い　ⓑ 吸気時間が短い　ⓒ 立ち上がり時間が長い　ⓓ 立ち上がり時間が短い（適正）　ⓔ 回路内の結露　ⓕ Yピース内の結露　ⓖ リーク　ⓗ リーク（多い）　ⓘ 計画外抜管（リーク 100％）　ⓙ チューブの折れ、気道閉塞　ⓚ オートトリガー

不均等換気につながる。⓬では吸気圧の立ち上がりが遅く、フローと換気量の増加が遅れている。⓭では吸気圧の立ち上がりが十分に速く、吸気時間も適切である。⓮と⓯では気道内圧とフローの揺らぎがあり、回路内結露や気道分泌物が疑われる。→⓺ 66, 67, 120, 121　⓯では吸気フローの反転（フロー方向の誤測定）が見られるため、フローセンサ近くの水滴と推定される。→⓺ 27, 28, 118　⓰と⓱では換気量曲線が呼気終了時にゼロに戻らず、次の吸気直前にゼロにリセットされている。フロー曲線からも吸気 Vt が呼気 Vt よりも大きいことが分かる。これらはリークがある場合の所見であり、⓱の方がリークは多い。→⓺ 16, 20, 28, 118　⓲はリーク率100％の所見であり、呼気フローが全く検出されていない。この波形が見られたら計画外抜管を第一に考える。→⓺ 16, 115, 116　⓳は気道内圧には問題がなく、フローと換気量が検出されない状態である。チューブの折れなどによる気道の完全閉塞を第一に考える所見である。⓴は呼気フロー終了と同時に吸気が始まっており、呼気後のリークや反動を毎回トリガーしてしまうオートトリガーを疑う所見である。→⓺ 44

引用・参考文献

1）山田洋輔ほか．グラフィックモニタの見かた・読みかた・記録のしかた．Neonatal Care. 25（1），2012，46-51．
2）上田和利．換気モニタリング．Neonatal Care．28（5），2015，452-9．

（秋元琢真）

Q20 グラフィックモニタのPVループから何が分かりますか？

グラフィックモニタのループ表示

グラフィックモニタ→Q 18, 19, 69, 115 のループ表示は、気道内圧（P）→Q 29, 64、流量（F）、換気量（V）のうち2つを縦軸と横軸にとり、1回の換気ごとに軌跡を曲線表示するものである。よく用いられるものは、横軸を気道内圧、縦軸を換気量とする圧量曲線（PVループ）と、横軸を換気量、縦軸を流量とするフローボリューム曲線（FVループ）である。正常パターンのPVループ、FVループを図1に示す。PVループは、反時計回りに右から上がり、左から下がる方向に描かれる。ループの横幅が最大吸気圧（PIP）→Q 45, 46, 69 と呼気終末陽圧（PEEP）→Q 33, 45, 46, 69 の圧差となり、高さが吸気一回換気量（吸気Vt）→Q 18, 25, 27, 45, 50 となる。FVループは、時計回りに描かれ、上半分が吸気、下半分が呼気を示している。上下それぞれの高さが最大流量を示し、横幅が吸気Vtを示している。

PVループの主なチェックポイントを図2に示す。PVループには時間軸の要素がなく、気道内圧と換気量の関係を見ていることから、コンプライアンス（Crs）を視覚的に認識するのに最も有利である。→Q 18, 118　Crsは肺の膨らみやすさの指標で、

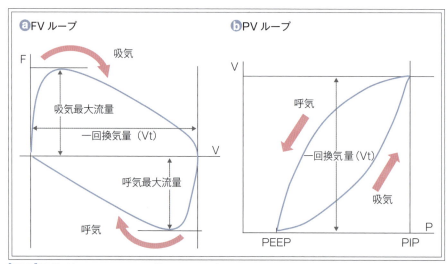

図1　正常パターンのFVループとPVループ

キーワード
グラフィックモニタ　　リーク　　気道抵抗

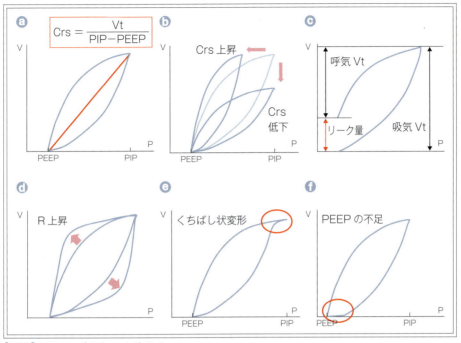

図2 PVループのチェックポイント

一回換気量（Vt）を気道内圧の変化量で割ったものであるから、PVループの頂点を結んだ直線の傾きに相当する（ⓐ）。同じ換気量を得るのに必要な圧が下がればループの傾きが急（Crs上昇）になり、同じPIPで換気量が下がればループの傾きが緩やか（Crs低下）になる（ⓑ）。リークがある場合には、呼気Vtが吸気Vtよりリークした分だけ少なくなるため、ループが閉じない（ⓒ）。→ⓠ 16, 19, 28, 118 閉じない部分の高さがリーク量となり、吸気Vtに対するリーク量の割合がリーク率となる。リークがある場合には、実際のVtは吸気Vtよりも呼気Vtに近いことが多く、PVループの傾きがCrsに一致しない。気道抵抗（R）が上昇した場合のPVループは、ループの上下方向の膨らみが増し、内部の面積が増加する（ⓓ）。→ⓠ 18 気道抵抗の上昇は呼気の延長など時間軸が関わる結果に現れるため、PVループ上はCrsよりも直感的ではなく、時間波形の流量曲線の方が認識しやすい。

最後に、最適な圧設定を探すために有用なチェックポイントを2つ示す。ⓔのPVループでは、圧が上昇してPIPに達する付近で換気量が上がらなくなり、右向きにループの方向が変化している。このようなPVループのくちばし状変形は、肺の過膨張を示す所見であり、吸気圧が高すぎる可能性を示している。もう一つはPVループ

の立ち上がりが悪く、ある圧を超えると急に換気量が上がりやすくなる所見（）であり、PEEP が不十分で末梢気道や肺胞が虚脱している場合に見られることがある。

引用・参考文献
1）山田洋輔ほか．グラフィックモニタの見かた・読みかた・記録のしかた．Neonatal Care．25（1），2012，46-51．
2）上田和利．換気モニタリング．Neonatal Care．28（5），2015，452-9．

（秋元琢真）

これは何？

新生児呼吸器疾患画像クイズ ③
→ 回答は401ページへ

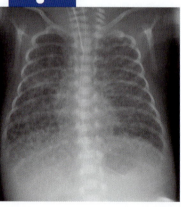

妊娠21週から性器出血が断続的にあり、妊娠23週に前期破水となった。子宮収縮抑制不能となり経腟分娩にて出生。在胎24週2日、出生体重680g、Apgar スコア1点/7点、女児。臍帯血 WBC 64,600/μL、CRP 0.10mg/dL、IgM 63mg/dL、胃液 WBC（3＋）。蘇生のため気管挿管し、人工呼吸管理を開始、日齢1から HFOV モードへ変更した。酸素化は良好であったが、日齢7以降は $F_iO_2 > 0.30$ を必要とした。日齢12の胸部エックス線写真を示す。

©秋元琢真

Q21 トレンドグラムとヒストグラムはどう違うのですか?

■ トレンドグラムとヒストグラム

1 トレンドグラム

　トレンドグラムとは、「測定値が時間経過でどう変化したか」の折れ線グラフ表示である。バイタルサインなどの測定値を縦軸にとり、時間軸を横軸としてグラフ表示する。→ Q115　一定時間内での、測定値の最大値や最小値、おおよその平均や基礎値、変化の方向や程度（上昇、下降、変動）、時間帯による違いなどを認識できる。同じトレンドグラムでも、時間軸を使い分けると、異なる情報を得ることができる。例えば、過去24時間など長い時間に設定すると、日内変動、栄養との関連、ゆっくりした数時間単位の変化などを評価しやすい。数分間を一画面に表示するような短い時間のトレンドグラムでは、無呼吸発作など秒単位のエピソードを認識することができる。複数の測定値を上下に並べて表示することにより、「心拍数が低い時間帯にSpO_2値が高い」など測定値の関連を見ることができ **（図1-ⓐ）**、呼吸波形の圧縮波形も並べて表示する数分間のトレンドグラムでは、「呼吸が停止した後にSpO_2値が下がり、その後徐脈になった」など、無呼吸発作の詳細を認識することができる。

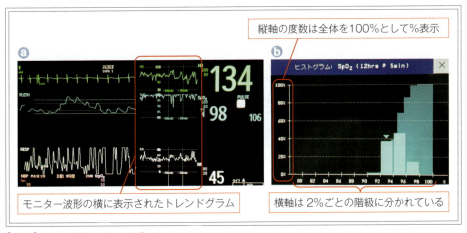

図1 トレンドグラムとヒストグラム

▼ キーワード

トレンドグラム　　ヒストグラム

2 ヒストグラム

ヒストグラムは度数分布図とも呼ばれ、「どのあたりの値がどれくらい多いか」の棒グラフ表示である。値の範囲を決めて測定値を「階級」に分け、階級に当てはまる値をとった回数を「度数」として計算し、横軸に階級、縦軸に度数をとって棒グラフ化する。図1-ⓑは SpO_2 値のヒストグラムの一例である。測定値の最大値や最小値、

匠限定 瞬時心拍数トレンドグラムでの不整脈の検出

モニタに表示される心拍数は直近数秒間の平均値であり、急に心電図のRR間隔が1秒以上に延びても、その瞬間に心拍数は60未満とはならない。それに対して瞬時心拍数は、一拍一拍のRR間隔からその瞬間の心拍数を計算したものであり、「瞬時心拍数＝60/RR間隔」である。瞬時心拍数トレンドグラムでは、心拍数の変動は数秒以上の幅をもって表示される（図2-ⓐ）。幅のない（一拍だけの）瞬時心拍数の変化は期外収縮やⅡ度房室ブロックによる（図2-ⓑ）。期外収縮の直前のRR間隔は短くなるため瞬時心拍数は上昇し、直後のRR間隔は長くなるため瞬時心拍数は低下する。房室ブロックの場合、瞬時心拍数は低下し、元に戻る。不整脈はその場に居合わせなければ気付きにくいが、瞬時心拍数トレンドグラムではさかのぼって不整脈を見つけることができる。極端に瞬時心拍数が上昇し基線に戻るのみの場合はアーチファクトと考えられる。

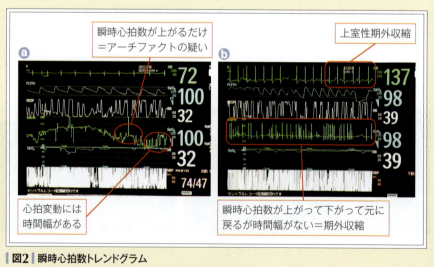

図2　瞬時心拍数トレンドグラム
ⓐトレンドグラムでの時間幅のある変化は、心拍数の変動を示している。
ⓑ上昇・下降がセットの時間幅がない変化は、期外収縮を示している。

最頻値、分布の様子（偏りなど）を認識できる。薄い色の棒グラフは、累積度数（最小値からその値までの度数の総和）で表示したもので、棒グラフが50％を超えた値が中央値を示している。

3 トレンドグラムとヒストグラムの共通点と違い

　トレンドグラムとヒストグラムで共通していることは、設定した時間内で、測定値の最大値、最小値、範囲が分かることである。トレンドグラムとヒストグラムの違いは、トレンドグラムでは変化の様子が分かるのに対して、ヒストグラムでは分布の様子が分かることである。トレンドグラムでも分布に関する情報もある程度認識可能であり、「SpO_2値は93〜98％が多く、平均95％くらいのようだ」と言うことができるが、ヒストグラムでは、「SpO_2値の中央値が95％で昨日より1％低い」「SpO_2 < 90％の時間が1日のうち7％ある」などと、より正確に知ることができる。

（秋元琢真）

第2章

新生児の呼吸管理法

1. 呼吸管理の必修知識
2. 酸素投与
3. CPAP と DPAP
4. HFNC
5. IMV と SIMV
6. PTV
7. HFOV
8. 匠の呼吸管理
9. 加温・加湿
10. 人工呼吸器からの離脱
11. 気管切開
12. 在宅酸素療法
13. 在宅人工換気療法

Q22 CO_2 の許容範囲はどの程度ですか？

低二酸化炭素血症と許容的高二酸化炭素血症

「許容できる範囲」を考えるためには、「許容できない範囲」を知る必要がある。そこで、どの程度の低二酸化炭素血症と高二酸化炭素血症が早産児に有害事象を引き起こすかを論じて、そこから $PaCO_2$ の許容範囲を導きたい。→ Q 25, 45, 122

まず、低二酸化炭素血症は脳室周囲白質への血流を減少させ、脳室周囲白質軟化症と関連すると報告されているため[1]、過剰な人工換気に伴う医原性低二酸化炭素血症は絶対に避けなくてはならない。どの程度の低二酸化炭素血症が危険であるか、という点については議論のあるところであるが、アウトカムが脳室周囲白質軟化症のような不可逆的かつ重篤な障害である場合、$PaCO_2$ は十分に安全な値を保つべきである。$(35 - PaCO_2) \times$ 時間で算出される、cumulative index of exposure to hypocarbia が生後7日以内に 96mmHg・時を超えると、有意に脳室周囲白質軟化症の頻度が増加するという研究結果があるため[1]、$PaCO_2$ は 35 mmHg を下回らないように管理することが適当だと考えられる。

一方、人工呼吸管理に伴う 圧損傷（barotrauma）→ Q 125 や 容量損傷（volutrauma）→ Q 64, 125 を軽減するために $PaCO_2$ を高めで管理する、許容的高二酸化炭素血症（permissive hypercapnia）という考えが、現在広く浸透している。実際は、これまでに行われた無作為研究からは、この治療戦略が早産児の慢性肺疾患を有意に減少させるという結果は得られていないが[2]、成人領域でのデータを基に、早産児に対してルチーンケアとして行われている。→ Q 23, 31, 53, 63, 77, 83, 85, 86, 93, 94, 96, 125, 126 上述のように、低二酸化炭素血症は脳室周囲白質軟化症と関連していると考えられるため、神経学的な側面から見ると、高二酸化炭素血症を許容することで予期せぬ低二酸化炭素血症を予防する、というこの戦略は理にかなっている。その一方で、「いつから」「どの程度まで」高二酸化炭素血症を許容するかについては、一定の見解が得られていない。高二酸化炭素血症は低二酸化炭素血症とは逆に、脳血管を拡張させ脳血流を増加させるため、脳室内出血の頻度を増大させる危険性が指摘されている。極低出生体重児では $PaCO_2$ が 45mmHg を超えると、血圧の変動に対し

キーワード

圧損傷（barotrauma）　　容量損傷（volutrauma）　　低二酸化炭素血症

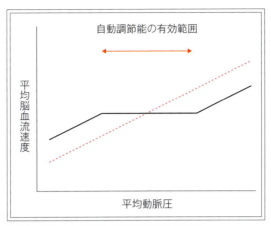

図 平均動脈圧と平均脳血流速度との関係
（文献3を参考に作成）

脳血流速度の自動調節能とは、ある一定の範囲において血圧が変動しても脳血流速度を一定に保つ機能である（実線グラフ）。しかし、生後1週以内の極低出生体重児では $PaCO_2$ が45mmHgを超えるとこの自動調節能が障害され、本来自動調節能が働くべき血圧範囲においても圧受動性に脳血流速度が変動する（点線グラフ）ことが示唆されている。

て脳血流を一定に保つ「自動調節能」が失われる（**図**、点線グラフ）というデータがあり[3]、実際に生後早期からの permissive hypercapnia strategy は、有意に重症脳室内出血の頻度を増加させたことが報告されている[4]。したがって、生後早期の脳室内出血のハイリスク期（約72時間以内）には、$PaCO_2$ が45mmHgを超えないように管理すべきであろう。

一方、ターゲット $PaCO_2$ を段階的に増加させ、生後1週時点で65～75mmHgに設定した群と50～60mmHgに設定した群とを比較した研究では、死亡率、慢性肺疾患の発症率、そして脳室内出血などの合併症発症率のいずれも両群間で有意差を認めなかった[5]。この研究結果から考えると、permissive hypercapnia strategy の肺保護効果はある程度で頭打ちになるようである。それならば $PaCO_2$ の目標値を極端な高値にする必要はなく、60mmHg程度までに留めておけばよいと考えられる。しかしこの結果を違う角度から考えると、段階的であればより高いレベルの $PaCO_2$ を許容しても、脳室内出血などの有害事象は増加しないとも解釈できる。

現時点では、生後早期（約72時間以内）は $PaCO_2$ を35～45mmHgで管理し、その後は段階的に管理目標を45～60mmHgへ移行していく、という戦略が望ましいと考える。

許容的高二酸化炭素血症　　動脈血二酸化炭素分圧（$PaCO_2$）

引用・参考文献

1）Shankaran S, et al; National Institute of Child Health and Human Development Neonatal Research Network. Cumulative index of exposure to hypocarbia and hyperoxia as risk factors for periventricular leukomalacia in low birth weight infants. Pediatrics. 118(4), 2006, 1654-9.
2）Carlo WA. Permissive hypercapnia and permissive hypoxemia in neonates. J Perinatol. 27, 2007, S64-S70.
3）Kaiser JR. et al. The effects of hypercapnia on cerebral autoregulation in ventilated very low birth weight infants. Pediatr Res. 58(5), 2005, 931-5.
4）Kaiser JR, et al. Hypercapnia during the first 3 days of life is associated with severe intraventricular hemorrhage in very low birth weight infants. J Perinatol. 26(5), 2006, 279-85.
5）Thome UH, et al; PHELBI Study Group. Permissive hypercapnia in extremely low birthweight infants (PHELBI): a randomised controlled multicentre trial. Lancet Respir Med. 3(7), 2015, 534-43.

（三浦雄一郎、渡邉達也、埴田卓志）

Q23 F_IO_2 は何を目安に決定したらよいですか？

ターゲットSpO_2の設定

1 ターゲットSpO_2

　呼吸管理を必要とする新生児のうち最も大きな割合を占めるのは早産児である。早産児の呼吸管理では、過剰な酸素投与が 未熟児網膜症→Q 31 や 慢性肺疾患→Q 31, 53, 63, 77, 83, 85, 86, 93, 94, 96, 125, 126 の発症率を上昇させる一方で、少なすぎる酸素投与は死亡率や壊死性腸炎の発症率、および中枢神経障害の発症率を高くする可能性がある[1, 2]。そのため、児の未熟性が強いほど、より厳密な酸素管理が求められる。酸素化の指標としては、低侵襲で持続的なモニタリングができる SpO_2 が用いられることが多い。→Q 12, 14, 30, 31　ターゲットSpO_2の範囲（ターゲット・レンジ）の設定には、酸素解離曲線の特性、SpO_2の平均時間、アラームの設定値などに注意を払う必要がある。

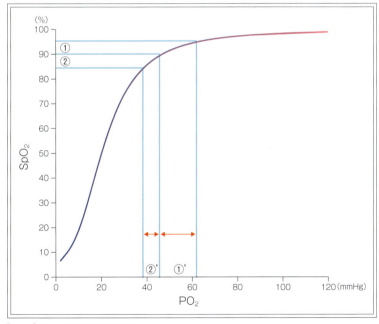

図1 ▎新生児の酸素解離曲線

▼ キーワード

吸入酸素濃度（F_IO_2）　　　ターゲットSpO_2　　　慢性肺疾患（CLD）

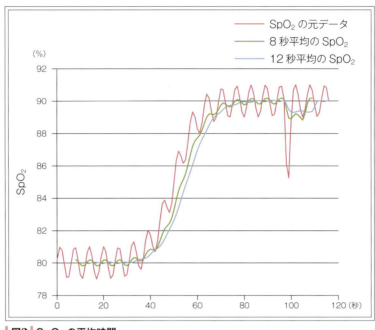

図2 SpO_2 の平均時間

2 ターゲット・レンジ

　新生児の血液は成人に比べてヘモグロビンF（胎児ヘモグロビン）の割合が高く、2,3-DPGの濃度が低いため<mark>酸素解離曲線</mark>が左にシフトしている（**図1**）。→● 11, 14 ターゲット・レンジを90〜95mmHg（**図1-①**）に設定した場合のPaO_2の幅（**図1-①'**）に比べて85〜90mmHg（**図1-②**）に設定した場合に許容されるPaO_2の幅（**図1-②'**）は狭くなるため、結果としてターゲット・レンジを逸脱した低いSpO_2に曝露される頻度が高くなる。すなわち、異なるターゲット・レンジ間の比較試験において、低いターゲット・レンジの群で死亡率が高かった原因として、ターゲット・レンジ自体が低いことよりも、低い側に逸脱する頻度が高いことが影響していた可能性がある。

3 SpO_2 の平均時間

　いずれの<mark>パルスオキシメータ</mark>も、計算したSpO_2をそのまま表示しているのではなく、SpO_2の一定時間における移動平均を表示している。→● 7, 12, 14 **図2**に平均時間によるSpO_2の変動の違いを示す。短い平均時間では短時間のSpO_2変化の影響を受けやすい。一方、平均時間が長くなるとSpO_2の変動が緩衝される一方で、SpO_2の変化に追随するのが遅くなる。

4 SpO_2 のアラーム設定

ターゲット・レンジの下限が90％である場合、SpO_2 が90％まで下降しないうちに対応しようとしてアラームの下限を90％より高く設定すると頻回にアラームが鳴る。一方、アラームの下限を85％や80％に設定すると、SpO_2 がターゲット・レンジの下限を下回る頻度が高くなる。

> **匠限定**
>
> **auto F_IO_2**
>
> 換気量保証（VG）は一回換気量（Vt）が目標の値に収束するように最大吸気圧（PIP）を自動制御する。同様に SpO_2 がターゲット・レンジに収束するように吸入酸素濃度（F_IO_2）を closed loop 制御する機能を一般に auto F_IO_2 と呼ぶ。AVEA®（CareFusoin）は新生児用人工呼吸器で最初に auto F_IO_2 を搭載した。AVEA® の auto F_IO_2 は $CLiO_2$ と呼ばれ、過剰に高い SpO_2 を抑制する方向に作用する[3]。SpO_2 がターゲット・レンジの中にある場合、SpO_2 がターゲット・レンジの中央値より下であれば F_IO_2 を変更せず、中央値より上側であれば F_IO_2 を低下する。SpO_2 がターゲット・レンジを逸脱した場合には、速やかにターゲット・レンジを回復するように F_IO_2 を制御する**（図3）**。手動制御の SpO_2 の分布はターゲット・レンジの高い側にピークを持つことが多いが、$CLiO_2$ を使用すると、SpO_2 の分布は、幅が狭くなるだけでなくピークが中央に近づくことになる**（図4）**。

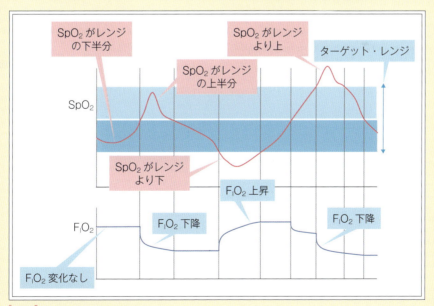

図3 $CLiO_2$ による auto F_IO_2

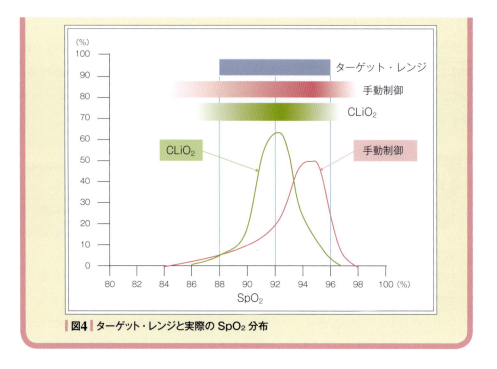

図4 ターゲット・レンジと実際の SpO_2 分布

引用・参考文献

1) BOOST-II Australia and United Kingdom Collaborative Groups. Outcomes of two trials of oxygen-saturation targets in preterm infants. N Engl J Med. 374(8), 2016, 749-60.
2) Sola A, Golombek SG, et al. Safe oxygen saturation targeting and monitoring in preterm infants : can we avoid hypoxia and hyperoxia? Acta Paediatr. 103(10), 2014, 1009-18.
3) Wilinska M, Bachman T, et al. Automated F_iO_2-SpO_2 control system in neonates requiring respiratory support : a comparison of a standard to a narrow SpO_2 control range. BMC Pediatr. 14, 2014, 130.

(長　和俊)

Q24 吸気時間はどのように決定したらよいですか？

吸気時間の決定

　人工呼吸器は基本的に吸気のサポートのみを行い、呼気は自発呼吸の場合と同じように肺胸郭の弾性そのものによって受動的に行われる。→ Q 44, 63　吸気が開始してから呼気に切り替わるまでの時間を吸気時間（Ti）→ Q 46 と呼び、1回の呼吸サイクルから吸気時間をひいた残りの時間を呼気時間（Te）、吸気時間と呼気時間の比率をI/E比→ Q 25 という。すなわち呼吸回数（RR）とTiが決まればI：E比は自動的に決定される。→ Q 45, 69

　新生児における人工呼吸管理の初期設定は、Ti 0.3〜0.6秒、I：E比1：1〜1：2（1.0以下）である。一般的にはTiを長くし、I：E比を大きくすれば平均気道内圧（MAP）が上昇し酸素化が改善する。→ Q 46, 58, 69　したがって、呼吸窮迫症候群や肺炎など肺コンプライアンス（膨らみやすさ）の低下した疾患では、Tiを長めに設定してしっかりと換気を行い、胎便吸引症候群などの閉塞性疾患ではTeを長めに設定する。→ Q 18, 20, 118

　留意しておかないといけないのは、Tiが短すぎると設定した最大気道内圧に到達しないリスクがあること、その一方でTiが長すぎると容量損傷のリスクを増やし、静脈還流量の減少を引き起こすことである。→ Q 22, 64, 125　特に新生児の人工換気ではTiを短くすることが推奨され、0.5秒を超える長いTiは空気漏出症候群（エアリーク）のリスクを有意に上昇させる一方で、0.33〜0.5秒の短いTiは退院前死亡、脳性麻痺、視力障害の減少につながるとされている[1]。

　実際には、その時々において人工呼吸器のグラフィックモニタ上で圧曲線ならびに流量曲線をよく注意して観察し、呼吸器設定が患児の状態に適切であることを確認すべきである。→ Q 18〜20, 115　Tiが短すぎると十分な換気が得られず換気回数の増加につながるが、逆にTiが長すぎる場合は、呼吸器による強制換気の途中で患児の呼気努力が始まってしまい、呼吸器との同調不良につながる。圧曲線・流量曲線の吸気相の最後に児の呼気努力による短いスパイク波が見られる場合は、Tiを短くしてみるべきである。

キーワード

| 吸気時間（Ti） | I/E比 | 圧支持換気（PSV） |

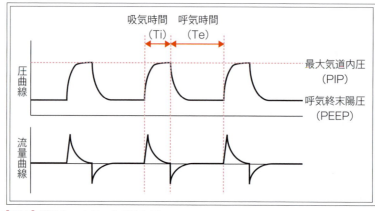

図1 グラフィックモニタで見るTi

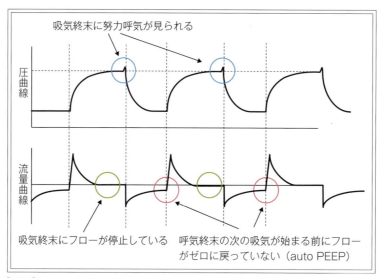

図2 Tiが長すぎる、あるいはI/E比が大きすぎる場合に起こり得る異常

　Tiの決定のために、しばらくの間、圧支持換気（PSV）モードにして患児の呼吸様式を観察するのはたいへん有効であろう。→ 48, 49　PSVモードでは吸気および呼気の開始のタイミング、Ti、RR、分時換気量などのパラメータはすべて患児自身によって決定され、オペレーターが設定できるのはPSV圧とトリガーレベルのみであるため、肺の状態にあった換気設定を選択することが可能となる。

PSV による吸気時間決定

吸気時間（Ti）は 0.3 ～ 0.6 秒の間で、肺コンプライアンスと気道抵抗を考慮しながら決定するが、しばらくのあいだ PSV モードにしてみると、より最適な条件を見つけやすい。

PSV では、患者の吸気努力がトリガーされて送気が始まり、設定した圧まで加圧したのち、吸気流量の低下（通常 25％）を認識して気道加圧の中止と呼気弁の開放が行われる。すなわち吸気時間は完全に患者自身によって決定される。したがって、呼吸器条件を決定する前にまず PSV モードとし、グラフィックモニタ上で患者の自発呼吸の開始ポイントと圧サポートの終了ポイントを測定すれば、吸気時間の目安となろう。その上で強制換気モードに切り替えて改めてモニタを観察し、本項で述べたように微調整を行えば、患者に合った最適な吸気時間設定が行えるだろう。

引用・参考文献

1）Kamlin C, Davis PG. Long versus short inspiratory times in neonates receiving mechanical ventilation. Cochrane Database Syst Rev. (4), 2004, CD004503.

（北畠康司）

Q25 換気回数はどのように決定したらよいですか？

換気回数の決定

　換気回数とは、人工呼吸器によって強制換気される1分当たりの呼吸数（RR）を指し、通常20～60回／分（呼吸窮迫症候群〔RDS〕の初期は40回／分、慢性肺疾患では20～30回／分）で設定する。

　まず肺コンプライアンス→Q 18, 20, 118（肺の膨らみやすさ）に合わせて吸気圧を設定すれば一回換気量→Q 18, 27, 45, 50（Vt：6～8mL/kg、1,500g未満では4～6mL/kgを目指す）が決まる。分時換気量（MV）とRRの間には「MV＝Vt×RR」という式が成り立っており、血中二酸化炭素分圧は分時換気量によって制御される。→Q 18, 45, 51 新生児の場合、$PaCO_2$は40mmHg以上（特に低出生体重児の場合は50～60mmHgでよい）を目標とし、そのために分時換気量は0.2～0.3L/kg/分を目指す。したがって、一回換気量が4～6mL/kg程度であれば、呼吸回数は40回／分程度となる。ただし患者の自発呼吸の有無や肺コンプライアンスの変化によって大きく影響を受けるため、血液ガス所見などを注意深く見ながら設定条件を決定しないといけない。例えば、人工肺サーファクタントを投与したRDSの児は、肺コンプライアンスの改善とともに急速に一回換気量が増加するため、吸気圧設定と換気回数を迅速に下げる必要がある。

　一方、一回換気量が少ないからといって、分時換気量を稼ぐために換気回数をどんどん上げればよい、というわけでもない。換気回数が多すぎる、吸気時間（Ti）→Q 24, 46が長すぎる、といった場合は吸気・呼気時間比（I/E比）→Q 24が大きくなりすぎ、空気を十分に吐き出す前に次の吸気が始まってしまい、内因性PEEP（auto PEEP）によるエアトラッピングと肺の過膨張を引き起こす可能性がある。したがって、I/E比1：1～1：2（1.0以下）を保つ必要がある。

　人工呼吸器の換気モードによって換気回数設定と呼吸サポートの関係は変わってくる。間欠的強制換気（IMV）モードでは、自発呼吸の有無・タイミングにかかわらず、設定した換気回数の数だけ一定間隔で強制換気が行われる。→Q 35, 43 同調式間欠的強制換気（SIMV）モードではこの強制換気が自発呼吸をトリガーして行われ

↓キーワード
換気回数（RR）　　一回換気量（Vt）　　分時換気量（MV）

表 換気モードごとの吸気時間・換気回数の設定と自発呼吸への同調

換気モード	吸気時間	強制換気の回数	自発呼吸への同調
IMV	設定値	設定した換気回数	なし
SIMV	設定値	設定した換気回数	あり
A/C	設定値	自発呼吸＜設定した換気回数…設定した換気回数 自発呼吸≧設定した換気回数…自発呼吸の回数	あり
PSV	変動	自発呼吸の回数	あり

る。→ ◯ 43, 44, 47　換気回数の設定よりも多い自発呼吸は人工呼吸器による呼吸サポートは行われず、逆に自発呼吸の回数が少ない場合は、強制的に換気がなされる。

　補助調節換気（A/C）モードでは、自発呼吸が少ない場合には設定した換気回数を保って強制換気が行われSIMVとほぼ同じ働きをするが、設定換気回数以上の自発呼吸がある場合は、設定値にかかわらずすべての自発呼吸がトリガーされて呼吸サポートが行われる。

　一方で、圧支持（PS）では換気回数の設定が存在しない。→ ◯ 24, 48, 49　自発呼吸はすべてトリガーされて呼吸サポートが行われるが、患者に自発呼吸がない場合には強制的な換気が行われない。

（北畠康司）

Q26 定常流と rise time のどちらを使用したらよいですか？

定常流方式とデマンドフロー方式

　患者の吸気に合わせて人工呼吸器からガスを供給する方式として、定常流（コンスタントフロー）方式とデマンドフロー方式の2つがある。定常流方式は、呼気時にも回路内に絶えず一定流量のガスが流れ、呼気弁を閉じることで患者の吸気に応じる方式である。一回換気量が多く吸気流量が多い場合には、定常流では流量が不足し、回路内圧が陰圧となる。一方デマンドフロー方式は、呼気時にはバルブが閉まりガスが流れず、患者の吸気努力を感知するとデマンドバルブを開いてガスを供給する方式である。バルブを開くための吸気努力を要する、自発呼吸をトリガーしてから実際にガスが供給されるまでのタイムラグが生じる、などにより、呼吸仕事量が増大するという問題がある。

　過去には定常流方式とデマンドフロー方式の優劣について議論があったが、現在の一流の人工呼吸器はいずれも高度な制御系で処理することにより、2つの機能を組み合わせた換気方式を採用している。そのため、吸気時にどのような回路内フローを流して強制換気を行うのかという新たな問題が生じてきた。

rise time の設定

　従圧式（PC）モードや圧支持（PS）→ 24, 48, 49 モードを選択した場合に、吸気開始後どのくらいの速さ（時間）で呼気終末陽圧（PEEP）→ 33, 45, 46, 69 から設定吸気圧に到達させるのかについて設定するのが rise time（立ち上がり時間）である。吸気の初速のスピードに合うように設定し、これによって人工呼吸器は吸気開始とともに回路内のフロー流量を増やし、設定された時間内に設定吸気圧に到達するよう調節する。rise time が短いと圧曲線の傾きが急で、長いと緩やかになるため、一般的にはたくさん呼吸している患者には素早く送り、ゆっくりと呼吸している患者には rise time を長くとってゆっくりと送ることとなる。この rise time は吸気時間（Ti）の中に含まれており、吸気時間（Ti）から rise time を引いた時間が設定吸気圧での換気時間となる。→ 24, 46

キーワード

定常流　　コンスタントフロー　　デマンドフロー

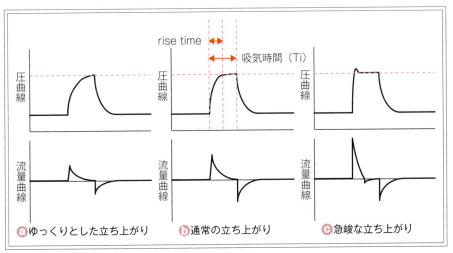

図 立ち上がりの設定

　注意しないといけないのは、rise time の設定には、立ち上がりにかける時間そのものを設定する場合（0.2秒など）と、％を設定する場合（50％など）などがあり、人工呼吸器の機種によって異なることである。例えば最大吸気流量に到達するまでの「時間」を設定する場合には、立ち上がり時間を長くするとゆっくりと送り、ゼロに近づけると素早く送ることになる。一方で「立ち上がり流量％」を設定する場合には、％を高く設定すると立ち上がりが早くなり、低くするとゆっくりと送ることになる。つまり設定数値の増減と rise time の作用の方向性が逆となる。

　Puritan Bennett™ 840 では後者の立ち上がり流量％（P値：1％～100％）による設定が行われ、％を大きく設定すると立ち上がりが早くなるが、オーバーシュートやアンダーシュートが生じやすくなり、圧の振動が発生する。多くの場合、初期値である50％と設定することで患者の初速のスピードに追従できるが、適切な rise time の設定は患者の気道抵抗や<mark>コンプライアンス</mark>→ 18, 20, 118、吸気努力などによって異なるため、<mark>グラフィックモニタ</mark>→ 18～20, 115 を観察して調節する必要がある。

　ちなみに同機種での呼気感度（Esens％：1～80％）は、逆に呼気に切り替わるタイミングを調整する設定であり、患者の吸気フローがピークフロー×Esens％まで低下すると設定圧の供給が終了し、呼気に切り替わる。呼気へ早く移行させる場合には、Esens％を高く設定し、移行を遅らせる場合には低く設定する。

rise time　　　圧波形　　　低酸素療法

窒素による低酸素療法

　呼吸障害なら酸素濃度を上げようと考えるのが一般的であろうが、逆に酸素投与が禁忌となる場合がある。肺血流量増加型の先天性心疾患においては、酸素投与は肺血管抵抗を減少させ肺血流の増加とうっ血性心不全をもたらす。また体／肺循環が動脈管に依存している動脈管依存性心疾患においては、酸素投与は動脈管の収縮につながるため禁忌である。したがってこれらの病態においては、通常は空気を用いて管理を行う。さらに左心低形成症候群のように肺血流量の増加がより重篤な病態を生じる可能性がある場合は、空気に窒素ガスを混合することによって吸入酸素濃度を低下させ、肺血管抵抗を増大させる「低酸素ガス吸入療法」を行う場合がある。

　具体的には、ブレンダーなどを用いて空気と窒素ガスを混合させ（例：空気10L/分に対し窒素ガス0.5～1L/分）、吸気酸素濃度を15～19％まで低下させた低酸素ガスを、気管チューブあるいは経鼻カニューラを用いて投与する。このとき吸入酸素濃度の過度の低下が起こらないよう厳密なモニタリングが必要である。また中央配管の圧縮空気の酸素濃度は、施設によっては22％程度となっている場合があるため、ブレンダーの目盛りをむやみに信じるのではなく、酸素濃度計による実測値の確認が必要である。

（北畠康司）

Q27 一回換気量はどのように測定しているのですか？

フローセンサの種類と特徴

　人工換気中に一回換気量（Vt）→ Q 18, 25, 45, 50 を測定する場合は、フローセンサ → Q 28, 118 を備えた呼吸機能測定もできる人工呼吸器、またはフローセンサを利用した呼吸機能測定装置などが必要である。これにより患児の呼吸ごとの換気量を測定することができる（図1）。人工呼吸器のフローセンサには、口元フローセンサと、人工呼吸器の吸気回路内および／もしくは呼気回路内にあるフローセンサとがある。ただし超低出生体重児などの微量の換気量を測定するには、口元フローセンサの方がよいとされている。これは、呼吸器回路のチューブの空気容量が圧変化により変化し、回路内フローセンサでは正確に測定することが困難であるためである。

　フローセンサより患児側に流れる気量を吸気量とし、フローセンサから人工呼吸器側に流れる気量を呼気量として測定する。フローセンサより患児側の回路などにリークがなければ、吸気量と呼気量は同じ値となる。

　フローセンサには、熱線式、差圧式などがあり、熱線式の方がトリガー感度 → Q 44, 130 は高く、また高頻度振動換気（HFOV）→ Q 52〜60, 72, 121, 130 などの高頻

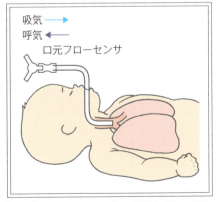

図1 口元フローセンサの位置と吸気・呼気の関係

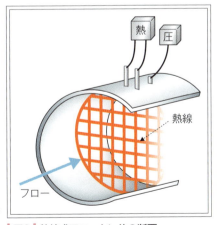

図2 熱線式フローセンサの断面
熱線の温度下降の程度によりフロー量を計算する。圧センサにより気道内の圧を測定する。

▼ キーワード

　一回換気量（Vt）　　　フローセンサ　　　圧センサ

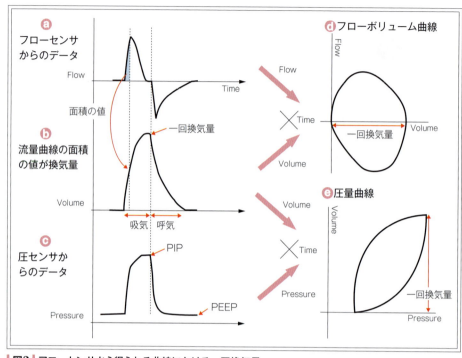

図3 フローセンサから得られる曲線における一回換気量

度換気にも追随性が良いなどの利点がある。**図2**に熱線式のフローセンサの断面図を示す。気流があると熱線は冷やされる。この冷やされ程度を計算してセンサ部に流れる気流を測定する。また圧センサで同時に気道内の圧を測定する。得られたフローセンサのデータは、数値が呼吸器に表示されるものもあり、<mark>グラフィックモニタ</mark>があれば、画面にそのデータが示される。→ Q 18〜20, 69, 115　換気量はいろいろなグラフに表示される。換気量は流量と時間のグラフからその面積を求めることで得ることができる。**図3**にフローセンサから得られたデータがどのような処理をされることでそのグラフが得られるかを説明する。ⓐの1回呼吸ごとの正の部分を積分することで一回換気量が得られる。ⓓⓔでは、時間のパラメータは消されている。ただし、グラフィックモニタではグラフの表示スピードで時間のパラメータを利用している。

（佐橋　剛）

Q28 気管チューブからのリークは定量できますか?

リーク率上昇の原因

フローセンサには、口元フローセンサと人工呼吸回路内フローセンサとがある。→ Q 27, 118　ここでは、新生児の人工呼吸管理でよく使われる口元フローセンサを使って説明する。

フローセンサからの換気ガスの流れは、フローセンサ→気管チューブ→患児の気道、肺→気管チューブ→フローセンサである。当然、回路が気密性を保って組み立てられていると考えれば、フローセンサと気管チューブ間では空気の漏出はない。生じるのは主に、気管チューブと患児の気道である。リークが起こる場所とタイミングは、吸気時の気管チューブから患者の気道の場合と、呼気時の患児の気道から気管チューブの場合とである（図1）。→ Q 16, 19, 20, 118

リーク率が上昇する因子は、以下の通りである。→ Q 18

①気道と気管チューブとの隙間の広さ。気管チューブが細ければリークが増加する。

②呼気終末陽圧（PEEP）が高い。→ Q 33, 45, 46, 69　すでに PEEP 相でリークが起こっている。この場合、患者の吸気を感知することは不可能である。

③最大吸気圧（PIP）→ Q 45, 46, 69 が高いと気道内圧がより上昇するため、気道と

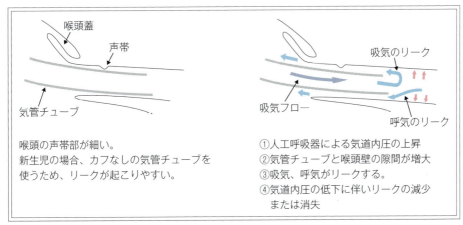

図1　呼気・吸気時に気道内で生じるリーク

キーワード

リーク　　リーク率　　リーク量

気管チューブの隙間が増大し、PIPと大気圧との差も広がるためリーク量が増加する。

④<mark>吸気時間</mark>が長い。→ⓞ 24, 46

⑤肺の<mark>コンプライアンス</mark>の低下（コンプライアンスが低いとPIPを上昇させなければ適切な換気ができない。結果的にPIPを上げなくてはいけないのでリーク量が増加する。→ⓞ 18, 20, 118

リーク量の定量方法

図2に示すように、リークがなければ吸気量と呼気量は同量になる。ところがリークがあると呼気量が減少する。この差をリーク量として計算する。リーク率は吸気量でリーク量を除算することで得られる。

リーク率が上昇しているときは、有効な換気が実施できていない場合がある。特に呼吸不全が続いてリーク率が高いなら、まず気管チューブのサイズを上げることが大切である。リーク量、リーク率は一定ではなく、患児の体位、気管チューブの位置、首の位置などで激しく変化する。

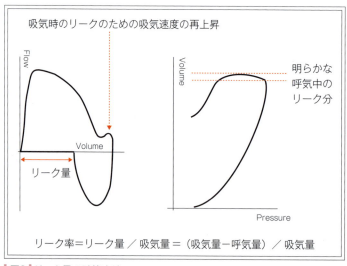

図2　リーク量の計算方法
pressureが高いところでリークが起こっている。呼気中にもリークは起こっている。リーク量は吸気時と呼気時の加算である。

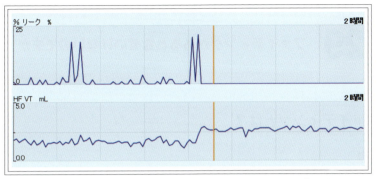

図3 トレンドの例：ポジショニングによるリークの減少とHFOV管理中のVtの変化

換気量保証（VG）を使用していないHFOV中である。大きなスパイク状は、吸引によるもので、リークではない。トレンド後半部の体位変換ならびに吸引後に、リークがゼロになり、Vtも改善している（実際には、リークがあってもHFOV中はあまりVtの変化は来さない。これは体位変換によるチューブ位置の変化とVtの改善が同時に生じた結果である）。

リークのトレンド

Babylog VN500では**トレンド**が表示できる。→ **21, 115** リークをトレンドで見ることで、細やかな呼吸管理が実施できる。リークは、体位変換による微妙なチューブ位置によって変化する。体位変換によるリーク量の変化、換気量の変化を見ながら、適切なチューブ位置を工夫することができる **(図3)**。

（佐橋　剛）

Q29 ファイティングがあるとなぜいけないのですか？

ファイティングとは？

1 定 義

ファイティング→Q 43, 97, 117 とは、狭義には自発呼吸→Q 44, 63 の呼気と人工呼吸器の吸気とがぶつかる現象を指す。気道内圧は設定値よりも上昇するにもかかわらず、有効な換気量が得られない。→Q 64

広義には人工呼吸器の換気と自発呼吸とが同調していない状態である。人工換気が陽圧となり、吸気を送るときに自発呼吸では呼気努力を行っている。または、人工換気が最大吸気圧（PIP）→Q 45 から呼気終末陽圧（PEEP）→Q 33, 45, 46 まで下降しているときに、自発呼吸ではまだ吸気相を維持している。

2 発生機序

機械的な人工呼吸器の換気が、患児の呼吸に同調できないためにファイティングが起こる。

3 臨床的意義

ファイティングの状態では自発呼吸も阻害され、有効な換気が得られない。患児は阻害された換気を補うために余計に自発呼吸を増加させ、呼吸仕事量も増加する。また、ファイティングにより急激な気道内圧、胸腔内圧の上昇が起こる。→Q 58, 122 これにより人工換気による肺損傷、気道損傷が助長される。→Q 65 胸腔内圧が過

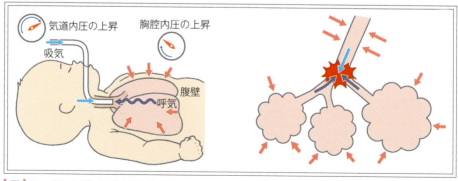

図 ファイティング：気道内圧と胸腔内圧の上昇

↓キーワード

ファイティング　　気道損傷　　胸腔内圧

表 ファイティングをなくし、人工呼吸器に同調させる利点

- 患者が安静になる。
- 鎮静薬の使用量が減る。
- ガス交換の効率が良くなる。
- 急激な気道内圧の上昇がなくなる。
- 呼吸仕事量が減る。
- 圧／容量による肺傷害のリスクが減少する。
- 脳室内出血のリスクが減少する。
- 効率よく呼吸筋の練習ができる。
- より迅速な人工呼吸器からの離脱を促す。

度に上昇すれば体循環、脳循環に悪影響を及ぼし、脳出血、障害の危険性が増す。また急激な気道内圧の上昇により回路が外れたり、抜管する危険性もある。ファイティングが起こっているときは、患児に大きなストレスをかけているといえる。ファイティングをなくし、人工呼吸器に同調させる利点を**表**にまとめる。

4 対処法

吸気同調式人工換気（PTV）→ ◎ 43, 47〜50 または高頻度振動換気（HFOV）→ ◎ 52〜60, 72, 121 を選択する。過換気（二酸化炭素を飛ばす）の状態にすることで呼吸中枢を抑制する。患児には鎮静薬→ ◎ 97, 98、筋弛緩薬などを投与し、呼吸中枢を抑制または呼吸筋の動きを止める。

（佐橋　剛）

Q30 酸素投与が必要なことをどのように判断したらよいですか？

酸素投与の判断基準

1 蘇生時

　酸素投与の必要性は低酸素血症による障害を予防することにある。新生児蘇生法では、アルゴリズムに従って蘇生を進めて、酸素投与は正期産児、早産児にかかわらず目標 SpO$_2$ 値を、生後1分60％以上、生後3分70％以上、生後5分80％以上、生後10分90％以上とし、上限は95％を目安とする[1]。→ Q 12, 14, 31　効果的な人工呼吸にもかかわらず状態が改善しない場合には30％程度の酸素濃度で投与を開始するが、35週未満の早産児に関しては過剰な酸素曝露を回避するため、人工呼吸の際には21～30％の低濃度酸素投与からの開始が推奨されている。

2 出生後の経過（STS 中など）

　出生後、状態が安定した際の早期母子接触（skin-to-skin contact；STS）中などでは、SpO$_2$ は95～100％で経過していく。当院産科病棟では、日齢1および日齢4の診察の際にチアノーゼ性心疾患をスクリーニングする目的で下肢の SpO$_2$ を測定しているが、健常児は95～100％で経過している。このとき、95％未満の際には原因を検索し、90％未満を呈すれば入院とし、動脈管依存性の心疾患が除外されれば酸素投与を開始してモニタ監視下で検査治療を進めている。酸素投与の管理基準については、早産児の未熟児網膜症 → Q 23, 31 発症および低酸素による障害発生を予防するため、1992年に American Academy of Pediatrics（AAP）が酸素投与時の PaO$_2$ → Q 11, 13, 31 を50～80mmHg に維持するように勧告しており、これが参考になるであろう。健常新生児の PaO$_2$ は、臍帯動脈血では 27.4 ± 5.7mmHg、生後1時間では 63.3 ± 11.3mmHg（健康成人 80～100mmHg）へと変化している[2]。

3 NICU 入院中

　現在 NICU では、SpO$_2$ での管理が主体であると思われるが、この点に関してはヘモグロビン酸素解離曲線を頭に入れて考える必要がある。→ Q 11, 14, 23　在胎期間29週未満の児の管理において SpO$_2$ 85～95％が PaO$_2$ でどの程度に相当するかという報告では、SpO$_2$ で85％が PaO$_2$ で 29～51mmHg、95％が 41～67mmHg であったとあ

キーワード
経皮動脈血酸素飽和度（SpO$_2$）　　動脈血酸素分圧（PaO$_2$）　　チアノーゼ

るので[3]、この範囲（SpO_2 85～95％）では高酸素血症は予防できる範囲と考えられるが、推奨されている酸素分圧より低くなる可能性がある。以上からも、単純に「SpO_2の値が〇％で酸素を開始する」と基準を決定することは極めて困難である。SpO_2に加えて、tcPO$_2$のモニタリングを行うとともに適宜PaO_2を測定し、さらに組織の低酸素血症による嫌気性解糖の亢進で血中乳酸値の上昇や代謝性アシドーシスを来さぬように酸素投与を開始し、投与量を調節する必要がある。→ 13, 14, 31

4 無呼吸発作に対する酸素投与

周期性呼吸→ 1 は成熟児にも認められるが、SpO_2の低下および徐脈を伴う無呼吸発作→ 1, 70, 83, 87～89 は早産児や敗血症などの合併症に伴う症状としてNICUでよく経験する。酸素投与療法では、呼吸中枢に対する抑制因子の一つである低酸素血症を回避することで呼吸を賦活化する効果が期待される。持続する呼吸休止でSpO_2が低下し、また徐脈を伴うような無呼吸発作の治療には酸素投与を考慮する。未熟児無呼吸発作に対する酸素投与療法において、SpO_2のベースラインの中央値を95％で管理すると92％での管理に比べて有意に徐脈は減少し、またSpO_2の低下も9％に対して5％であったと報告されている[4]。無呼吸に対する酸素投与も過剰にならぬように注意する必要がある。

引用・参考文献

1）細野茂春監修. 日本版救急蘇生ガイドライン2015に基づくNCPR新生児蘇生法テキスト. 第3版. 東京, メディカルビュー社, 2016, 55-61.
2）仁志田博司. "呼吸系の整理と臨床". 新生児学入門. 第3版. 東京, 医学書院, 2004, 221-70.
3）Quine D, et al. Arterial oxygen tension (Pao2) values in infants <29 weeks of gestation at currently targeted saturations. Arch Dis Child Fetal Neonatal Ed. 94(1), 2009, F51-3.
4）Upton CJ, et al. Apnoea, bradycardia, and oxygen saturation in preterm infants. Arch Dis Child. 66(4 Spec No), 1991, 381-5.

（白井　勝）

Q31 酸素投与量と中止時期はどのように決めたらよいですか？

酸素投与量の目安

酸素投与量の目安は、SpO_2 → ◎ 12, 14, 30、$tcPO_2$ → ◎ 13, 14、動脈血液ガス分析（PaO_2 → ◎ 11, 13）、代謝性アシドーシスの有無および高乳酸血症の有無などで管理して、低酸素血症による脳障害などの合併症の予防と高酸素血症による慢性肺疾患（CLD）→ ◎ 23, 53, 63, 77, 83, 85, 86, 93, 94, 96, 125, 126 および未熟児網膜症（ROP）→ ◎ 23 の発症および進行を予防しなければならない。60％以上の酸素濃度での治療は酸素毒性が強く肺の障害などを引き起こすので、速やかに人工呼吸療法などの次の治療を進めるべきである。

では、酸素投与量はどのように調節したらよいのか。酸素投与中の SpO_2 を 85～93％に保てば高酸素血症および低酸素血症を予防できるとの報告や[1]、SpO_2 が 91％以下であれば PaO_2 が 80mmHg を超えることがないとの報告がある[2]。在胎期間 28 週未満出生の対象で異なる SpO_2 値の 2 群間で ROP や CLD および神経学的予後に関して比較した報告がある。91～94％ vs. 95～98％では高 SpO_2 群で CLD の重症化が確認されたが、神経学的予後、ROP の重症化（眼科的治療を要する ROP）に差はなかった[3]。ある程度進行した ROP の管理で、SpO_2 89～94％ vs. 96～99％では ROP の重症化に有意な差はなかったが、高 SpO_2 群で CLD の悪化した例が多く認められた[4]。これらの高 SpO_2 群と低 SpO_2 群との比較では少なくとも SpO_2 を 95％より高く維持することでのメリットはないようである。一方、SpO_2 85～89％ vs. 91～95％の比較検討では、low SpO_2 群に 2 歳時での死亡および発達予後不良が有意に高かったと報告されている[5]。以上を参考に酸素投与量を決定するわけだが、Q30 で述べたように American Academy of Pediatrics（AAP）の推奨する至適 PaO_2 は 50～80mmHg であり、SpO_2 下限をおおよそ 90％前後として、SpO_2 92％以上の場合には PaO_2 が 80mmHg を超える可能性があることを念頭に置いて酸素投与を調節し、管理する必要がある。

気胸における 100％酸素投与の有効性は、血中の窒素分圧が低下することで胸膜腔内に貯留したエアとの間の窒素分圧に差が生じ、貯留したエア中の窒素の吸収が進むこと（nitrogen washout）によるが、高濃度の酸素の毒性を十分に把握した上でこの

↓キーワード

経皮動脈血酸素飽和度（SpO_2）　　経皮酸素分圧（$tcPO_2$）　　動脈血酸素分圧（PaO_2）

治療の選択を検討すべきである。→ Q 124　**新生児遷延性肺高血圧症**の際にも高濃度の酸素が投与される場合があるが、正期産児に対する高濃度酸素投与が網膜症（酸素誘導性網膜症［OIR］類似の所見）の発症に関連するという報告もあり[6]、この点からも早産児のみならずあらゆる週数の児に対して酸素の投与に関しては必要最低限で行う必要がある。→ Q 90

引用・参考文献

1）Castillo A, et al. Pulse oxygen saturation levels and arterial oxygen tension values in newborns receiving oxygen therapy in the neonatal intensive care unit: is 85% to 93% an acceptable range? Pediatrics. 121(5), 2008, 882-9.
2）茨聡. 酸素管理：低酸素飽和度維持による管理. 小児科診療. 70（4），2007，585-9.
3）Askie LM, et al. Oxygen-saturation targets and outcomes in extremely preterm infants. N Engl J Med. 349(10), 2003, 959-67.
4）The STOP-ROP Multicenter Study Group. Supplemental Therapeutic Oxygen for Prethreshold Retinopathy Of Prematurity (STOP-ROP), a randomized, controlled trial. I: primary outcomes. Pediatrics. 105(2), 2000, 295-310.
5）BOOST-II Australia and United Kingdom Collaborative Groups. Outcomes of Two Trials of Oxygen-Saturation Targets in Preterm Infants. N Engl J Med. 374(8), 2016, 749-60.
6）五十嵐健康ほか. 高濃度酸素投与を行った成熟児の眼底検査. 周産期医学. 36（4），2006，478-81.

（白井　勝）

これは何？

新生児呼吸器疾患画像クイズ ④
→ 回答は401ページへ

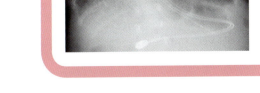

在胎期間26週2日、840gで出生。Blanc分類StageⅢの絨毛膜羊膜炎を認めた。胎児期、出生時に肺の気腫状病変は認めなかった。生後2週から両肺の気腫状変化が出現し、以後、気腫は左下肺で著明となった。日齢30の胸部エックス線写真を示す。左下肺に著明な気腫状陰影を認める。

©白井　勝

慢性肺疾患（CLD）　　未熟児網膜症（ROP）　　酸素投与量

Q32 酸素投与方法はどのように選択しますか？

酸素投与方法

1 酸素カニューラによる酸素投与方法

経鼻酸素カニューラの使用で重要な点は、安定した固定を行うことである。カニューラの固定が確実ならば一定の酸素濃度での管理が可能である。一般に酸素流量2L/分以下で使用し、30％未満の必要酸素濃度での管理が可能な慢性期の患児が対象となり、授乳や抱っこ、沐浴が可能である点が大きなメリットである。固定の状況や鼻閉の有無や程度で効果が異なることがデメリットである。

2 ヘッドボックスによる酸素投与方法

一般に保育器内で安定した管理ができない高濃度（30～40％以上）の酸素投与にはヘッドボックスでの管理が有用で、酸素濃度の変動を少なく管理できる。保育器内で高濃度酸素を投与するときに併用する場合もある。5L/分以上の流量で使用することが望ましく、低流量では児の排出する二酸化炭素（CO_2）による高二酸化炭素血症に注意する必要がある。加湿器を使用し、ブレンダーで適切な酸素濃度に保つように調節するほうが確実である。ヘッドボックス内が高温になることもあるので温度計で調節し、細かい体温測定を行う必要がある。

3 保育器内酸素投与

30～40％以下の酸素投与であれば保育器内酸素投与で十分に安定した管理が可能であろう。保育器自体に加湿機能があるので、投与酸素への加湿の必要はない。ときどき酸素投与に関して「保育器内○L/分投与で管理していました」との情報を伝えられることがあるが、基本的には患児への影響を考慮して酸素濃度計での器内酸素濃度の測定が必要である。高濃度の酸素投与では保育器の開閉によって濃度が不安定となるので児への状態に悪影響を与える可能性が考えられる。その点において、現在の保育器には酸素コントローラが内蔵されている。

（白井　勝）

キーワード
酸素カニューラ　　ヘッドボックス　　保育器内酸素投与

Q33 CPAPとDPAPはどう違うのですか？

CPAPの原理

経鼻式持続的気道内陽圧（nasal CPAP）→ Q 36, 37, 40〜42, 83, 85, 109 も呼気吸気変換方式経鼻式持続陽圧（nasal DPAP）→ Q 34, 35, 38, 39, 109〜111 も、ともに自発呼吸→ Q 44, 63 を利用して呼気終末陽圧呼吸を行うシステムであるが、両者の違いはその機構にある。肺胞は半径が小さいほど吸気時に大きな力を必要とするが、この肺胞の大きさと吸気圧の一連の関係は、風船を膨らませるときの、最初は大変でも、ある程度膨らむとスッと楽になる、あの感覚を思い出せば理解しやすい[1]。その原理を応用したのがCPAP（図1）[2]である。呼気終末圧が0cmH$_2$Oの場合（図1 下段）、未熟肺胞は虚脱し、次の吸気時に成熟肺胞は過膨張し、虚脱肺胞と過膨張肺胞とが混在する病態となってしまう。呼気終末陽圧（PEEP）をかけた場合（図1 上段）は、呼気終末に肺胞が虚脱しないため、次の吸気時に未熟肺胞、成熟肺胞が均等に拡張できる。→ Q 45, 46, 69 結果として、CPAPは新生児の呼吸管理において、非侵襲的に肺を拡張し、挿管による感染を予防するなど数々のメリットがある。

CPAPとDPAPの違い

図2[3]がnasal CPAPとnasal DPAPとの違いである。nasal CPAPは呼吸器回路内に定常流を流しておき、呼気側にあるPEEP弁（↑）を調節することで、吸気・呼気ともに定常流に陽圧がかかるようになっている。→ Q 26 そして患児は、自発呼吸により吸気時には定常流を、呼気時には定常流に向かって呼吸を行うことになる。一方nasal DPAPは、図2に示すジェット流を用いた特殊な機構である。吸気時にはジェット流として患児に向かうが、呼気時には気流の一部の流れが変わり、患児の呼気を補助する方向に流れる。呼気時に気流の流れる向きが変わるのは、接続部の折れ曲がった構造と流れる物体の性質に由来する（コアンダ効果）。このためnasal CPAPに比較し、圧力変動が少ない安定した気道内圧を供給し、呼吸仕事量が軽減するといわれている。表1[4]に両者の比較を示す。

キーワード
持続的気道内陽圧（CPAP） 呼気吸気変換方式持続陽圧（DPAP） コアンダ効果

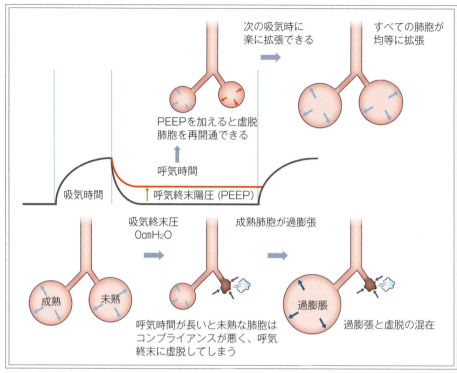

図1 CPAPの原理 (文献2より引用改変)

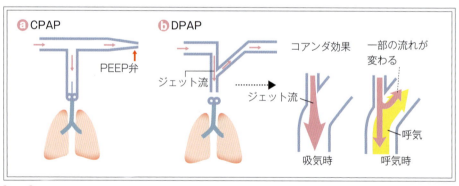

図2 CPAPとDPAPの違い (文献3より引用改変)

進化するnasal DPAP：next generationのLPジェネレーターシステム

　最近の話題として、"low pressure"の登場がある。これはインファントフローLPジェネレーターシステム（Infant Flow LP generator system）と呼ばれ、インファントフロー-SiPAPで使用されている、ジェネレーターをはじめとしたアクセサリー類を

表1 nasal CPAP と nasal DPAP の比較

	nasal CPAP	nasal DPAP
作動方法	従来の呼吸器に接続可	特殊（インファントフロードライブ）
nasalプロングの機構	簡単	特殊（CPAPジェネレーター）
固定のための工夫	必要	必要
気道内圧の変動	大	少
リークの影響	大	少
呼吸仕事量	大	少
鼻孔への圧迫	大	少
腹部膨満	+	+
慢性肺疾患の予防	?	?
脳性麻痺の予防	?	+

（文献4より引用）

一新したものである。→ 34〜36　従来の機能を継承しつつ、新たな技術により利便性のさらなる向上が期待される。

　従来型とは**図3**に挙げた項目で改善が見られる。さらに、①自動給水式チャンバーが使用可能（**図4**）、②LP固定時のインターフェースの拡大（コラム参照）が挙げられる。→ 81　従来型は、ジェネレーター内部でジェット流を発生させるために、回路内圧を気道内圧→ 29, 64 より非常に高くする必要があり、加温加湿器→ 66〜68, 120, 121 の自動給水式チャンバーを使用できなかった。使用するとチャンバーからウォーターバッグへ逆流が生じ、ウォーターバッグがパンパンに膨れ、チャンバー内に水が落下せず空焚きになる危険性があった。従来型の回路内圧が70〜80cmH$_2$O程度のためで、この圧力はチャンバーの水面とウォーターバッグの水面との差が80cm以上ないと給水されないことを意味している。LPジェネレーターシステムは、ジェネレーター内部の構造を全面的に見直し、nasal DPAPの流体特性を維持したまま、回路内圧を10数cmH$_2$O程度にまで低減した。これにより、自動給水式チャンバーを使用できるようになり、通常の点滴ポールでの自動給水が可能となった。LPジェネレーターシステムの回路は従来型に比べてチューブが太くガスの流速が遅く、また表面積が大きい。そのため外気の影響を受けやすく、また冷やされやすいことから結露の発生により管理に難渋する場合がある。→ 19, 66, 67, 120, 121

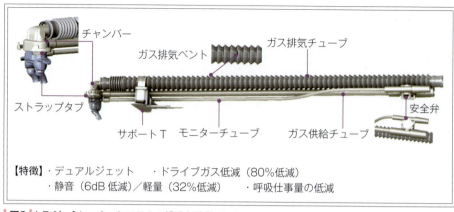

図3 LPジェネレーターシステムの構造と特徴 （提供：エア・ウォーター株式会社）

表2 LPジェネレーターシステムのポイント

① 自動給水式チャンバーが使用可能
② 回路内結露が多くなった場合
- 非加熱チューブを外す
- 温度プローブを器内に入れる
- 加温加湿器設定：侵襲モード【HC 0.0】
- 体温と結露、分泌物を確認する

※器内温度が下がり、結露がそれでも発生する場合
- マスクモード【HC 0.0】にする
- 体温と結露、分泌物を確認する
- 体温の低下などが起こる場合は侵襲モードに戻す

③ モニターチューブに結露が入った場合
- モニターチューブを一時的に外して、水滴を飛ばす

（文献5より引用改変）

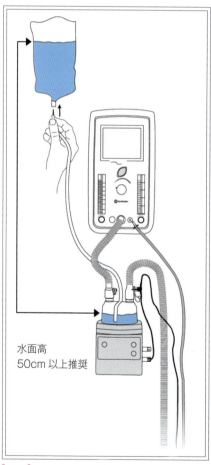

図4 チャンバーへの簡便な給水
（提供：エア・ウォーター株式会社）

表2[5]にLPジェネレーターシステムの管理のポイントをまとめた。

LPジェネレーターシステムにおけるインターフェースの拡大

　LPプロングならびにLP鼻マスクでは、サイズラインナップが各5種類に拡大された。解剖学に基づきデザインを改良し、かつ患者の鼻部を観察しやすい構造である。ベローズを新たに設けることにより、LPプロングは患者の動きにフレキシブルに追従し、効果的に鼻孔を密閉（シール）しつつ、鼻孔への圧力負荷は従来よりも均一になった**（図5）**。LP鼻マスクは強度を維持しつつ、皮膚に触れる部分は優しい肌触りである。なお、LPジェネレーター付属のサイズガイドを使用してサイズを選ぶことができる。

　LPヘッドギアならびにLPボンネットは、6種類のヘッドギアの追加により、頭部にフィットし、より確実な装着固定が可能となった**（図6）**。マジックテープによる頭部固定（サポートT）および簡単に着脱可能なストラップタブの採用によって、鼻腔にかかる負荷が低減できる。ボンネットについても、この機構を追加したことにより、固定方法が多様化し、患者頭部の状況などに応じ、使用の選択幅が大きく広がった。

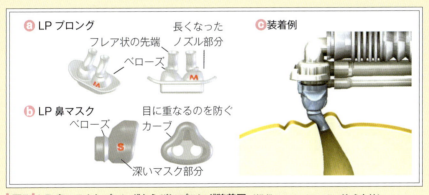

図5 LP鼻マスクとプロングならびにプロング装着図 （提供：エア・ウォーター株式会社）

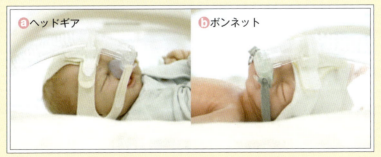

図6 LPヘッドギアとLPボンネット （提供：エア・ウォーター株式会社）

匠限定 酸素化の改善→「吸気時間の意味」するところは？

　酸素化改善のテクニックは、①肺胞内の酸素濃度を高めること、②肺胞におけるガス交換を可能にする肺胞面積を増加させることの2つである。前者は吸入酸素濃度（F_IO_2）を上昇させることで、後者は肺胞を進展させ、肺容量を増加させることである。②の具体的な方法は、最大吸気圧（PIP）および呼気終末陽圧（PEEP）を高くし、吸気時間（Ti）を長くすることである。

　Q46の**図**はPIPとPEEPが同じでもTiが長ければMAPが上昇し、結果として換気可能な肺胞面積が拡がり、酸素化が改善する例である。これから分かるように、PIP、PEEP、Tiなど単独のパラメータでは肺胞の伸展具合、すなわち肺容量の指標としては不十分であり、MAP＝{(PIP－PEEP)×Ti/60}＋PEEPからなるMAP、中でもTiが酸素化を考えるときに重要視される所以である。

　またSiPAPの場合、高圧相にリンクした吸気時間(Sigh：深呼吸)が長いほど肺胞が拡がり（肺容量の増加）、MAPの上昇が起こり、酸素化が改善する。つまり理論上、酸素化の改善は「吸気時間の確保」となる。

　しかしMAPの上昇（PIP、PEEP、Tiの上昇）はエアリークなど、肺の組織障害の危険が増し、さらに注意すべきは、PEEP（MAPも同様）が高くなると胸腔内圧が上昇し、静脈還流を阻害し、心拍出量を低下させてしまうことである。よって、過度にPEEP（MAP）やTiを上げると、たとえPaO_2の上昇は得られても、心拍出量が低下し、組織への酸素供給量の減少になりかねない。したがって循環動態への影響も加味しながら、圧およびTi設定を考える必要がある。

　逆にQ33の**図1**下段のように吸気時間が維持できていないと呼気時間の延長から、半径が小さい肺胞（コンプライアンスが悪い肺胞）の虚脱が起こり、結果として肺胞面積の減少が起こる。胸腔内圧の上昇にも注意が必要だが、以上の理由から「酸素化の改善→『吸気時間の意味』」を考える必要がある。

引用・参考文献
1）仁志田博司．"呼吸器系の生理と臨床"．新生児学入門．東京，医学書院，1996，244．
2）鈴木悟．ナースのための新生児呼吸管理：CPAPの基礎知識．Neonatal Care．17 (11)，2004，1088-93．
3）楠田聡．"新生児の呼吸管理法"．イラストで学ぶ新生児呼吸管理．大阪，メディカ出版，2002，98-9．
4）鈴木悟．ナースのための新生児呼吸管理：DPAPの基礎知識．前掲書2．1218-23．
5）松井晃．加温加湿の安全性と快適性の共存．AWI User Report．東京，エア・ウォーター株式会社，2016．

（鈴木　悟）

Q34 DPAPとSiPAPはどう違うのですか？

nasal DPAPとSiPAPとの違い

　Q33で述べたように、呼気吸気変換方式経鼻式持続陽圧（nasal DPAP）→ Q 33, 35, 38, 39, 109～111 がジェット流を用いた特殊な機構で持続的気道内陽圧（CPAP）→ Q 33, 36, 37, 40～42, 83, 85, 109 を作り出しているのに対し、SiPAP → Q 33, 35, 36 は「インファントフローシステム＋sigh（深呼吸）」と位置付けられ、図1のようにCPAPの上にhigh flowによる二相性の圧レベルを作り出すものである[1]。基本となる技術はインファントフローシステムと同じで、低い圧レベルと高い圧レベルのどちらでも患児の自発呼吸が可能となる特性を持っており、この二相性（BiPhasic）方式が肺リクルートメントを効果的に行っている。→ Q 44, 63　ちなみにSiPAPのSiはsigh（深呼吸）から来ている。→ Q 64

　SiPAPの使用時に調整されるパラメータは、①CPAPのベースラインレベル、②SiPAP圧力（CPAPの高い方のレベル）、③深呼吸の持続時間、④深呼吸の頻度、の4つである。DPAPのベースラインレベルは、標準的な臨床指標に基づいて決定されるが、SiPAP圧力はベースラインよりも2～3cmH$_2$O高い値に、持続時間は1秒、深呼吸回数は30回に設定するのが標準的である。自発呼吸の弱い児にも対応できる

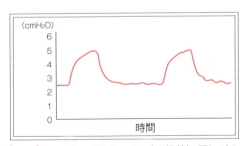

図1 SiPAPのBiphasic（二相性）圧レベル
（提供：エア・ウォーター株式会社）
ベースラインCPAPの上にhigh flowを「上乗せ」することで二相性の圧レベルを作り出す。2～3cmH$_2$Oの圧上昇は機能的残気量（FRC）を増大させ、呼吸仕事量を軽減するといわれる。

キーワード：呼気吸気変換方式持続陽圧（DPAP）／インファントフローSiPAP／sigh

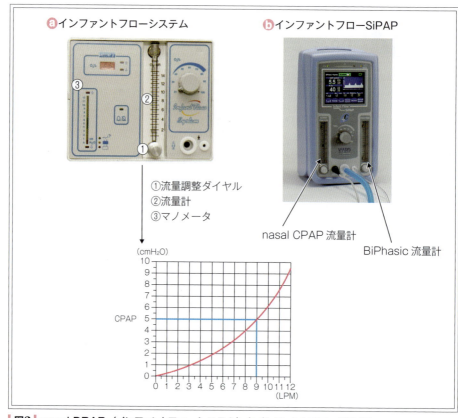

図2 nasal DPAP（インファントフローシステム）とインファントフローSiPAP
（エア・ウォーター株式会社）

可能性があり、また nasal CPAP と比較して、二相換気は機能的残気量（FRC）を増大させ、早産児のガス交換を改善させたとの報告も見られる[2]。実際の呼吸器パネルは、**図2** に示すように nasal DPAP が一つの流量計からなるのに対し、SiPAP には向かって左側にベースラインとなる CPAP 流量計と右側に二相換気の高い方の圧に関与する BiPhasic 流量計（ベースライン流量に上乗せする流量）の2本が並んでいる。

引用・参考文献

1) 鈴木悟．n-CPAP と n-DPAP：適応と使用方法；合併症．周産期医学．39 (7), 2009, 935-40.
2) Migliori, C. et al. Nasal bilevel vs. continuous positive airway pressure in preterm infants. Pediatr Pulmonol. 40(5), 2005, 426-30.

（鈴木　悟）

Q35 SiPAPとIMVはどう違うのですか？

SiPAPとIMVとの違い

間欠的強制換気（IMV）→Q 43 と SiPAP →Q 33, 34, 36 の最大の相違点は、挿管の必要の有無である。表にその比較を示す。SiPAPは挿管を回避できるものの、特殊な機器本体や持続的気道内陽圧（CPAP）ジェネレーターを必要とする。→Q 33, 40～42, 83, 85, 109　ただベースフローもピークフローもジェット流を用いており、吸気・呼気ともに自発呼吸に同期して行えるため、呼吸仕事量や肺損傷の軽減、中枢神経障害発生頻度の減少も期待されている。→Q 44, 63　また多くの施設では呼気吸気変換方式経鼻式持続陽圧（nasal DPAP）を抜管後の補助として使用しており、その結果、再挿管となる率が減少している。→Q 33, 34, 38, 39, 109～111　さらにSiPAPの登場で、今までは無呼吸のためnasal DPAPが使用できなかった患児に対しても適応が拡がっている。図[1]に各モードによる使用時期と自発呼吸の関係を示す。SiPAPは、CPAP/DPAPに比較して、自発呼吸の弱い患児への適応を拡げられる可能性があり、またIMVより肺への優しさ・快適さにおいて優れている。

表 SiPAPとIMVの比較

	SiPAP	IMV
挿管	必要なし	必要
作動方法	二相換気（特殊：SiPAP）	従来型呼吸器
nasalプロングの機構	特殊（CPAPジェネレーター）	—
気道内圧の変動	少（自発呼吸に同調）	大（ファイティングしやすい）
気道感染症の回避	大	少
呼吸仕事量	少	大
腹部膨満	＋	＋〜−
慢性肺疾患の予防	＋？	−
脳性麻痺の予防	＋？	？

キーワード

インファントフローSiPAP　　呼気吸気変換方式持続陽圧（DPAP）　　CPAPジェネレーター

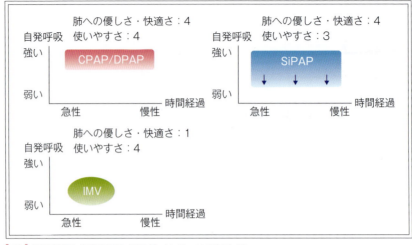

図 使用時期と自発呼吸との関係（文献1より引用改変）

引用・参考文献

1) 真喜屋智子ほか．人工呼吸管理中のケアとトラブル：CPAP/DPAP・IMV・SIMV. Neonatal Care. 21 (2), 2008, 128-45.
2) 河井昌彦．"PaO_2 を上げるには F_iO_2 を上げるしかありませんか？"．新生児呼吸管理なるほど Q&A. 長和俊編．Neonatal Care 春季増刊．大阪，メディカ出版，2010, 108-9.

（鈴木　悟）

Q36 CPAP 専用機にはどのようなものありますか？

CPAP 専用機

経鼻式持続的気道内陽圧（nasal CPAP）には、インファントフローなど専用の機器を用いて行うものと、通常の汎用人工呼吸器を使用する、いわゆる ventilator CPAP の二通りがある。→ Q 33, 37, 40〜42, 83, 85, 109　現在わが国で使用できる CPAP 専用機について概説する。

1 インファントフロー SiPAP（図1）→ Q 33〜35

詳細は別項に譲るが、わが国では呼気吸気変換方式持続陽圧（DPAP）と呼ばれる variable flow タイプの CPAP である。→ Q 33〜35, 38, 39, 109〜111　独特のコアンダ効果を生むジェネレーターで呼気を妨げることがなく呼吸仕事量を減ずることができる[1, 2]。→ Q 33, 37　さらに高二酸化炭素血症に対してもある程度の効果が期待できる[3]。さらに monophasic モードに加えて BiPhasic モードによる二相換気（Bi-level CPAP）が可能で、二相換気時にはより高二酸化炭素血症に対する効果が期待できる[3]。また無呼吸に対しても一定の効果がある[4]。→ Q 34, 38　bi-nasal のプロングのほかにマスクも選択できる。また頭部固定用のボンネットのほかにヘッドギアも用意されている。なお、1995 年の日本上陸以来使用されていた回路、ジェネレーター、プロング、ボンネットは廃止され、2017 年からは新規格の LP シリーズのみに統一された。→ Q 33　チャンバーに自動給水式が使用できる。

2 SLE1000（図2）

基本的にはインファントフロー SiPAP の monophasic モードとほぼ同等の機能がある。違いは圧モードで直接的に CPAP 圧を設定し、それを維持するために流量を自動的に可変させるように作動する、すなわち開口などにより設定圧が得られない場合はフローを増して設定圧を維持しようとする補正機能がついていることである。なおフローモードではインファントフローと同様に、流量設定が可能である。なおこちらは手動給水式のチャンバーを用いる。

3 SINDI（図3）

メディジェット 1000 をジェネレーターとして使用する CPAP 専用機で、bi-nasal

キーワード：持続的気道内陽圧（CPAP）　nasal CPAP　インファントフロー SiPAP

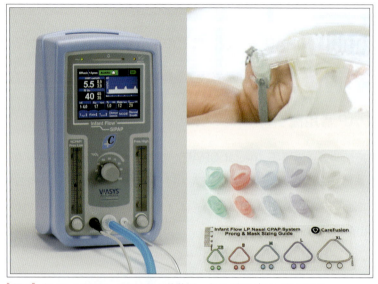

図1 インファントフローSiPAPと装着例、各5種のプロングとマスク
（エア・ウォーター株式会社）

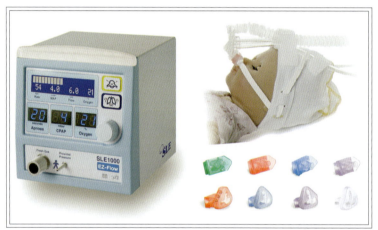

図2 SLE1000CPAPドライバーと装着例、各4種のプロングマスク
（株式会社東機貿）

のプロングのほか、マスクCPAPも可能である。→ ◐ 37

4 CNO（図3）

　SINDIと同様にメディジェット1000を用いるCPAP専用機であるが、CPAPに振動を加えるオシレイトモードがついている。振動数は5〜20Hzで選択でき、アンプリチュードも10段階で変更できる。また同調式経鼻式間欠的陽圧換気（SNIPPV）モードでは、患児の自発呼吸と同期させて指定した陽圧をかけることができる。Bi-

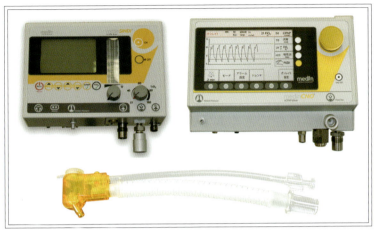

図3 SINDI（左）とCNO（右）CPAPドライバー、下段は適応するメディジェット（イワキ株式会社）

level CPAPと同様に、高二酸化炭素血症に対して通常のCPAPと比べるとある程度の効果が期待できる。またBi-level CPAPと比べ、腹部膨満が生じにくいと思われる。

5 バブルCPAP

　非常にシンプルな構造のCPAPシステムで、専用のドライバーは必要とせず、バブルCPAPジェネレーター、ヒーターワイヤー入り呼吸回路、自動給水式チャンバー、圧マニフォールドで構成される。プロングのほか、マスクも使用可能である。気泡による圧力振動とCPAPを組み合わせたもので、呼吸仕事量を減らし、ある程度の高二酸化炭素血症に対しても効果が期待できる。

引用・参考文献

1）山口信行ほか．吸気呼気変換方式による経鼻的持続陽圧呼吸法の基礎的検討．日本小児科学会雑誌．100(7)，1996，1177-80．
2）Pandit PB, et al. Work of breathing during constant- and variable-flow nasal continuous positive airway pressure in preterm neonates. Pediatrics. 8(3), 2001, 682-5.
3）蒲原孝．"新生児一過性多呼吸（TTN）とその対応"．低出生体重児診療マニュアル．Neonatal Care 秋季増刊．大阪，メディカ出版，2006，134-6．
4）Migliori C, et al. Nasal bilevel vs. continuous positive airway pressure in preterm infants. Pediatr Pulmonol. 40(5), 2005, 426-30.
5）Diblasi RM. Nasal continuous positive airway pressure (CPAP) for the respiratory care of the newborn infant. Respir Care. 54(9), 2009, 1209-35.

（蒲原　孝）

Q37 nasal CPAPができる人工呼吸器にはどのようなものがありますか？

▒ nasal CPAPができる人工呼吸器

　経鼻式持続的気道内陽圧（nasal CPAP）は、CPAP専用の機器を用いて行うもののほかに、通常の汎用人工呼吸器を使用するCPAPの二通りがある。→ ❷ 33, 36, 40 ~42, 83, 85, 109　後者の利点としては、挿管人工換気との切り替えが迅速に行えることである。

　人工呼吸器に接続して使用するnasal CPAPの鼻デバイスとして、bi-nasalプロングではHudsonやArgyleのものが以前より用いられてきた。現在わが国ではメディジェット1000、ミニフロー4000（ともにMedin／イワキ）、ベビーフロー（ドレーゲル・メディカル）や川口式カヌラ（アトムメディカル）などがよく使用されている。しかし、これらデバイスと人工呼吸器の機種によって特性や問題点が異なるため注意を要する[1, 2]。不要なトラブルを避けるためには、きちんと動作確認がされているものを選択すべきである。

❶ メディジェット1000[3]

　メディジェットは、呼吸器からのフローをリザーバータンクに溜めて一定の圧がかけられるシステムで、排気口（図1）がついているのも特徴である。ジェネレーターはディスポーザブルで、挿入する角度を調整可能である。またプロングのほか、マスクCPAPも可能で、そのサイズも豊富で適応体重も広い。

　圧モニタライン付きでCPAPモードを有する人工呼吸器、ハミングVue、ハミングX（ともにメトラン）などで使用できる。→ ❷ 54, 130　単回路での使用となる。

❷ ミニフロー4000（図2）

　ジェネレーター先端部の角度が調整できる。流量制御機能を持ち、かつCPAPモードを有する人工呼吸器で使用可能である。SLE2000/5000（東機貿）、Puritan Bennett™ 840（コヴィディエン ジャパン）、Servo-i（フクダ電子）などの圧モニターなしの人工呼吸器が対象となる。→ ❷ 54, 130　こちらもメディジェットと同様にジェネレーターはディスポーザブルで、挿入する角度を調整可能である。またプロングのほか、マスクCPAPも可能で、そのサイズも豊富で適応体重も広い。

⬇ キーワード

持続的気道内陽圧（CPAP）　　　nasal CPAP　　　メディジェット1000

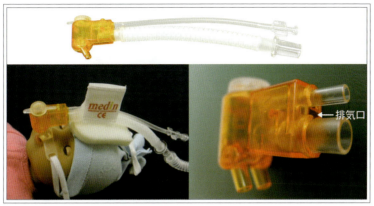

図1 メディジェット装着例と排気口（イワキ株式会社）

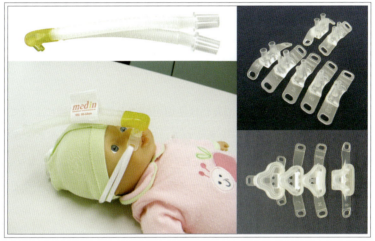

図2 ミニフロー4000装着例と7種のプロングと4種のマスク
（プロングとマスクはメディジェットと共通）（イワキ株式会社）

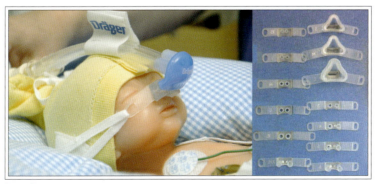

図3 ベビーフロー装着例と10種のプロングと3種のマスク
（ドレーゲル・メディカルジャパン株式会社）

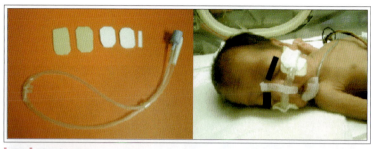

図4 川口式カヌラ
（川口市立医療センターNICU HP〔http://www.ne.jp/asahi/kawaguchi/nicu/Kawaguchi_MMC_NICU/Nasal-CPAPmanyuaru.html〕より引用）

3 ベビーフロー（図3）

ドレーゲル Babylog VN500 で使用できる。→ 54, 130　ミニフローとほぼ同一である。

4 川口式カヌラ[4]（図4）

constant flow-time cycled の機種であれば使用可能であるが、機種によっては鼻腔や口からのリークによって圧変動が大きくなる。SLE2000 はリークがある場合には流量補充機構があり、圧が一定に保たれるため nasal CPAP には好ましい。しかし SLE5000 は 2000 より定常流が多く、リークが少ないと設定圧より高くなる危険性が指摘されている。

参考文献

1）Diblasi RM. Nasal continuous positive airway pressure (CPAP) for the respiratory care of the newborn infant. Respir Care. 54(9), 2009, 1209-35.
2）De Paoli AG, et al. Nasal CPAP for neonates : what do we know in 2003? Arch Dis Child Fetal Neonatal Ed. 88(3), 2003, F168-72.
3）Gutiérrez Laso A, et al. Nasal continuous positive airway pressure in preterm infants : comparison of two low-resistance models An Pediatr (Barc). 58(4), 2003, 350-6.
4）ネーザル CPAP・川口市立医療センターNICU 病棟マニュアル.
http://www.ne.jp/asahi/kawaguchi/nicu/Kawaguchi_MMC_NICU/Nasal-CPAPmanyuaru.html

（蒲原　孝）

Q38 DPAPはどのような場合に使うのがよいですか？

DPAPの適応

経鼻式持続的気道内陽圧（nasal CPAP、以下CPAP）の適応について、American Association for Respiratory Care（AARC）の2004年のガイドラインでは、以下のように記載されている[1]）。→ Q 33, 36, 37, 40〜42, 83, 85, 109

①身体所見の異常：多呼吸（正常値より30％以上の増加）、陥没呼吸、呻吟、鼻翼呼吸、チアノーゼ、興奮

②血液ガス異常：$F_IO_2 ≦ 0.60$で$PaO_2 > 50mmHg$を維持できない場合

③胸部エックス線上、肺拡張不全や浸潤影が見られる場合

④CPAPが有効と考えられる病態で、上記①〜③のうち1つ以上の所見がある場合で、具体的には下記疾患が挙げられる。呼吸窮迫症候群（RDS）、肺水腫、無気肺、未熟児無呼吸発作、抜管後、気管軟化症および同様の下気道疾患、新生児一過性多呼吸（TTN）

⑤RDSのリスクのある極低出生体重児における人工肺サーファクタント投与と連動した早期介入

⑥自発呼吸のある児での一酸化窒素（NO）吸入療法

呼気吸気変換方式経鼻式持続陽圧（nasal DPAP、以下DPAP）は通常のCPAPと比べ、呼吸仕事量を減少させ[2]、CO_2除去効果も見られることから[3]、その適応はさらに広がる。→ Q 33〜35, 39, 109〜111　例えば、CPAPでは禁忌とされる$PaCO_2 > 60mmHg$の換気不全のある場合でもDPAPが奏効することがある[3]。しかし頻回の無呼吸など自発呼吸が十分でない場合はDPAPの適応とはならない。この場合は従来のmonophasicのCPAPなら迷わず気管挿管・人工換気を行うべきであるとされていたが、新しいbi-level CPAP（SiPAP二相換気）や非侵襲的間欠的陽圧換気（NIPPV）モードである程度は対応できると期待される[4,5]。→ Q 34　また後鼻孔閉鎖や口唇裂などの上気道異常がある場合は、DPAPは無効なだけでなく、潜在的な危険性も指摘されている[4,5]。

表にDPAPの適応疾患を示す。大別すると、early useと抜管後のpost extubation

キーワード

呼気吸気変換方式持続陽圧（DPAP）　　nasal DPAP　　早期抜管

表 | DPAP の適応

1. early use
   - 呼吸窮迫症候群（INSURE 療法でサーファクタント補充と組み合わせて）
   - 新生児一過性多呼吸
   - 胎便吸引症候群
   - 肺炎
   - 敗血症
   - 肺水腫
   - 無呼吸発作（中等症まで）
   - 気管軟化症
2. post extubation use
3. その他
   - $F_iO_2 \geq 0.40$
   - 呻吟
   - 多呼吸
   - 血液ガス異常：$PaCO_2 \geq 60mmHg$ でも自発呼吸がしっかりしている場合は適応あり

use とに分けられる。前者では自発呼吸があれば RDS、TTN、胎便吸引症候群、肺炎など多くの疾患で適応となる。ただし RDS の場合は、マイクロバブルテストなどで診断したら、DPAP で酸素化や換気が改善傾向にあったとしても **INSURE** 療法などで サーファクタント補充 を行うのが望ましい。→ 82～86 サーファクタント補充後に短時間の挿管人工換気を行った場合も、DPAP を使っての早期抜管を試みるのは言うまでもない。

引用・参考文献

1) AARC (American Association for Respiratory Care). Application of continuous positive airway pressure to neonates via nasal prongs or nasopharyngeal tube. Respir Care. 39(8), 1994, 817-23.
2) 山口信行ほか．吸気呼気変換方式による経鼻的持続陽圧呼吸法の基礎的検討．日本小児科学会雑誌．100 (7), 1996, 1177-80.
3) 蒲原孝．"新生児一過性多呼吸（TTN）とその対応"．低出生体重児診療マニュアル．Neonatal Care 秋季増刊．大阪，メディカ出版，2006, 134-6.
4) Diblasi RM. Nasal continuous positive airway pressure (CPAP) for the respiratory care of the newborn infant. Respir Care. 54(9), 2009, 1209-35.
5) Diblasi R, Courtney SE. "Non-invasive respiratory support". Assisted Ventilation of the Neonates. Goldsmith JP, et al., eds. Philadelphia, Elsevier, 2017, 162-79.
6) 草苅倫子ほか．Bi-level DPAP (nasal SiPAP 二相換気) を使用した無呼吸発作管理の検討．日本未熟児新生児学会雑誌．25 (3), 2013, 634.

CPAP と無呼吸[6]

重度な無呼吸は気管挿管の適応となるが、CPAPは無呼吸に対してもある程度は効果がある。特にDPAPは呼吸仕事量を減らすことができるため有効なことが多い。さらにBi-level DPAPであるSiPAP二相換気はさらに効果的である。しかし超早産児の早期抜管後などにSiPAPで二相換気を行っても無呼吸がいまひとつコントロールできないことがある。その場合にCPAPhigh（SiPAPドライバーにはPIPと表記されている）をデフォルトの＋3LPMから＋4LPMに上げ、CPAPlow 4cmH$_2$O、CPAPhigh 8cmH$_2$Oとすると著効することがある。

（蒲原　孝）

新生児呼吸器疾患画像クイズ ⑤
→ 回答は401ページへ

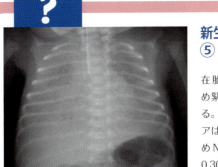

在胎33週3日、growth arrestのため緊急帝王切開で出生した女児である。出生体重は1,158g、Apgarスコアは8点/9点。極低出生体重児のためNICUに入院し、nasal DPAP（F$_I$O$_2$ 0.30）を開始した。生後2時間に呼吸状態の増悪とともに口腔内より鮮紅色の血液を吸引した。気管挿管すると大量の血液が噴き出した。生後3時間のエックス線写真を示す。

©蒲原　孝

Q39 DPAPからの離脱はどのようにすればよいですか？

DPAPからの離脱

Goldsmithのテキスト『Assisted Ventilation of the Neonates』（第6版、2017年）を見ると、DiblasiらがToken"there are no magic guidelines"と書いているように[1]、持続的気道内陽圧（CPAP）からの離脱法に明確なものはない。→ ❷ 33, 36, 37, 40～42, 83, 85, 109 同書には、吸入酸素濃度（F_IO_2）>0.40だとCPAP離脱は難しいこと、CPAP levelを〜5cmH$_2$O、F_IO_2を0.25以下としても状態が安定しているのを確認してから中止すると記載されているのみである。→ ❷ 23, 46, 69

Jardineらの報告では、オーストラリアの新生児科医の少なくとも半数は、同様の段階的time-offを行ってからCPAPを中止している[2]。また約半数の医師がCPAPレベルも中央値で5cmH$_2$O（レンジは3〜6cmH$_2$O）まで下げてから中止している。

著者も1994年に呼気吸気変換方式経鼻式持続陽圧（nasal DPAP、以下DPAP）本邦第1号機を使用して以来20年余にわたり、一貫して下記の方法でDPAPからの離脱を図ってきた（表）。→ ❷ 33～35, 38, 109～111

DPAPからの離脱は、まずF_IO_2<0.40でかつDPAPの圧が≦5cmH$_2$Oで、呼吸状態が安定し、酸素化に問題がなく、無呼吸／徐脈発作がない場合に行う。正期産児での急性呼吸障害に対する使用の場合には、多呼吸や陥没呼吸、エックス線所見の改善をみたら、そのままoffしても問題ないことが多いが、早産児の抜管後や無呼吸に対するDPAP療法の場合は、まずは数時間DPAPを外してみて、呼吸状態を観察し、多呼吸や無呼吸の増悪がなければそのままoffにする。特に超低出生体重児などではF_IO_2≦0.25、圧≦4cmH$_2$O程度まで下げ、段階的にDPAPをtime-offしていく。まずは1〜3時間、DPAPをoffにし、無呼吸などの増悪がなければ、8〜12時間までoff時間を延長し、呼吸状態の悪化がなければ、完全にoffとする。超早産児ではtime-offを始めて終日offまでに2週間程度を要することもある。なおDPAP off時の器内酸素はF_IO_2で0.03〜0.05程度上げる場合もある。

なお近年は、CPAPからのウィーニングについてのランダム化比較試験（RCT）の論文が出てきている。Rastogiらは、在胎32週未満の早産児を対象として、いきなり

キーワード
呼気吸気変換方式経鼻式持続陽圧（DPAP） | nasal DPAP | DPAPからの離脱

表 DPAPからの離脱法（武蔵野赤十字病院新生児科）

原則として on/off 方式でウィーニングする。
① まず 1～3 時間 nasal DPAP を off としてみる。
② それで問題なければ、off 時間を 8～12 時間に延長する。
③ 12 時間 off も問題なければ、終日 off とする。

CPAP から離脱する群と、CPAP を 3 時間外して 3 時間装着するのを 48 時間繰り返し、呼吸の増悪がなければ 6 時間外して、3 時間装着をさらに 48 時間繰り返した後に離脱する群とを比較検討した[3]。2 群間に統計学的な有意差はなかった。

Todd らは、在胎 30 週未満の児を対象に検討し、段階的 time-off の後に離脱した群や time-off 中に鼻カニューラで 0.5LPM のフローを流した群を比べると、いきなり離脱した群の CPAP 期間が有意に短かったと報告した[4]。

また Amatya らは、早産児の CPAP からのウィーニングについてのシステマティクレビューで、7 本の RCT の論文を解析して、修正 32～33 週で 1,600g が成功ラインであるとし、いきなり離脱した群の方が短期間で離脱可能と結論付けた[5]。

以上より、DPAP からの離脱にはゴールデンスタンダードはなく、段階的 time-off を行っている施設も多いが、明らかなエビデンスはない。あまりに慎重になりすぎて CPAP 期間が長期化するのは避けるべきである。

引用・参考文献

1) Diblasi R, Courtney SE. "Non-invasive respiratory support". Assisted Ventilation of the Neonates. Goldsmith JP, et al., eds. Philadelphia, Elsevier, 2017, 162-79.
2) Jardine L, Davies MW. Withdrawal of neonatal continuous positive airway pressure : current practice in Australia. Pediatr Int. 50(4), 2008, 572-5.
3) Rastogi S, et al. Gradual versus sudden weaning from nasal CPAP in preterm infants : a pilot randomized controlled trial. Respir Care. 58(3), 2013, 511-6.
4) Todd DA, et al. Methods of weaning preterm babies <30 weeks gestation off CPAP : a multicentre randomised controlled trial. Arch Dis Child Fetal Neonatal Ed. 97(4), 2012, F236-40.
5) Amatya S, et al. Weaning of nasal CPAP in preterm infants : who, when and how? a systematic review of the literature. World J Pediatr. 11(1), 2015, 7-13.

（蒲原　孝）

Q40　HFNCとCPAPはどのように違うのですか？

HFNCとCPAPの違い（図1）[1]

HFNC（high flow nasal cannula）は、HHHFNC（heated humidified high flow nasal cannula）、高加湿高流量経鼻酸素カニューラとも呼ばれる通り、呼吸管理の中では酸素療法に分類される。→Q 41, 42　しかし、高加湿高流量であることから持続的気道内陽圧（CPAP）に類似した呼吸生理学的効果を持つため、非侵襲的人工呼吸管理の一つとしても注目されている。国内では2013年より使用可能となった。→Q 33, 36, 37, 41, 42, 83, 85, 109　HFNCは高流量であるために、気道への呼気終末陽圧（PEEP）効果（図2）や吸気の補助による呼吸仕事量の減少などの効果がある。→Q 33, 45, 46, 69　さらに高流量でありかつ鼻腔からのリークがあるために、鼻咽頭腔の二酸化炭素の洗い出し効果もある。そのほかでは、加温・加湿されていることによって気道抵抗の上昇抑制、気道の絨毛の働きを保つことによる感染予防などの効果についても期待できる。→Q 5, 65

HFNCとCPAPの違いは、HFNCが鼻腔からのリークを前提とするオープンシステ

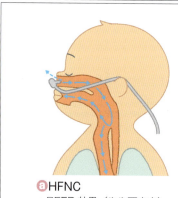 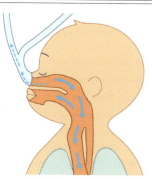

ⓐ HFNC
- PEEP効果（やや不安定）
- CO_2洗い出し効果
- 快適な装着感
- 鼻腔損傷、皮膚損傷が少ない
- 医療者、家族のケアのしやすさ

ⓑ CPAP
- 安定したPEEP効果
- 圧モニタリング可能
- 安静が保ちにくいことがある
- 鼻腔損傷、顔面変形などに注意
- 家族の抵抗感

図1　HFNCとCPAPの違い

キーワード

HFNC　　持続的気道内陽圧（CPAP）　　Optiflow™ Junior

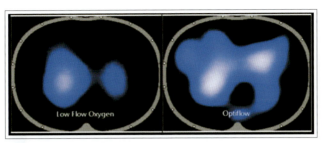

図2 低流量酸素療法とHFNCにおける肺容量の比較
（提供：Fisher & Paykel HEALTHCARE 株式会社）
電気インピーダンス・トモグラフィー（EIT）で成人の肺容量を評価。青い領域が空気が入っているところで、HFNCではCPAP効果により肺容量が大きくなっていることが分かる。

ムであることによる。HFNCでは鼻腔に密着させる必要がないため、皮膚損傷や顔面変形などのリスクはCPAPに比べて明らかに低く、過剰な圧がかかりにくいために気胸の合併率もCPAPより低い。→ ◎124 さらに児にとっては快適な装着性、という利点がある。快適性によって児が安静を保てるということは、単に見た目の問題にとどまらず、呼吸管理においては非常に有利に働く。HFNCはもともと酸素療法であり、デバイスがCPAPより簡便であるため、医療者にとってはケア、リハビリのしやすさなどの点でも有利である。このことは、家族によるケアのしやすさにもつながり、ディベロプメンタルケアの促進にも役立つ。ただしリークの大小によってPEEPが変動すること、プロングが外れてもアラームがないため気が付かないこと、圧のモニタリングができないことなどから、圧の安定性という面ではCPAPの方が高い。その一方で、圧の高さについては、適切に装着できればCPAP同様の圧がかかるという報告がある[2]。

HFNCを使用できるデバイス

国内で現在使用できる主なデバイスには、Optiflow™ Juniorとプレシジョンフロー®がある（**図3**）。それぞれの特徴を理解し、自施設の状況や症例に応じて使い分けることで、よりHFNCを有効に使用できる。

Optiflow™ Juniorは専用物品が回路とプロングのみであるため導入が容易であり、病棟内で複数稼働する際にも便利である。デバイスはシンプルで、ブレンダーをひねるだけで治療が開始できる。回路は軽量で取り回ししやすく、プロングに近い回路はばねのような構造になっており、児の体動によるプロング外れを予防している。さらに、専用のwigglepad™を頬部に貼付することでその効果が増す。プレシジョンフロ

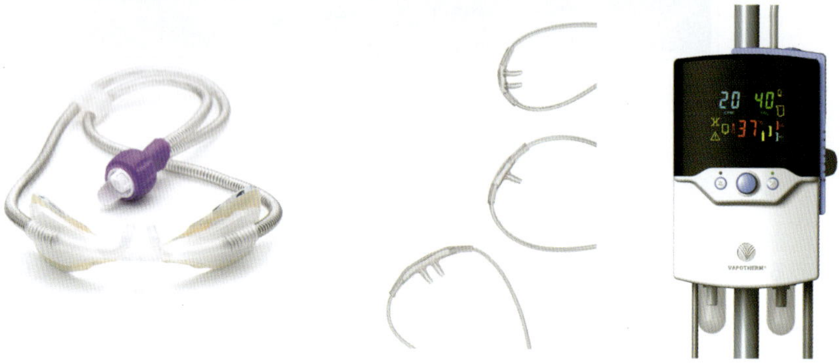

図3 国内で主に使用されるHFNCデバイス

ⓐ Optiflow™ Junior
- 簡便なデバイス(専用物品が少ない)
- 操作が簡単
- 回路が軽い、プロング固定用パッド
- 病棟で複数同時に稼働しやすい

ⓑ プレシジョンフロー®
- 一体型デバイス
- デジタル表示で正確に設定
- 高圧アラーム搭載
- SOLOカニューレなど種類が豊富

ⓐ Optiflow™ Junior（Fisher & Paykel HEALTHCARE 株式会社） ⓑ プレシジョンフロー®（日本メディカルネクスト株式会社）

ー®は一体型デバイスであり、回路の組み立てなどは不要である。デジタル表示のため正確に設定ができる。デバイス内部で圧をモニタしており、回路の閉塞、回路が外れて先当たりなどが生じ高圧になった際にはアラームが鳴動する。このことは児に高い圧がかからないという安全面に加えて、プロングが外れた（＝治療ができていない）ことを知らせるアラームになり得るものであり、大きな特徴の一つである。プロングの種類が豊富であり、SOLOカニューレという片方の鼻腔のみに挿入するプロングもある。また、気道にかかる圧は、プレシジョンフロー®の方が高いという報告が散見されている[2,3]。

引用・参考文献

1）山田洋輔．HFNC：赤ちゃんが嫌がらない呼吸管理．新生児の呼吸管理ビジュアルガイド．Neonatal Care 秋季増刊．大阪，メディカ出版，2016，166-73．
2）山田洋輔ほか．High Flow Nasal Cannula（HFNC）におけるプロング位置と咽頭腔のContinuous Positive Airway Pressure（CPAP）についての検討．日本新生児成育医学会雑誌．28，2016，182．
3）Collins CL, et al. Comparison of the pharyngeal pressure provided by two heated, humidified high-flow nasal cannulae devices in premature infants. J Paediatr Child Health. 49(7), 2013, 554-6.

（山田洋輔）

Q41 HFNC はどのような場合に使うのがよいですか?

HFNC の適応

呼吸管理における HFNC（high flow nasal cannula）→ Q 40, 42 の位置づけは、従来の経鼻カニューラによる低流量の酸素療法以上、持続的気道内陽圧（CPAP）→ Q 33, 36, 37, 40, 42, 83, 85, 109 などの非侵襲的人工呼吸以下とされているが、その適応はさらに広がりつつある（図1）。酸素療法だけでは二酸化炭素の貯留を認める症例、HFNC の呼気終末陽圧（PEEP）効果で治療可能な呼吸障害の症例が適応になり、CPAP の代替としての役割が期待されている。→ Q 33, 45, 46, 69 禁忌は自発呼吸が十分に確立していない場合、鼻腔閉鎖や狭窄のある場合、などがある。

最もよく使用される適応は早産児の呼吸管理である。コクランレビューでは、早産児における抜管後の呼吸管理、出生直後からの呼吸管理において、CPAP と同等の効果があり、合併症は CPAP より少なかったということが示された[1]。→ Q 71, 72, 97 ただし、対象が在胎28週以降の児がほとんどであること、呼吸窮迫症候群（RDS）についての検討はまだ不十分であること、研究デザインは非劣性試験が含まれている

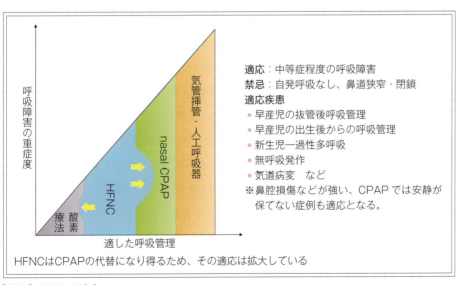

図1 HFNC の適応

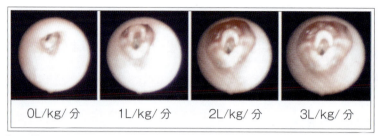

図2 咽頭軟化症に対する HFNC の PEEP 効果
流量が上がるにつれ、咽頭の開存性が改善している。

ことなどには注意が必要である。早産児以外では、新生児一過性多呼吸、無呼吸発作、慢性肺疾患、閉塞性気道病変などに対して適応がある。これらの適応についてはまだ明らかなエビデンスはないが、使用経験としては有用であると考えられる。自験では、閉塞性気道病変では約半数が CPAP を回避し、HFNC で治療可能であった[2]（**図2**）。また、疾患としての適応ではないが、CPAP が使用できないために HFNC に変更する場合がある。これは HFNC の快適性と合併症の少なさに着目した使用法で、CPAP では安静が保てず呼吸管理によってかえって呼吸状態が不安定になる症例、鼻腔損傷や顔面変形が強い症例などではよい適応である。また、口唇口蓋裂のある症例では、SOLO カニューレを用いることで CPAP が使用できない場合でも PEEP をかけることができる。

HFNC 使用時の注意点

HFNC は CPAP の代替となり得るものであり、CPAP より優れているものではない、ということを認識して使用することが重要である。HFNC は簡易的なデバイスが特徴であるが、そのために圧のモニタリングや低圧アラームなどはついていない。そのため CPAP 使用時と同等もしくはそれ以上に医療者による詳細な評価が必要になる。HFNC 使用中はバイタルサイン、努力呼吸などの呼吸障害についてよく観察し、HFNC の効果が乏しいと判断されれば CPAP、さらには気管挿管に切り替える。本来であれば CPAP の方が適切な症例を見逃す、簡便さ快適さを優先しすぎて HFNC を継続する、ということがないように注意すべきである。HFNC と CPAP の特徴を理解し、どちらがより効果的かを判断して使用する。

もう一つの注意点は、PEEP を安定させることを意識しながら使用することである。HFNC では CPAP と同等の PEEP がかかることが報告されている[2]。そのため、

匠限定 「非劣性」と「優越性」の違い

　HFNCにおける臨床研究では、CPAPと比較して非劣性である、という報告が相次いている。これは非劣性試験[3)]という研究デザインによって判断されるもので、2000年頃に登場した概念である。新しい治療法が既存のものに比べて、副作用が少ない、コストやそのほかの利便性に優れている場合、効果が「優越性」でなくても「非劣性＝劣っていない」と証明できれば、新しい治療を選択することの意義がある、ということを示す際に用いられる。同等や優越性を判断するときは信頼区間の起点は0であるが、劣性については、自分で設定したΔを起点として判断する。信頼区間下限が0を超えていれば優越性、Δを超えていれば非劣性と判断できる**（図3）**。

　非劣性試験には、新規治療などを選択する妥当性を与えてくれる点では有用なものであるが、いくつかの注意点もある。例えばΔの設定は、既存の治療のプラセボ対照試験の成績から95％信頼区間を構成し、その下限の50％とするなど一定のルールはあるが、研究者によって設定されるものであるため、バイアスが生じ得る。HFNCにおいても、CPAPに「劣っていない」ということが示されている、ということを認識し、各特徴を生かした治療法の選択が重要である。

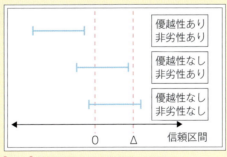

図3 信頼区間による非劣性の評価

いかにそのPEEPを安定させるか、つまりプロング外れを予防するかが重要である。正期産児では体動が多くプロング外れは容易に起こり、早産児でも腹臥位ではわずかな首ふりでプロング位置がずれてしまうことが経験される。プロング外れの予防法として、自施設の状況に応じて対策を講じておくことが望ましい。当科では、Optiflow™ Juniorはwigglepad™を顔の水平面に対して斜めに貼付する、プレシジョンフロー®は頬の湾曲に沿ってテープ固定をするなどの工夫を行っている。プロング外れが頻回の

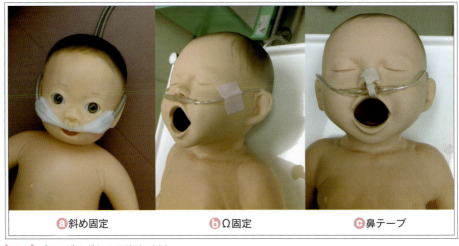

ⓐ 斜め固定　　　ⓑ Ω固定　　　ⓒ 鼻テープ

図4 プロングはずれの予防法（案）

場合、鼻尖部とプロングを小さなテープで固定することもある**（図4）**。

参考文献

1) Wilkinson D, et al. High flow nasal cannula for respiratory support in preterm infants. Cochrane Database Syst Rev. 2, 2006, CD006405.
2) 山田洋輔ほか．上気道病変に対する High Flow Nasal Cannula（HFNC）の有効性についての検討．日本周産期・新生児医学会雑誌．52（2），2016，539．
3) 折笠秀樹．非劣性試験の正しい見方．日本医事新報．4706，2014，46-49．

（山田洋輔）

Q42 HFNCからの離脱はどのようにすればよいですか？

HFNCからの離脱

　HFNC（high flow nasal cannula）を開始してから離脱するまでの設定や離脱方法は、海外を含めてしっかりとしたエビデンスはまだなく、専門家の間である程度のコンセンサスが得られている、という状況である[1]。→ Q 40, 41　国内でもプロトコルを持っている施設はほとんどないのが現状であるが[2]、HFNCを適切に使用するためには、自施設での状況を考慮したプロトコルが必要である。HFNCは持続的気道内陽圧（CPAP）の代替として使用されることが多いため、CPAPの使用方法を参考にすると作成しやすくなる。→ Q 33, 36, 37, 40, 41, 83, 85, 109　例として、使用頻度の高い早産児の抜管後の呼吸管理におけるプロトコルのポイントを、海外でのコンセンサスなどを参考に説明し、HFNCの離脱について解説する。

1 HFNCの開始から離脱するまでの設定（表1）

　HFNC使用中のプロトコルでは、適応、初期設定、設定上限・下限などについて決める。

1）適　応

　修正週数、体重などについて定める。そのほか、自発呼吸があることなどの条件を追加する。自施設での現状と近い設定にすることが望ましい。在胎28週未満のエビデンスは乏しいため、少なくとも初めのプロトコルとしてはそれ以上を推奨する。

2）初期設定・設定の変更・上限について

　流量、吸入酸素濃度について決める。→ Q 23, 46, 69　初期設定では、流量は4〜6L/分、吸入酸素濃度はターゲットSpO_2を達成できる値にする。設定を変更する基準としては、呼吸仕事量（≒努力呼吸でも代用可）、呼吸数、SpO_2などがあり、総合的に評価しながら設定を調節する。設定の上限は、海外では新生児用のプロングの最大流量の8L/分、吸入酸素濃度は35〜45％が多いようであるが、国内の状況からは吸入酸素濃度はもう少し低いところが適正であると考えられる。設定上限でも呼吸状態が安定しない場合には、CPAPや気管挿管を考慮する。

キーワード

HFNC　　持続的気道内陽圧（CPAP）　　HFNCからの離脱

表1 早産児の抜管後の呼吸管理におけるプロトコル：適応・設定

適応	・修正週数≧（28以上）、体重≧（1,000以上）g ※自施設での条件があれば記載：例　日齢、十分な自発呼吸の確立　など
初期設定	・流量（4～6）L/分、F_iO_2（ターゲットSpO_2を達成するレベル）
設定上限	・流量（～8）L/分、F_iO_2（0.30～0.40）
設定下限	・流量（1～4）L/分、F_iO_2（0.21～0.30）
設定の変更	・呼吸仕事量、呼吸数、SpO_2、血液ガスなどを参考に調整する。 ※自施設での条件があれば記載：例　脈拍数、腹部膨満　など ・設定を上げる際は随時、呼吸状態が安定しなければCPAP、気管挿管を考慮する。 ・設定を下げる際はまずはF_iO_2から下げ、流量は（6～12）時間ごとに、（0.5～1.0）L/分ずつ下げる。

（　）内は推奨で、自施設の状況から決定する。※は備考

表2 早産児の抜管後の呼吸管理におけるプロトコル：離脱方法

離脱時期	・修正週数≧（28以上）、体重≧（1,000以上）g ※自施設の実情に合わせる。適応と同じでも構わない。
離脱方法	・（漸減離脱 or 即時離脱）、離脱前のF_iO_2での管理 ※漸減離脱：ミルク前1時間⇒2時間⇒全時間中止 ※即時離脱：表1の最低流量を低めに設定することが推奨される。
離脱失敗基準、対応	・呼吸仕事量↑、多呼吸≧（60）回/分、無呼吸≧（1～2）回/（6～12）時間 ※自施設での条件があれば記載：血液ガス、脈拍数、哺乳不良　など ・離脱失敗時はHFNC再開、CPAPの使用や気管挿管を躊躇しない。

（　）内は推奨で、自施設の状況から決定する。※は備考

3）設定下限、設定の下げ方について

　HFNC使用下で呼吸状態が安定した場合は、設定を下げることができる。最低流量はHFNCの特性を維持できる1～3L/分、吸入酸素濃度の下限はHFNC後に経鼻カニューラに移行する場合には30％程度、そうでない場合は室内気とする。下げ方は、海外では吸入酸素濃度をまず下げてから、次に流量を下げることが多い。吸入酸素濃度は児の状態に合わせて比較的速やかに低下させることができる。流量は12～24時間ごとに0.5から1L/分ずつ下げる。

2 HFNCからの離脱方法（表2）

　HFNCの適正使用には離脱のプロトコルが特に重要である。離脱時期、離脱方法、離脱失敗の基準・対応について決める。

1）HFNC から離脱する時期

　自施設の CPAP 離脱時期を参考に決定する。室内気でなくとも CPAP を早めにやめる施設、CPAP の中止は室内気になってからという施設など、その特性によって決める。

2）離脱方法

　漸減離脱と即時離脱をする方法がある。漸減離脱は、HFNC の使用時間をミルク前1時間、2時間離脱、というように1〜数日単位で漸減する方法である。即時離脱は、離脱し、そのまま再開しない方法である。こちらを選択する場合には、児への影響を少なくするため、離脱前の最低流量を低めに設定することを考慮する。離脱後は、吸入酸素濃度が21％であれば室内気での管理、酸素投与中であればその濃度の器内酸素、経鼻カニューラに変更する。

3）離脱失敗の基準、対応

　自施設の CPAP の基準を参考にする。呼吸仕事量、多呼吸→◎2・無呼吸→◎1, 30, 38, 39、血液ガス→◎9〜11, 69 などについて決める。HFNC の適応とも関連するが、無呼吸発作の頻度、程度が重度の場合にも離脱を進めるべきではないと考えられる。→◎1, 30, 70, 83, 87〜89　離脱失敗時には、離脱開始時よりも呼吸状態が悪くなることもあるため、失敗時の対応についても考えておく。HFNC から、いつ CPAP、気管挿管に移行するのかについて決めておくことが必要である。

●

　作成したプロトコルは評価し調整を加え、ブラッシュアップさせていくことでより有用なものとなる。また、適応や離脱失敗基準については、始めは余裕をもって作成し、ブラッシュアップする中で少しずつ条件を緩めていく。特に離脱失敗の基準を設けておくことは、安全性の担保として重要である。

参考文献

1）Roehr CC, et al. Evidence Support and Guidelines for Using Heated, Humidified, High-Flow Nasal Cannulae in Neonatology : Oxford Nasal High-Flow Therapy Meeting, 2015. Clin Perinatol. 43(4), 2016, 693-705.
2）Motojima Y, et al. Use of high-flow nasal cannula in neonates : Nationwide survey in Japan. Pediatr Int. 58(4), 2016, 308-10.

　　　　　　　　　　　　　　　　　　　　　　　　　　　　　　（山田洋輔）

Q43 IMVとSIMVはどう違うのですか？

IMVとSIMVの違い

　人工換気の主な目的は、酸素化や換気の改善、呼吸仕事量の軽減であり、間欠的に陽圧換気を施す 間欠的強制換気（IMV） がその最も基本的な換気方法である。→ Q 35　図1に示すように、自発呼吸 → Q 44, 63 では、吸気は 胸腔内圧 → Q 29, 58, 122 を陰圧とし、空気の肺への流入を促す行為であるのに比し、人工換気は、吸気時には強制的に空気を送り込むので、吸気時の胸腔内圧は陽圧となる。この説明からも明らかなように、人工呼吸器の換気は決して生理的なものではなく、陽圧換気は肺を傷害するリスクを有する。

　とりわけ、IMVは自発呼吸を無視して、設定された一定回数の陽圧換気を行うので、自発呼気に人工換気の吸気が重なる場合などは、息を吐こうとしている時に無理やり空気を吸い込まされることとなり、呼吸仕事量の軽減どころではなく、かえって児の自発呼吸に負担をかけてしまうとともに、気道内圧 の異常な上昇を招くことになる（図2）。→ Q 29, 64　このような問題を解決するために考え出されたのが 同調式間欠的強制換気（SIMV） → Q 44, 47 をはじめとする 吸気同調式人工換気（PTV） → Q 47~50 である。PTVに共通するのは、児の吸気の開始を人工呼吸器が感知し、それに同調して、人工陽圧換気を開始することであるが、SIMVでは、一定の時間帯（トリガーウインド＝応答期）に感知した自発吸気を補助する。トリガーウインド中に自発吸気を感知しなかった場合は、トリガーウインド終了時に自発呼吸に関係なく、強制換気を行うこととなる。トリガーウインド以外の時間帯に生じた自発呼吸については、強制換気は行わない（図3）。

　自発呼吸がしっかりしている児では、IMVでは強制換気が自発呼吸とバッティングして ファイティング を生じることがあるが、自発呼吸を感知してそれに同調して強制換気を行うSIMVでは、ファイティングのリスクが低下し、肺に優しい呼吸管理が期待される。→ Q 29, 97, 117

↓キーワード

間欠的強制換気（IMV）　　同調式間欠的強制換気（SIMV）　　吸気同調式人工換気（PTV）

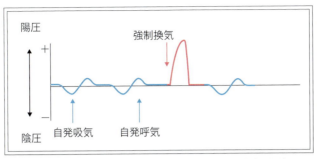

図1 自発呼吸と人工換気（強制換気）の気道内圧曲線の相違

自発呼吸では吸気時には胸腔内圧は陰圧だが、人工換気では吸気時には陽圧になる。

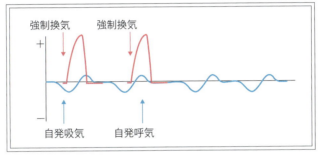

図2 IMV施行時の気道内圧曲線（自発呼吸がある場合）

自発吸気にうまく強制換気が乗ったときはよいが、自発呼気に強制換気がぶつかると「苦しい……」とファイティングを起こす。

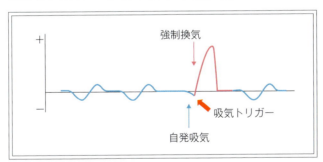

図3 SIMV施行時の気道内圧曲線（自発呼吸を感知した補助換気時）

SIMVでは自発吸気を感知して強制換気が開始されるため、ファイティングが減少することを期待できる。

引用・参考文献

1) 近藤乾ほか．"新生児の人工換気療法"．周産期医学必修知識．周産期医学36増刊．東京，東京医学社，2006, 823-4.
2) 山口信行．人工換気療法（IMV・SIMV・PTV）．Neonatal Care. 12 (4), 1999, 495-502.
3) 安本和正．"一般的な換気モード"．人工呼吸療法．改訂第3版．沼田克雄監修．東京，秀潤社，2001, 18-33.

（河井昌彦）

Q44 SIMVのトリガー感度はどのように決めたらよいですか？

トリガー方法の種類と適切な感度設定

同調式間欠的強制換気（SIMV）→ Q 43, 47 は自発吸気→ Q 63 を感知して強制換気を開始する機能が重要だが、自発呼吸を感知するにはいくつかの方法がある。新生児で最もよく使用されているのがフロートリガー方式で、呼吸器回路内に流量計を装着し、自発呼吸の吸気フローをトリガーして強制換気を開始する方法である。→ Q 117 ほかに児の自発吸気の陰圧を感知する気道内圧トリガー方式、腹壁の動きをトリガーする方式もある。

吸気フロートリガー方式を例にとると、吸気フローの変化を自発吸気の始まりとして感知するが、どれだけの変化を自発吸気の始まりとして認識するかを決定するのが、トリガー感度である。図に示すように、トリガー感度を超える場合のみ自発呼吸の始まりとして認識するが、それより小さな呼吸運動は感知されないことになる。すなわち、トリガー感度を上げるほど、微小な吸気フローの変化を感知して強制換気を施行することになる。トリガー感度を上げるほど、小さな自発呼吸が感知できるため、適切な補助換気が可能になりそうなものだが、実際はそううまくはいかない。新生児では、体重が小さく一回換気量→ Q 18, 25, 27, 45, 50 が少ない、気管支と気管チ

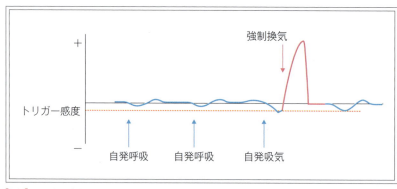

図　トリガー感度
一定のトリガー感度を超える場合にのみそれを自発吸気の始まりとして感知し、強制換気を行う。すなわち、トリガー感度以下の小さな自発呼吸は感知されない。

▼キーワード

同調式間欠的強制換気（SIMV）　　自発呼吸　　フロートリガー方式

ューブとの間に**リーク**→ **◯ 16, 19, 20, 28, 118** が存在するなどの理由から、自発吸気を適切に感知することが必ずしも容易ではないからである。

　しばしば見られる問題として、気管チューブと気管との間のリークによる吸気フローの変化や、回路内の水滴による吸気フローの乱れをトリガーしてしまうことによって、実際にはまったく自発呼吸がないにもかかわらず、頻回にトリガーしてしまうことがあり、この状態を**オートトリガー**と呼ぶ。→ **◯ 19**　よって、トリガー感度を設定する場合は、患児の自発呼吸を感知できているか、換気回数は適切かといった点に注意する必要がある。かつては、患児の呼吸様式を見ながら判断するほかなかったが、最近は多くの呼吸器で**グラフィックモニタ**が使用できるので、このような機種を用いている場合には、自発呼吸の気道内圧曲線などを参考にトリガー感度を決めるのがよい。→ **◯ 18〜20, 69, 115**

引用・参考文献

1）近藤乾ほか．"新生児の人工換気療法"．周産期医学必修知識．周産期医学36増刊．東京，東京医学社，2006, 823-4．
2）山口信行．人工換気療法（IMV・SIMV・PTV）．Neonatal Care. 12 (4), 1999, 495-502.
3）安本和正．"一般的な換気モード"．人工呼吸療法．改訂第3版．沼田克雄監修．東京，秀潤社，2001, 18-33.

（河井昌彦）

Q45 PaCO₂を下げるには呼吸回数と換気量のどちらを上げればよいですか？

IMVとSIMVにおける適切な換気設定

$PaCO_2$の低下は、肺毛細血管からの二酸化炭素の拡散を増加させることによってもたらされるが、このためには、肺胞内の二酸化炭素濃度を下げることが必要である。→ Q 22, 25, 122 そして、肺胞内の二酸化炭素濃度を下げるためには、肺胞内での空気の入れ替わりを増やすこと、すなわち、分時換気量（MV）を増加させることが必要となる。→ Q 18, 25, 51 そこで、$PaCO_2$を下げるには、いかにMVを増やすかが問題となるが、

分時換気量（MV）＝一回換気量（Vt）×呼吸回数（RR）

という関係があり、Vt → Q 18, 25, 27, 50・RRの両者あるいは一方を増加させることでMVの増加がもたらされる。Vtは最大吸気圧（PIP）→ Q 46, 49 と呼気終末陽圧（PEEP）→ Q 33, 46, 69 の差に比例し、RRは自発呼吸 → Q 44, 63 と強制換気から成る。よって、$PaCO_2$の低下をもたらす因子は以下のようになる。

① PIPを上昇させる[注1]、あるいはPEEPを低下させる[注2]ことによって、Vtは増加する。

② RRを増加させる[注3]。

$PaCO_2$の低下に寄与する因子を、Q46で解説するPaO_2の上昇に寄与する因子と合わせて図に記す。

注1：PIPを過度に上昇させることは肺障害のリスクを高めるため、なるべく低いPIPで換気することが望ましい。胸郭の動き・呼吸音を参考に設定するが、換気量が測定できる場合は6〜8mL/kg以下に設定する。

注2：新生児では、呼気時に声門を閉じて、肺内圧を2〜3cmH₂Oの陽圧に保ち、肺の虚脱を防いでいる。このため、PEEPを2〜3cmH₂O以下にまで下げることは通常ない。一般的には4〜7cmH₂OのPEEPをかけることが多く、PCO_2を下げる目的でPEEPを下げることは少ない。

注3：呼吸回数は自発呼吸と強制換気から成る。一般に、新生児とはいえ、PCO_2を一定に保つ調節機構は存在しており、強制換気の回数を増やせば自発呼吸の回数が減り、強制換気の回数を減らせば自発呼吸の回数が増える。また、吸気時間の比率が長くなりすぎると肺におけるエアトラッピング、すなわち内因性のPEEPの上昇を招き、かえってCO_2が貯留するケースがあるため、換気回数が多い（50〜60回／分）場合の吸気時間は短め（0.3〜0.4秒）に設定する必要がある。

キーワード

動脈血二酸化炭素分圧（$PaCO_2$）　一回換気量（Vt）　分時換気量（MV）

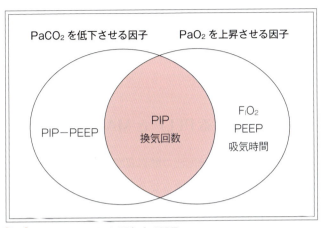

図 $PaCO_2$、PaO_2 に関与する因子

多くのパラメータは $PaCO_2$ の低下・PaO_2 の上昇に同じ方向に働くが、PEEP のみ反対方向に働く。
$PaCO_2$ は分時換気量が重要なので、PEEP が低く、PIP と PEEP の差が大きいほど $PaCO_2$ の低下が期待されるが、PEEP の上昇は酸素化に寄与する。

引用・参考文献

1）近藤乾ほか．"新生児の人工換気療法"．周産期医学必修知識．周産期医学36増刊．東京，東京医学社，2006, 823-4.
2）山口信行．人工換気療法（IMV・SIMV・PTV）．Neonatal Care. 12 (4), 1999, 495-502.
3）安本和正．"一般的な換気モード"．人工呼吸療法．改訂第3版．沼田克雄監修．東京，秀潤社，2001, 18-33.

（河井昌彦）

Q46 PaO_2 を上げるには F_IO_2 を上げるしかありませんか？

IMV と SIMV における PEEP と MAP の意味

　酸素化の改善に重要な因子は、肺胞内の酸素濃度を高めることと、肺胞におけるガス交換を可能にする肺表面積を増加させることとの2つである。前者は吸入酸素濃度（F_IO_2）を上昇させることで、後者は肺胞を伸展させ、肺容量を増加させることである。肺胞を伸展させ、肺容量を増加させる具体的な方法は、最大吸気圧（PIP）→ Q 45, 69 および呼気終末陽圧（PEEP）→ Q 33, 45, 69 を高くし、吸気時間（Ti）→ Q 24 を長くすることである。この PIP、PEEP、Ti の3つのパラメータを合わせた指標が平均気道内圧（MAP）である。→ Q 58, 69　MAP は呼気・吸気を総合した換気の圧条件の指標であり、

平均気道内圧（MAP）＝[（PIP－PEEP）×吸気時間（Ti）/60]＋PEEP

で計算できる。

　図に、PIP と PEEP が同じでも、Ti の長短で肺胞を広げる程度が異なる例を示した。これから分かるように、PIP など単独のパラメータでは肺胞の伸展具合、すなわち肺容量の指標としては不十分であり、これが3つのパラメータを総合的に示す

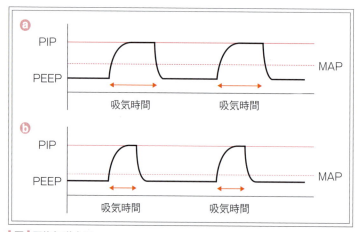

図 平均気道内圧
ⓐとⓑは PIP と PEEP は同じだが、吸気時間がⓑの方が短く、MAP はⓑの方が低値となる。

↓ キーワード

吸入酸素濃度（F_IO_2）　　最大吸気圧（PIP）　　呼気終末陽圧（PEEP）

MAPが重要視されるゆえんである。

　MAPを上昇させる因子はPIP、PEEP、Tiの3つで、そのいずれかを上昇させることで、PaO$_2$の上昇が期待される。→ 11, 13, 31, 122　すなわち、PaO$_2$の上昇を得る方法はF$_I$O$_2$を上げることだけでなく、PIP、PEEP、Tiのいずれかを上昇させることで達成可能である。

　酸素濃度を上昇させることは肺の組織障害につながるリスクがあり、PIPやTiを上昇させることもエアリークなど肺の組織障害のリスクを増す。→ 53, 124　このため、PEEPを上げることで比較的安全に、肺容量の増加をもたらし得る。PEEPは呼気相においても陽圧を保持することによって肺胞の開通をもたらすため、機能的残気量（FRC）・肺のコンプライアンスを増すなどの働きで、PaO$_2$の改善に寄与する。→ 18, 20, 118　しかし注意すべきは、PEEPが高くなると胸腔内圧が上昇し、静脈還流を阻害し、心拍出量を低下させてしまうことである。→ 29, 58, 122　よって、過度にPEEPを高くすると、たとえPaO$_2$の上昇は得られても、心拍出量が低下し、組織への酸素供給量が減ってしまうといった結果になりかねない。したがって、循環動態への影響も加味しながら、圧設定を考える必要がある。

引用・参考文献

1）近藤乾ほか．"新生児の人工換気療法"．周産期医学必修知識．周産期医学36増刊．東京，東京医学社，2006, 823-4.
2）山口信行．人工換気療法（IMV・SIMV・PTV）．Neonatal Care. 12（4），1999, 495-502.
3）安本和正．"一般的な換気モード"．人工呼吸療法．改訂第3版．沼田克雄監修．東京，秀潤社，2001, 18-33.

（河井昌彦）

Q47 SIMVとA/Cはどう違うのですか？

SIMVとA/C

1 SIMVとA/Cの違い

間欠的強制換気（IMV）→Q 35, 43 における強制換気1回ごとの気道内圧波形は、定常流（constant flow）または rise time →Q 26 による立ち上がり速度、吸気時間（Ti）→Q 24, 46、最大吸気圧（PIP）→Q 45, 46, 69、呼気終末陽圧（PEEP）→Q 33, 45, 46, 69 の4個の設定パラメータと患者肺のコンプライアンス→Q 18, 20, 118 および気道抵抗→Q 18, 20 により決定する（図）。気道内圧は吸気の開始時点から上昇を開始し、Tiの終了までPIPを維持した後にPEEPまで下降する。→Q 29, 64 気道内圧は患者肺のコンプライアンスが低い場合には速やかに下降し、気道抵抗が高い場合はゆっくり下降する。同調式間欠的強制換気（SIMV）→Q 43, 44 および補助調節換気（A/C）→Q 48 における気道内圧波形はIMVと同じである[1]。

IMVの換気回数（RR）→Q 25, 45, 69 は、Tiと呼気時間（Te）で決定され、自発

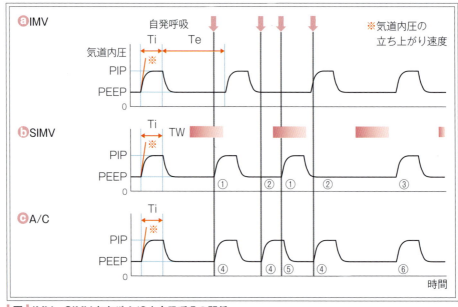

図 | IMV、SIMVおよびA/Cと自発呼吸の関係

キーワード

吸気同調式人工換気（PTV）　同調式間欠的強制換気（SIMV）　補助調節換気（A/C）

呼吸→❶ 44, 63 に関係なく一定間隔で強制換気が行われる。そのため、自発呼吸の呼気相に強制換気の吸気が重なることによるファイティングが発生して胸腔内圧が上昇することがある。→❶ 29, 43, 97, 117　SIMV は、IMV の吸気開始のタイミングを患者の自発呼吸に同調して変動可能にした換気方式である。SIMV では、時間軸に対して等間隔のトリガーウインド（TW）が設定される。→❶ 43　TW の内に自発呼吸が感知されると、この自発呼吸に同調して強制換気が行われる（図-①）。自発呼吸が感知されても、TW の外であれば強制換気は行われない（図-②）。TW が終了するまでに自発呼吸が感知されない場合は、TW が終了した時点で強制換気が行われる（図-③）。自発呼吸がなければ、SIMV は IMV と同じになる。A/C は、SIMV と同様に IMV の気道内圧波形を保ったままで自発呼吸に同調して強制換気を行う換気方法である（図-④）。A/C には RR や TW の設定がなく、全ての自発呼吸に同調して強制換気を行うが、強制換気が開始してから一定時間は不応期となる（図-⑤）。一定時間自発呼吸が感知されない場合はバックアップ換気に移行する（図-⑥）。

2 A/C の特徴

　A/C は全ての自発呼吸に同調して強制換気を行うため、自発呼吸回数が SIMV の RR より多い場合には SIMV よりも強制換気回数が多くなる。結果として、SIMV の場合と同一の分時換気量を保つために必要な PIP を下げることができる。肺コンプライアンス低下のため一定の Ti を維持する必要がある一方で、PIP を低下させる事が望ましい急性肺傷害は A/C の代表的適応と考えられる。SIMV よりも A/C の方が人工呼吸器からの離脱に要する時間が短い傾向が示されている[2]。

3 A/C 使用における注意点

　トリガー感度→❶ 44, 130 が敏感すぎると、強制換気による呼吸器回路内の水滴や回路自体の振動を自発呼吸と誤認して無制限に換気を繰り返すオートトリガー→❶ 19, 44 が発生することがある。一方で、トリガー感度が鈍感すぎると A/C の利点が生かされない。自発呼吸が乏しい状態で A/C を使用すると、バックアップ換気の頻度が高くなる。分時換気量が十分に保てるようにバックアップ換気を設定すると、自発呼吸が抑制されて A/C の利点が生かされない。

引用・参考文献
1）山本裕．"SIMV と A/C"．新生児の呼吸管理ビジュアルガイド．長和俊編．Neonatal Care 秋季増刊．大阪，メディカ出版，2016，128-33．
2）Greenough A, Murthy V, et al. Synchronized mechanical ventilation for respiratory support in newborn infants. Cochrane Database Syst Rev. (8), 2016, CD000456.

（長　和俊）

Q48 A/C と PSV はどう違うのですか？

◉ A/C と PSV

1 A/C と PSV の違い

間欠的強制換気（IMV）→ Q 35, 43、同調式間欠的強制換気（SIMV）→ Q 43, 44 および補助調節換気（A/C）→ Q 47 はいずれも強制換気であり、定常流（constant flow）あるいは rise time → Q 26、吸気時間（Ti）→ Q 24, 46、最大吸気圧（PIP）→ Q 45, 46, 69、呼気終末陽圧（PEEP）→ Q 33, 45, 46, 69 の4個の設定パラメータにより気道内圧波形が固定している（図）。吸気が開始すると気道流量が増加して最大流量（peak flow、PF）に達する。気道流量が減少してゼロに戻るまでの気道流量の積分、すなわち気道流量曲線の面積が一回換気量（Vt）に相当する。→ Q 18, 25, 27, 45, 50, 69, 70　強制換気では、肺コンプライアンスに比してTiが長過ぎると吸気の後半では肺胞過伸展となり、気道流量がゼロ（図-①）で、換気量が一定（図-②）の状態になる。→ Q 18, 20, 118　圧支持換気（PSV）では、気道流量がPFに対して一定の割合（termination sensitivity、TS）まで低下した時点で吸気を終了して呼気に

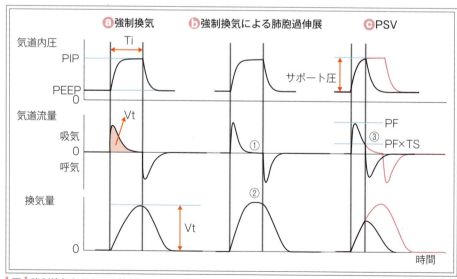

図｜強制換気とPSVの比較

▼ キーワード

吸気同調式人工換気（PTV）　　補助調節換気（A/C）　　圧支持換気（PSV）

移行する（**図-③**では TS ＝ 30％）。→ ◎ 24, 49　これにより肺胞過伸展を防止することができる。TS は機種により固定している場合と可変の場合があり、可変の場合は 10〜15％で使用することが多い。

　SIMV では吸気のタイミングが自発呼吸に同調するが、時間当たりの強制換気回数は一定である。→ ◎ 44, 63　A/C では全ての自発呼吸に同調して強制換気が行われるため換気回数が変動する。PSV は全ての自発呼吸に同調する点は A/C と同じであるが、さらに吸気時間が変動するようになる[1]。SIMV ＋ PSV モードを使用すると、SIMV で同調されなかった自発呼吸に対して PSV による圧補助が作動する。PSV 単独で使用している場合に自発呼吸が感知されないと、バックアップ換気が行われる。PSV から離脱する際には、徐々にサポート圧を低下する。

2 PSV の特徴

　A/C では患者は「吸いたい時に吸う」ことができる。PSV ではこれに加えて「吐きたい時に吐く」ことができるようになるため、同調性が増して気道損傷を軽減することが期待される。しかし、PSV の使用による慢性肺疾患抑制効果は未だ証明されていない[2]。神経筋疾患などに伴う「肺疾患が軽微で、自発呼吸はあるが呼吸仕事量の軽減が必要な状態」が PSV のよい適応であると考えられる。

3 PSV 使用上の注意点

　多くの機種で PSV の吸気圧は「サポート圧」あるいは「above PEEP」として設定される。設定した圧を PEEP に上乗せすることになるので、PSV の吸気圧は強制換気における PIP とは意味が異なることに注意が必要である。気道流量には気管チューブのリークによる喪失分が上乗せされるので、リークが多い場合には気道流量が PF × TS まで低下しない。→ ◎ 16, 19, 20, 28, 118　この場合は Ti として設定された上限値に達した時点で吸気が終了するので A/C と同じになる。機種によってはリーク補正機能を搭載している場合がある。TS が低すぎると PSV のメリットが得られない一方で、TS が高すぎると必要な Vt が得られない。トリガー感度の設定および自発呼吸が乏しい場合については A/C の場合と同様の注意が必要である。→ ◎ 44, 130

引用・参考文献

1）山本裕."PSV". 新生児の呼吸管理ビジュアルガイド. 長和俊編. Neonatal Care 秋季増刊. 大阪, メディカ出版, 2016, 134-8.
2）Greenough A, Murthy V, et al. Synchronized mechanical ventilation for respiratory support in newborn infants. Cochrane Database Syst Rev. (8), 2016, CD000456.

（長　和俊）

Q49 PSVとPAVはどう違うのですか？

PSVとPAV

1 PSVとPAVの違い

圧支持換気（PSV）は「吸いたい時に吸って、吐きたい時に吐ける」ことを想定した方式の補助換気である。→Q 24, 48　患者の吸気努力に同調して気道内圧の上昇を開始し、気道流量が最大流量に対して一定の割合まで低下した時点で吸気を終了する。比例補助換気（PAV）は、さらに「吸いたいだけ吸える」ことを想定した方式の補助換気であり、イメージは自動車のパワーステアリングに似ている。同調式間欠的強制換気（SIMV）→Q 43, 44, 47 の呼吸数を自由にしたものが、補助調節換気（A/C）→Q 47, 48 であり、A/Cの吸気時間を自由にしたものがPSVであるとすると、PSVの吸気圧を自由にしたものがPAVであると言える**(表)**。

呼吸筋が発生する圧（Pmus）と人工呼吸器が発生する圧（Pres）が共同して、吸気量（V）と吸気流量（F）を発生する。これらに抵抗するのが、コンプライアンス→Q 18, 20, 118 の逆数である弾性度（elastance、E）と気道抵抗（resistance、R）→Q 18, 20 であり**(図)**、数式で表現すると式1になる。

Pmus+Pres＝E×V+R×F…式1

PAVでは、自発呼吸に対する補助を「Eのアンローディング」であるvolume assist（VA）と「Rのアンローディング」であるflow assist（FA）に分けて設定する[1]。

Pres＝VA×V+FA×F…式2

表　換気モードとパラメータの自由度

換気モード	PEEP	PIP	吸気時間	換気回数	吸気のタイミング	無呼吸時
IMV	設定値	設定値	設定値	設定値	設定値	変化なし
SIMV	設定値	設定値	設定値	設定値	変動	IMVと同じになる
A/C	設定値	設定値	設定値	変動	変動	バックアップ換気
PSV	設定値	サポート圧	変動	変動	変動	バックアップ換気
PAV	設定値	変動	変動	変動	変動	バックアップ換気

↓キーワード

吸気同調式人工換気（PTV）　　圧支持換気（PSV）　　比例補助換気（PAV）

式2を式1に代入すると式3が得られる。

Pmus＝（E－VA）×V＋（R－FA）×F…式3

あらかじめ測定したEとRに対して、補助割合であるVAとFAを設定すると、測定したVとFに応じて患者が自分で発生する必要のあるPmusが決定する。PAVでは、リアルタイムにVとFを測定し、設定されたVAとFAに応じてPresを発生する（式2）。

体重0.8kgで肺コンプライアンスが0.5mL/cmH_2O/kgであれば、E＝1（0.8×0.5）＝2.5cmH_2O/mLと計算される。正常肺のコンプライアンスを1.5mL/cmH_2O/kgとすると、そのEは0.8cmH_2O/mLとなるので、VAを

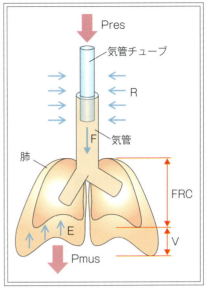

図　PAVの概念

2.5－0.8＝1.7に設定すると、肺疾患によるEが中和されることになる。同様にFAを20cmH_2O/L/秒に設定すると、内径2.5mmの気管チューブに相当するRを中和することになる。すなわち、肺疾患のない児が気管チューブなしで呼吸する状態に近づけることができる。

2 PAVの特徴

PAVはA/Cに比べて酸素化の効率が優っていたという報告がある[2]。しかし、新生児領域でのPAVの評価はまだ定まっていない。

3 PAV使用上の注意点

気管チューブのリークが急に増加した場合には、リークの分のVとFを呼吸努力の需要として認識し、過剰な圧を発生する可能性がある。→ 16, 19, 20, 28, 118　換気中にEとRが大きく変動すると、想定した補助が行われなくなる。FAが大きすぎると、気道内圧が周期的に変動する「振動現象」が発生することがある。自発呼吸が弱くなると、それに合わせてPresも低下して換気量が低下する。すなわち、「必要なだけ吸おうとする」患者以外には単独では使用できない。

引用・参考文献
1）名越廉. 慢性肺疾患の呼吸管理：新しい換気法（PTV）. 周産期医学. 32（6）, 2002, 765-9.
2）Shetty S, Bhat P, et al. Proportional assist versus assist control ventilation in premature infants. Eur J Pediatr. 175（1）, 2016, 57-61.

（長　和俊）

Q50 VTVと従量換気はどう違うのですか？

換気量保証と従量換気

1 VTVと従量換気の違い

　従量換気は一回換気量（Vt）を固定した換気方式である。→ Q 18, 25, 27, 45　単純な従量換気の場合は呼吸回路に定常流がない。→ Q 26　吸気時には呼気弁を閉鎖し、Vtを吸気側から送気する。呼気時には送気が停止して呼気弁が開く。この方式では強制換気の間で自発呼吸ができない。→ Q 44, 63　また、新生児のように気管チューブにカフがないためにリーク→ Q 16, 19, 20, 28, 118 がある状態では安定した換気が得られない一方で、肺コンプライアンス→ Q 18, 20, 118 が低い場合には高い気道内圧→ Q 29, 64 に曝露されることになる。

　従圧式の同調式間欠的強制換気（SIMV）→ Q 43, 44, 47 では、設定した最大吸気圧（PIP）→ Q 45, 46, 69 に対応するVtは肺コンプライアンスやリークの状態で変化する。早産児は肺の状態が変動しやすいため、SIMVで管理する際は頻回にPIPを変更する必要がある。患者側の状態が変化しても一定以上のVtが得られるようにPIPを設定すると、肺に容量損傷→ Q 22, 64, 125 を与え、低二酸化炭素血症→ Q 22 を招く可能性がある。逆にPIPを過剰に低く設定すると気道虚脱による損傷（atelectrauma）→ Q 64, 126 や吸入酸素濃度（F_IO_2）の上昇を招く可能性がある。そのため、従圧式換気でありながら安定した換気量が得られる換気方式が模索され、フローセンサ→ Q 27, 28, 118 とCPUの進歩により実現した。SIMVなどの従圧換気の結果得られたVtあるいは分時換気量（MV）→ Q 18, 25, 45, 51 を目標の値に収束するようにPIPや換気回数（RR）を自動制御する方法を一般に量規定換気（VTV）と呼ぶ[1]。呼称は人工呼吸器の機種により異なるが、Babylog VG500（ドレーゲル・メディカルジャパン）では、一回換気量を規定する場合を換気量保証（VG）→ Q 51, 130、分時換気量を規定する場合を分時換気量保証（MMV）→ Q 51 と定義している。

2 VGの実際

　Babylog VG500のSIMVモードにおけるVGの原理を図に示す。VG500では呼気の

↓ キーワード

吸気同調式人工換気（PTV）　　　量規定換気（VTV）　　　換気量保証（VG）

図 Babylog VG500 の VG

強制換気 M1 の PIP（P1）により得られた Vt（Vt1）が規定値 Vt_T より小さいため、次の強制換気 M2 の PIP（P2）は P1 より高くなる。一方、自発呼吸に同調した強制換気 S3 の PIP（P3）により得られた Vt（Vt3）は Vt_T より大きいため、次回の同調換気（S5）では PIP（P5）が低くなる。

Vt（Vte）を VG の対象としている。自発呼吸と強制換気が同調すると、強制換気のみの場合より Vt が大きくなる。同調した強制換気と同調しない強制換気が混在する状態で VG を行うと、同調により得られた大きな Vt を元に次の強制換気の PIP を決定したり、同調のない強制換気による Vt を元に次の同調のある換気の PIP を決定したりすることになるため、VN500 は同調のある場合とない場合とを区別して次の PIP を決定する。肺の状態が安定していると仮定すると、同調した PIP と同調しない PIP の 2 つの PIP で SIMV を行う結果となる。

3 VTV の効果

VTV では Vt が安定化するため、肺に対する容量損傷を軽減できる可能性がある。一方、Vt の安定化の代償として PIP が変動するようになるので、肺に対する圧損傷が増加する可能性がある。メタ解析の結果からは、VTV による慢性肺疾患発症抑制と人工換気期間短縮の効果が報告されているが、長期予後に与える影響については未解決である[2, 3]。

4 VG 使用上の注意点

　VG では、PIP が無制限に上昇しないように PIP の上限を設定する。気管チューブのリークが多い場合には、Vt が過小評価されて VG が高い PIP を発生する可能性がある。この場合、PIP が上限に達しても目的とする Vt_T が得られないため、警報音が鳴り続けることになる。

引用・参考文献

1) 宮原純."VTV". 新生児の呼吸管理ビジュアルガイド. 長和俊編. Neonatal Care 秋季増刊. 大阪, メディカ出版, 2016, 139-43.
2) Peng W, Zhu H, et al. Volume-targeted ventilation is more suitable than pressure-limited ventilation for preterm infants : a systematic review and meta-analysis. Arch Dis Child Fetal Neonatal Ed. 99(2), 2014, F158-65.
3) Wheeler K, Klingenberg C, et al. Volume-targeted versus pressure-limited ventilation in the neonate. Cochrane Database Syst Rev. (11), 2010, CD003666.

（長　和俊）

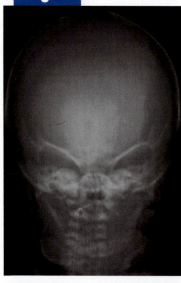

新生児呼吸器疾患画像クイズ ⑥
→回答は401ページへ

在胎38週3日に頭位経腟分娩で出生した女児。出生体重2,660g。1分のApgarスコアは7点であった。泣き止んだところ呼吸ができず、チアノーゼを呈した。皮膚刺激により啼泣して皮膚色が回復した。5Frの栄養チューブが左右の鼻腔を通過しなかったため後鼻孔閉鎖と考えて経口挿管したところ呼吸状態は安定した。

©長　和俊

Q51 VGとMMVはどう違うのですか？

VGとMMV

1 VGとMMVの違い

　量規定換気（VTV）は、従圧式の強制換気でありながら、一回換気量（Vt）→Q 18, 25, 27, 45, 50 や分時換気量（MV）→Q 18, 25, 45 が目的の値に収束するよう最大吸気圧（PIP）→Q 45, 46, 69 や呼吸回数（RR）→Q 25, 45, 69 を自動制御するモードの総称であり、Babylog VG500（ドレーゲル・メディカルジャパン）→Q 54, 130 ではVtの目標値を設定するモードを換気量保証（VG）→Q 50, 130、MVの目標値を設定するモードを分時換気量保証（MMV）と呼ぶ。しかし、MMVが例外的なモードであることから、VTVはVGと同義に使用されることが多い。

2 MVの特徴

　MMVは同調式間欠的強制換気（SIMV）+VGに加えて設定するオプションあり、VGの使用が前提となる。→Q 43, 44, 47　VGを用いて強制換気の一回換気量を目標値に収束させたとしても、自発呼吸による換気量が多い場合と少ない場合とでは分時換気量に差が生じてしまう。→Q 44, 63　そのため、MMVでは自発呼吸による換気量に応じて強制換気の回数を自動制御する。図にMMVの概念を示す。VGで制御される強制換気のVtと強制換気回数の積（赤）が強制換気のMVとなる。MMVは、赤と自発呼吸の強制換気（青）の和が一定になるように換気回数を自動制御する。MMVは自発呼吸を生かしつつMVを安定化させる機能であるため、自発呼吸が不安定な児や左心低形成症候群の術前管理などPaCO$_2$を厳密にコントロールする必要のある児が対象として想定される。→Q 22, 25

3 MMV使用上の注意点

　MMVはVGを前提としているため、チューブのリークが多いとうまく機能しない。→Q 16, 19, 20, 28, 118　チューブのリークが多い場合は姿勢を調整し、必要に応じてチューブのサイズアップを考慮する。リークが多くてVGやMMVが不適切だと判断した場合はモードの変更を行う。自発呼吸によるVtが目標値より大きい場合は、VGはPIP＝PEEPとなり持続的気道内陽圧（CPAP）と同じになってしまう。→Q 33,

キーワード

換気量保証（VG）　　分時換気量保証（MMV）　　分時換気量（MV）

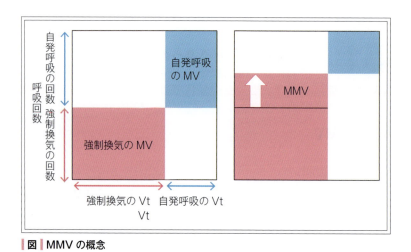

図 MMV の概念

40〜42, 83, 85, 109　VG による強制換気圧が発生している状態でも自発呼吸の回数が多くて自発呼吸の MV が目標値を上回ると MMV は強制換気回数をゼロにするため、結果は CPAP と同じになる。MMV は時間という因子を加えたモードであるため、MV の変化を捉えるには一定の時間が必要であり、換気回数の変更には時間がかかる。MMV は、自発呼吸の呼吸数がゆっくりと変動している場合には適しているが、突然無呼吸に移行する児では強制換気回数の上昇が追いつかない場合がある。→ ◎ 1, 30, 38, 42

引用・参考文献

1）宮原純．"VTV"．新生児の呼吸管理ビジュアルガイド．長和俊編．Neonatal Care 秋季増刊．大阪，メディカ出版，2016，139-43．

（長　和俊）

Q52 HFOVでどうして換気できるのですか？

HFOVの定義

　高頻度換気（high frequency ventilation；HFV）とは、生理的呼吸数よりも多い呼吸回数において、解剖学的死腔量よりも少ない一回換気量で換気を行う方法である。→ Q 18, 25, 27, 45, 50　呼吸回数、さらには呼気が患者自身の膨らんだ肺の弾性で行われるものか（passive expiration）、人工呼吸による陰圧で行われるか（active expiration）によって、表1のように分類される。現在、日本では、新生児のHFVは主に高頻度振動換気（high frequency oscillation；HFO）を指すことが多く、HFOV（high frequency oscillatory ventilation）は同義となる。→ Q 53〜60, 72, 121, 130

表1　高頻度換気療法の分類

	呼吸回数	呼気
HFPPV	1〜2.5Hz（60〜150回／分）	passive
HFJV	2.5Hz〜10Hz（150〜600回／分）	passive
HFOV	3〜40Hz（180〜2,400回／分）	active

HFPPV（high frequency positive pressure ventilation）：高頻度陽圧換気
HFJV（high frequency jet ventilation）：高頻度ジェット換気
HFOV（high frequency oscillatory ventilation）：高頻度振動換気

ガス交換の原理

　Weibelのモデルによると、肺では主気管支の分岐（第1分岐）以降も分岐が繰り返され、およそ第23分岐まで存在すると考えられているが、実際にガス交換の場となる肺胞は第17分岐以降に存在する[1]（図1）。通常の呼吸で対流が起こるのは第17分岐程度までであり、それ以降（主な肺胞領域）では拡散によってガス交換が行われる。肺胞気と新たに吸い込んだ気体の入れ替えは、以下のようなメカニズムにより行われていると考えられている[2〜4]。

- **直接肺胞換気**：近位に存在する肺胞での直接的な気体の出入り

キーワード
高頻度振動換気（HFOV）　　　テイラー分散　　　振り子流

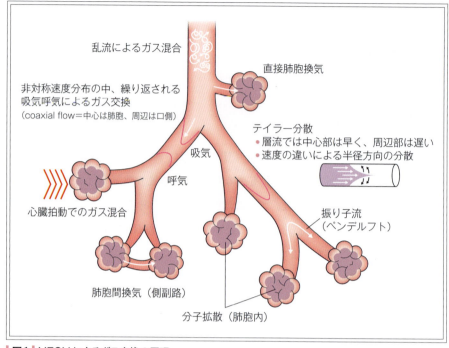

図1 HFOV によるガス交換の原理

- **乱流によるガス混合**：近位気道（太い気道）における気流は、通常、乱流（turbulence）となり、管内のガス混合が起こる。
- **テイラー分散**（Taylor dispersion）：遠位気道（細い気道）における気流は、通常、層流（laminar flow）となり、気道の半径方向への拡散を促す。
- **非対称速度分布による coaxial flow によるガス交換**：気道内での気流速度分布は非対称（中心部で速く、周辺部で遅い）で、特に分岐部で増強される。吸気、呼気が繰り返されることで中心部では肺に向かい、周辺部では口側へ向かう流れ（coaxial flow）が起こり、ガス交換に寄与する。
- **振り子流（pendelluft）**：分岐部分の非対称性、コンプライアンスや気道抵抗の違いによる呼気・吸気位相のズレにより生じる気流
- **分子拡散**：肺胞内での濃度勾配に従った拡散
- **側副路による肺胞間で起こる換気**
- **心臓拍動によるガス混合**

HFOV では、高速のガス流や高頻度振動により、上記のメカニズムを増強させ、解剖学的死腔量よりも少ない一回換気量で換気を行うことを可能としている。また、

HFOVでは振幅圧は<mark>気道抵抗</mark>(特に気管チューブ部分)によって減衰(damping)するため、肺胞内圧の変動は小さくなる。→ Q 18, 20　また虚脱したコンプライアンスの低い肺胞では、圧変動が大きく、開放された肺胞では圧変動が小さくなるという特徴がある[5]。適正なMAPで開放された肺胞内において、小さな内圧変動での換気が可能なHFOVは、肺保護戦略(lung protective strategy)に最適な人工換気療法だと考えられている。

各パラメータと酸素化、換気

HFOVでは以下の各パラメータ(図2)を調整し、目的の酸素化と換気を達成する。

1) 設定パラメータ

- 平均気道内圧(MAP〔cmH$_2$O〕)→ Q 46, 58, 69
- 振幅圧(アンプリチュード〔Amp〕、⊿pressure〔cmH$_2$O〕)→ Q 56
  ※実際に発生する量はストロークボリューム(SV)と呼ばれる。→ Q 56, 59, 69
- 振動数(frequency〔Hz〕)→ Q 57
  (・吸気呼気時間比〔I/E比*〕)→ Q 24, 25
  (・吸入酸素濃度)→ Q 23, 46, 69

2) 酸素化(oxygenation)

吸入酸素濃度、MAPにより調整される。MAPを上げることで、肺胞表面積(ガス交換面積)を広げるだけでなく、虚脱肺胞を再動員(肺胞リクルートメント)させることで酸素化を改善させる。

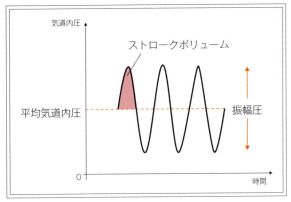

|図2| HFOVにおける各パラメータ

3）換気（ventilation）

HFOVでは動物実験や数学的な検討から、f（呼吸数）×Vt（一回換気量）^{2} が CO_2 排出に反映することが分かっている。HFOVにおけるVtはSVを指し、**図3** のように ⓐ振幅圧上昇、ⓑ振動数低下でSVは増加（CO_2 が低下）する。

4）振幅圧 [6]

人工呼吸器内で発生させた振幅圧は、原則、肺胞に至るまでに減衰していくが、その程度は **表2** のような条件でさまざまに変化する。肺保護の観点から見ると、transmission ⊿P は小さい方が有利と考えられるが、肺の状態によっては振幅圧自体を上げたり、Hzを下げたりすることで、transmission ⊿P を確保しないと必要な換気が得られない場合がある。

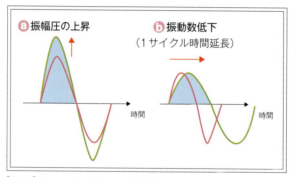

図3 ストロークボリュームと振幅圧、振動数の関係
ピンクの波形から緑の波形に変化（ⓐ振幅圧上昇、ⓑ振動数低下）させると、水色のような面積（ストロークボリューム）が増える。

表2 振幅圧の変化

条件	肺胞に伝達される振幅圧 （transmission ⊿P）	例
肺コンプライアンス低下	上昇	・虚脱肺胞、呼吸窮迫症候群
レジスタンス上昇	低下	・末梢気道閉塞、分泌物 ・気管チューブが細い、長い
振動数（Hz）上昇	低下	―

＊I/E比：機種によってはI/E比をコントロールできるものがある。I/E＝1：1（I/E比50％）で使用されることが多いが、エアトラッピングを防ぐ目的でI/E＝1：2（I/E比33％）とされることもある。この場合、SVが若干低下し、実際の肺胞内MAPが設定を下回ることに注意が必要となる（特に、振幅圧の大きい場合は呼気陰圧の影響による）[7]。

open lung concept

　図4のように、肺の圧容量関係は線形ではなく、吸気曲線（inflation limb）と呼気曲線（deflation limb）とが異なった非線形的性質を持ち、これをhysteresisと呼ぶ。hysteresisのため、同じMAPであっても呼気曲線線上に乗っている状態の肺容量の方が大きい。過膨張によるvolutrauma（high volume injury）、繰り返しの虚脱・再開放によるatelectrauma（low volume injury）を予防するためには、適正なMAPを呼気曲線で保つことが理想であり、HFOVの実力を十分に引き出す鍵となる。HFOVで吸引操作後に行うことが勧められることの多いSI（sustained inflation）は、open lung conceptに基づいた肺リクルートメント法の一つであるが、そのほかにもさまざまな肺リクルートメント

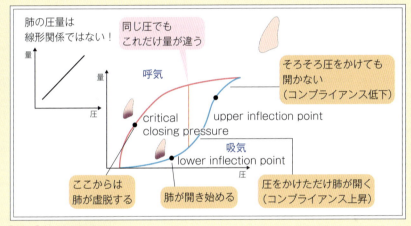

図4 肺の圧容量関係

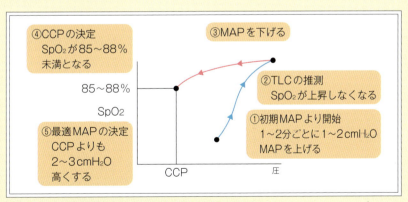

図5 SpO₂を指標としたHFOVリクルートメント法
TLC：total lung capacity　CCP：critical closing pressure

方法が提唱・比較されている[8]。臨床でよく行われる SI としては、MAP よりも 5 〜 10cmH$_2$O 高い圧を 10 〜 15 秒程度、HFOV を止めてかける static SI と、HFOV を止めずにそのまま MAP として上げる pulsatile SI などがあり、pulsatile SI の方が循環に影響しにくいと考えられている。

一方呼気曲線上に乗せるために**図5**のような肺リクルートメント法が考案されており、今後のさらなる臨床研究が待たれる[9, 10]。

引用・参考文献

1) Weibel, ER. Morphometry of Human lung. New York, Springer, 1963, 151p.
2) 平原裕行, 吉崎翔. 肺呼吸による流れと物質輸送. ながれ. 34(4), 2015, 297-304.
3) Pillow JJ. High-frequency oscillatory ventilation : mechanisms of gas exchange and lung mechanics. Crit Care Med. 33(3 Suppl), 2005, S135-41.
4) Slutsky AS, Drazen JM. Ventilation with small tidal volumes. N Engl J Med. 347(9), 2002, 630-1.
5) Kneyber MC, et al. Reflections on pediatric high-frequency oscillatory ventilation from a physiologic perspective. Respir Care. 57(9), 2012, 1496-504.
6) Pillow JJ, et al. Dependence of intrapulmonary pressure amplitudes on respiratory mechanics during high-frequency oscillatory ventilation in preterm lambs. Pediatr Res. 52(4), 2002, 538-44.
7) Pillow JJ, et al. Effect of I/E ratio on mean alveolar pressure during high-frequency oscillatory ventilation. J Appl Physiol (1985). 87(1), 1999, 407-14.
8) Pellicano A, et al. Comparison of four methods of lung volume recruitment during high frequency oscillatory ventilation. Intensive Care Med. 5(11), 2009, 1990-8.
9) Tingay DG, et al. The deflation limb of the pressure-volume relationship in infants during high-frequency ventilation. Am J Respir Crit Care Med. 173(4), 2006, 414-20.
10) Tingay DG, et al. Indicators of optimal lung volume during high-frequency oscillatory ventilation in infants. Crit Care Med. 41(1), 2013, 237-44.

（佐藤雅彦）

Q53 HFOVはどのような場合に使うのがよいですか？

HFOVの適応

NICUへ入院する病的新生児はどの児でも高頻度振動換気（HFOV）の対象となり得るが、HFOVの利点と懸念材料（表）、また後述する使用機器の特徴などを理解した上で、疾患別にではなく、病態別に対象を考慮・評価しながら使用することが大切である。→ Q 52, 54〜60, 72, 121, 130

1 換気困難

肺低形成、先天性横隔膜ヘルニア、胎児水腫、腹圧の異常な上昇などが対象となる。肺または胸郭コンプライアンスが低下（肺を膨らませるのに高い圧が必要）するような病態で、通常呼吸管理では換気困難であっても、ガス拡散が増強されるHFOVでは換気可能となることが多く、通常呼吸管理からのrescue therapyとして位置付けられる。→ Q 18, 20, 118

2 肺高血圧

胎児循環遺残、先天性横隔膜ヘルニア、肺低形成などが対象となる。一酸化窒素（NO）吸入療法 → Q 90〜92 や循環管理が肺高血圧治療の中心となるが、通常呼吸管理ではガス交換が困難な場合や、少ない一回換気量 → Q 18, 25, 27, 45, 50 が望まれる場合でも、HFOVでは二酸化炭素貯留（あるいは「PCO_2上昇」）や低酸素による肺血管抵抗上昇を防いで適切な換気と酸素化を維持することができる。この場合、静脈還流低下が肺高血圧に及ぼす悪影響を考慮し、比較的低めの平均気道内圧（MAP）が

表 | HFOVの利点と懸念材料

利　点	懸　念
・ガス拡散が増強されるため、少ない一回換気量で換気可能 ・必要なMAPを維持することが比較的容易で、換気にもほぼ影響されない →肺容量を適切に保ちながら、少ない圧変動で換気可能（理想的な換気方法）	・気道閉塞で振幅圧が減衰（換気能力が低下） ・胸腔内圧が持続的に高めとなることや、肺胞の過膨張により肺血管抵抗が上昇するため、静脈還流が低下（静脈うっ血、循環不全を助長）

▼ キーワード

高頻度振動換気（HFOV）　　肺高血圧　　気道閉塞

選択されることがある。→ 46, 58, 69

3 気道閉塞 → 19, 115, 118

　胎便吸引症候群、人工肺サーファクタント投与後が対象となる。胎便吸引症候群では、胎便による気道閉塞により振幅圧が極端に減衰（体表の振動が少ない）するようなら、HFOVでの管理は困難だと考えらえる。一方、サーファクタント洗浄後や合併する病態（胎児循環遺残、気胸、化学性肺炎）のためにHFOVを使用する場合、==気管吸引==が頻回となることがある（気道の貯留物はHFOVにより口側へ引き出される作用があるため）が、その都度開放した肺胞の虚脱を防ぐことに注意する必要がある。→ 105〜108　また分泌物の貯留した==気道抵抗==の大きい状況では、振動数を下げなければ適切な換気が得られないことがある。→ 18, 20

　その他、人工肺サーファクタント投与後、特に直後は気道抵抗が高くなることや、人工肺サーファクタントが口元側へ引き出されることなどから、しばらく通常呼吸器管理とした後にHFOVへ切り替える施設も多い。

4 エアリーク症候群 → 124

　肺胞内圧変動が少ないことから、さらなるエアリーク悪化を防ぐことが可能だと考えらえる。この場合、肺胞を虚脱させない程度の低めのMAPで使用されることが多い。また、重症の間質性肺気腫に対して、エアトラッピングを最小限に抑えつつ換気量を維持するために、低い振動数（5〜6Hz）で管理する方法が考案されている[1]。

5 慢性肺疾患 → 23, 31, 63, 77, 83, 85, 86, 93, 94, 96, 125, 126

　急性増悪時には、rescue therapyとして使用される。びまん性に虚脱肺胞を認め、肺胞数が減少、死腔の増加した慢性期においても、換気能力が高く、肺胞リクルートメント強化が可能なHFOVはよい適応となる。

　HFOVは、慢性肺疾患を予防する観点からも期待されているが、現在まで国際的なエビデンスは確立していない[2]。==量規定換気==（==VTV==）が通常呼吸器管理として行われることが多い現在、HFOVの優位性をさらに示すのは困難と考えられる。→ 50 一方長期の肺機能予後を改善させたとする報告もあり[3]、HFOVによる肺障害予防のコンセプトを十分に理解し、精通した施設での使用を決して否定するものではない。いずれにしても肺リクルートメントを意識した細やかな管理の下、十分な肺容量を保ち、HFOVの利点を最大限引き出すことが肝要である。

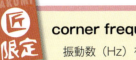

corner frequency とは

　振動数（Hz）を下げると、ストロークボリューム（SV）が増加するだけでなく、transmission ⊿P（肺胞へ伝達される振幅圧）も上昇するため、換気量は上昇する。一方で、肺胞内圧変動が大きくなるため、肺保護的な観点からは不利となる。高い振動数は低い振動数に比べて肺障害が少ないこと[4]、虚脱肺を効果的に広げること[5]などが示されており、患者の状態（肺メカニクス）、使用機器の特性とも合わせて Hz を選択していくことが大切である。

　Venegas と Fredberg ら[6]は、肺インピーダンス（肺全体の抵抗、気流を発生させるために要する圧とも言い換えられる）と Hz との関係から、適切なガス交換を行いつつ、肺損傷を防ぐための最適な振動数を選択するため、Fc（corner frequency）を提案した**（図）**。Fc は、以下のような式で表される。

Fc＝1/（2πRC）　※R：気道抵抗、C：コンプライアンス

　図中の●での振動数が Fc である。コンプライアンスの低下した肺（呼吸窮迫症候群など）では、通常よりも高い振動数、気道抵抗の上昇した肺（胎便吸引症候群など）では低い振動数を選択することで、換気を維持しつつ、できる限り肺に低侵襲（肺胞内圧変動の少ない）な設定とすることができる。

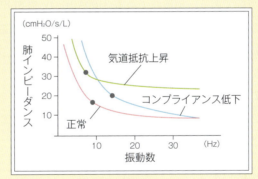

図 肺インピーダンスと振動数（文献6より引用）

引用・参考文献

1）Squires KA, et al. High-frequency oscillatory ventilation with low oscillatory frequency in pulmonary interstitial emphysema. Neonatology. 104(4), 2013, 243-9.
2）Cools F, et al. Elective high frequency oscillatory ventilation versus conventional ventilation for acute pulmonary dysfunction in preterm infants. Cochrane Database Syst Rev. (3), 2009, CD000104.
3）Zivanovic S, et al ; United Kingdom Oscillation Study Group. Late outcomes of a randomized trial of high-frequency oscillation in neonates. N Engl J Med. 370(12), 2014, 1121-30.
4）Meyer J, et al. Protective strategies of high-frequency oscillatory ventilation in a rabbit model. Pediatr Res. 60(4), 2006, 401-6.
5）Bauer K, Brucker Ch. The role of ventilation frequency in airway reopening. J Biomech. 42(8), 2009, 1108-13.
6）Venegas JG, Fredberg JJ. Understanding the pressure cost of ventilation : why does high-frequency ventilation work? Crit Care Med. 22(9 Suppl), 1994, S49-57.

（佐藤雅彦）

Q54 どの機種を用いて HFOV を行うのがよいですか？

HFOV に用いる機種

現在、日本で高頻度振動換気（HFOV）を使用できる機器と駆動方式などを**表**にまとめる。→ Q 52, 53, 55～60, 72, 121, 130　HFOV では、単に取扱説明書上のスペックではなく、その駆動方式により実際に推奨される振動数が異なることに留意して使用する必要があり、機種によっては体重の大きな児では振動数を下げないと必要な換気量を得られないケースがある。ピストン式では、ピストン一往復で発生する圧変動は綺麗な対称性の正弦波で、アンプリチュード（Amp）と換気量は正比例し、通常使用する振動数では平均気道内圧（MAP）への影響は少なく、正期産児でも 15Hz で管理可能である。矩形波である 3100A HFOV や SLE5000 など[1]も、Amp と換気量は正比例し、同様に比較的大容量での換気も可能である。一方、Babylog 8000 plus では呼気側でダイアフラム弁により振動を、ジェットベンチュリーによって陰圧を作り出し

表 HFOV を使用できる機器と方式

機種名	駆動方式	流量 (L/分)	振動数 (Hz)	MAP (cmH_2O)	Amp (cmH_2O)
ハミング V	ピストン式	8	13～17	3～30	―
カリオペα	ピストン式	10	15	3～30	―
ハミング X	ピストン式	10～40	5～20	3～40	―
SLE2000 HFO	ジェット式 （スピニングジェット）	5	3～20	0～35	0～80
SLE5000	ジェット式 （2方向ジェット）	8	3～20	0～45	4～180[※1]
Babylog 8000 plus	・ダイアフラム弁 ・ジェットベンチュリー	20～30	0～20	0～25	0～100
Babylog VN500	・ダイアフラム弁 ・ジェットベンチュリー	20～120	5～20	5～50	5～90
3100A HFOV	ラウドスピーカー式[※2]	0～40	3～15	10～45	0～90 以上
ファビアン HFO	ラウドスピーカー式[※2]	2～20	5～20	5～40	4～80

※1　SLE5000 では Amp のことを ⊿Pressure と呼ぶ。
※2　ラウドスピーカー式はモーター動力をダイアフラムへ伝えて陽陰圧を作り出す。

↓ キーワード

Babylog 8000 plus　　　Babylog VN500　　　SLE5000

ているため、Ampと換気量とは正比例せず、Amp40〜60％程度からは換気量増加は頭打ちとなる[2]。また、振動数が高くなると十分に換気量を作り出せない[3]。

　SLEシリーズでは10〜12Hzが、ファビアンHFOでは体重1kg未満は15Hz、それ以上は10〜12Hzが推奨されている。Babylog 8000plusの後継機種であるBabylog VN500では、Ampが設定可能となっただけでなく、Ampを変化させ目標の換気量（VTHf 1.5〜2.0mL/g）を自動で維持する機能（VG）が付加されており、VGを利用することでPCO_2変動を抑えることが可能であると考えられる[4, 5]。

引用・参考文献

1) Harcourt ER, et al. Pressure and flow waveform characteristics of eight high-frequency oscillators. Pediatr Crit Care Med. 15(5), 2014, e234-40.
2) 菅野啓一. カリオペα. 周産期医学. 37（7）, 2007, 907-11.
3) Grazioli S, et al. New generation neonatal high frequency ventilators : effect of oscillatory frequency and working principles on performance. Respir Care. 60(3), 2015, 363-70.
4) Iscan B, et al. Impact of Volume Guarantee on High-Frequency Oscillatory Ventilation in Preterm Infants : A Randomized Crossover Clinical Trial. Neonatology. 108(4), 2015, 277-82.
5) Enomoto M, et al. Effect of Volume Guarantee in Preterm Infants on High-Frequency Oscillatory Ventilation : A Pilot Study. Am J Perinatol. 34(1), 2017, 26-30.

SV (mL)	I/E設定	CMVとの併用	volume target ventilation	Vt測定	振幅圧波形
0〜80	なし	呼気相のみ（auto-sighとして）	なし	なし	正弦波（対称）
0〜80	なし	なし	なし	なし	正弦波（対称）
0〜160	なし	なし	なし	口元hot-wire	正弦波（対称）
―	なし	吸気相のみ 呼気相のみ 吸気呼気相ともに	なし	なし	正弦波（非対称）
―	あり 1:1〜1:3	吸気相のみ 吸気呼気相ともに	なし	口元hot-wire	矩形波
―	なし	呼気相のみ	なし	口元hot-wire	正弦波（非対称）
―	あり 1:1〜1:3	呼気相のみ	※あり（volume guarantee）	口元hot-wire	正弦波（非対称）
―	あり 1:1〜1:2	なし	なし	なし	矩形波
―	あり 1:1〜1:3	吸気呼気相ともに	※あり（volume guarantee）	口元hot-wire	正弦波（非対称）

（佐藤雅彦）

Q55 HFOV使用中はどのように聴診するのですか？

HFOV使用中の聴診

1 HFOV管理中の全身評価

高頻度振動換気（HFOV）では、解剖学的死腔量よりも少ない換気量を15Hz前後の高頻度で振動させるため、呼吸器自体のノイズや持続的な胸郭振動により、聴診器を使用して呼吸音、心音、腸蠕動音を聴取することは実際的に困難である。→ Q 52～54, 56～60, 72, 121

そこで、HFOV使用中に聴診で上記音を聴取するためには、①一時的に人工呼吸器から離脱して用手換気に切り替える、②呼吸器の換気モードを持続的気道内陽圧（CPAP）→ Q 33, 36, 37, 40～42, 83, 85, 109 もしくは間欠的強制換気（IMV）→ Q 35, 43 に切り換えることが必要である。

しかし、一時的であれ呼吸器から離脱することは、肺胞を虚脱させる危険性がある。本来、HFOVの効能は、適切な平均気道内圧（MAP）により虚脱した肺胞を効率よく開放し、換気に動員できる肺胞数を増加させることにより得られるものであり、これら手技はHFOV管理の利点を損なうことになる。→ Q 46, 58 また換気モードの変更により心拍数やSpO_2の変動を来すことで、児の呼吸・循環系への負担や合併症のリスクが高まる可能性があり[1]、これら手技は実用的ではない。そのため、HFOV管理中においては、呼吸心拍モニタ→ Q 7、血液ガス検査→ Q 9～11, 69、$tcPO_2/tcPCO_2$モニタ→ Q 13, 14, 17, 31、パルスオキシメータ→ Q 7, 12, 14、胸部エックス線検査→ Q 104, 123 などを組み合わせて、児の全身状態を評価する必要がある。

よって、HFOV使用中の場合、HFOVのままで聴診することが一般的である。実際に、上記音の詳細は分からずとも、聴診により得られたピストン振動音の特徴から、合併肺疾患の初期変化を捉えることが可能である[2]。

2 ピストン振動音の特徴から見る合併症

1）振動音の減弱

気管チューブが深い（もしくは浅い）場合、分泌物によりチューブ閉塞を来している場合には振動音の減弱を認める。→ Q 16, 117 胸腹部エックス線写真によりチュ

キーワード

高頻度振動換気（HFOV）　　呼吸音　　心音

ーブ位置を確認して、チューブ位置が深い（もしくは浅い）場合には再固定を行う。気道分泌物の貯留によるものであれば、気管吸引を行う。→◎ 5, 113, 114　また慢性肺疾患→◎ 23, 31, 53, 63, 77, 83, 85, 86, 93, 94, 125, 126 の増悪により肺のコンプライアンス→◎ 18, 20, 118 が悪くなった場合や、時に重度の気管攣縮を認めた場合にも、振動音が減弱する。

2）振動音の左右差

　前述したように気管チューブが深く挿入されている場合（特に右側肺へ）には、振動音の左右差を生じる。また片側のエアリークや、無気肺の場合にも、振動音の左右差を生じる。→◎ 53, 124　特に緊張性気胸→◎ 123 の場合には、チアノーゼ→◎ 4, 30 や皮膚色不良などの臨床症状が急激に出現し、モニタ上、突然の酸素飽和度の低下、徐脈、血圧低下を伴う。緊急の胸腔穿刺が必要である。

引用・参考文献

1）中西秀彦. HFO. 周産期医学. 44（12），2014，1593-7.
2）Waisman D, et al. High-frequency oscillatory ventilation："Please do not forget me," said the stethoscope. Pediatrics. 108(3), 2001, 819.

（中西秀彦）

Q56 SVとAmpはどこが違うのですか？

ストロークボリュームとアンプリチュードの違い

ピストン式の高頻度振動換気（HFOV）→ Q 52〜55, 57〜60, 72, 121, 130 では、平均気道内圧（MAP）→ Q 46, 58, 69 とストロークボリューム（SV）→ Q 59, 69 を調整することで、酸素化と換気を別々にコントロールすることが可能である。SVはピストン一往復により作り出される換気量であり、アンプリチュード（Amp）はSVによって生じる圧振幅を口元Yピース部分で測定したものである。特に$PaCO_2$を低下させたい場合には、SVを上昇させることで、より末梢気道までガス乱流を到達させてCO_2の拡散を増加させることが可能になる[1]。

HFOVの圧波形、圧変動は、図に示すように、末梢気道に向かうに従い減衰し、肺胞内での圧変動は非常に小さくなると考えられている[2]。Ampは、吸気相と呼気相の

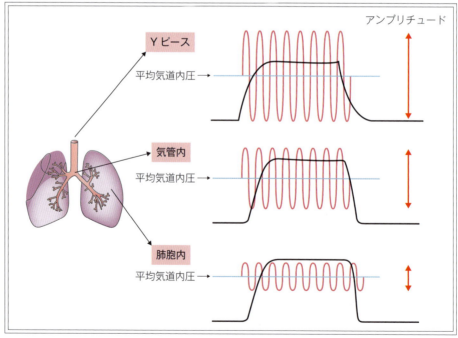

図 HFOV管理における各部位における気道内圧波形（文献2より引用改変）
末梢気道に進むほど、平均気道内圧は保ったまま圧力変動が小さくなる。

↓キーワード

高頻度振動換気（HFOV）　　ストロークボリューム（SV）　　アンプリチュード（Amp）

全体の圧力差を示しており、呼吸器設定や気管チューブの太さにも依存するが、通常の人工換気よりも大きい。しかし気管チューブより先の圧変化はこの半分以下となり、さらに気管分岐部から先では気道抵抗を経ることで、実際に肺にかかる Amp は1/10 程度以下まで減衰される。このように肺胞に達するごくわずかな換気量で、平均気道内圧は保ったままで換気を維持することが可能である。

引用・参考文献

1) Slutsky AS, Drazen JM. Ventilation with small tidal volumes. N Engl J Med. 347(9), 2002, 630-1.
2) Waisman D, et al. High-frequency oscillatory ventilation : "Please do not forget me," said the stethoscope. Pediatrics. 108(3), 2001, 819.

（中西秀彦）

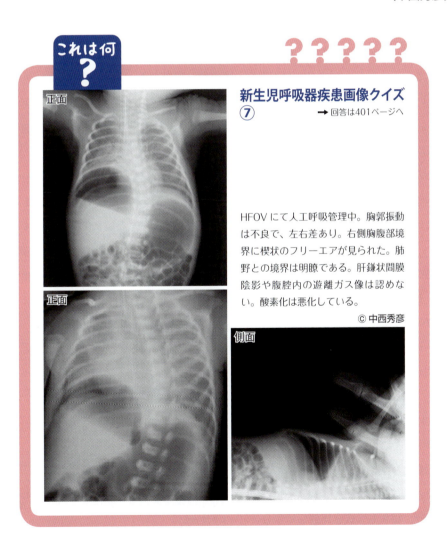

新生児呼吸器疾患画像クイズ ⑦
→ 回答は401ページへ

HFOV にて人工呼吸管理中。胸郭振動は不良で、左右差あり。右側胸腹部境界に楔状のフリーエアが見られた。肺野との境界は明瞭である。肝鎌状間膜陰影や腹腔内の遊離ガス像は認めない。酸素化は悪化している。

Ⓒ 中西秀彦

Q57 HFOVの振動数が機種によって違うのはなぜですか？

振動数の調整

　高頻度振動換気（HFOV）機能を備えた呼吸器は、その振動を作り出す動作原理の違いから、ピストン式とダイアフラム式とに大きく機種が分けられる。→Q 52〜56, 58〜60, 72, 121, 130　ピストン式 HFOV では、振動は高速に動くピストンにより作り出されており、ストロークボリューム（SV）→Q 56, 59, 69 を上昇させた際に増幅されるアンプリチュード（Amp）→Q 56 に比例して換気量が増大するため、多くの換気容量を必要とする比較的体重の大きな児でも、十分にその機能を発揮することができる。ピストン式 HFOV の場合、慣習的に振動数を 15Hz で固定していることが多いが、特に振動数を変動させなくても十分にそのパワーを発揮することが可能である。ただし振動数を固定することが必ずしも良いわけではなく、実はその至適値は明確にはなってはいない。

　一方、ダイアフラム式 HFOV では、定常流に対して高速バルブ開閉と呼気相ジェットの併用により平均気道内圧（MAP）と換気振動を作り出しているため、その性質上ピストン式と比較してパワーが足りないことから、大きな換気量を生み出すためには、Amp と振動数の両パラメータを調節する必要がある。→Q 46, 58, 69　しかし、精度の高いフローセンサを備えるため一回換気量を正確に測定することが可能であり、換気量保証（VG）によるHFOV 管理においては優れている[1]。→Q 50, 51, 130　表に両機種の特徴を示す。

　さて HFOV 管理では、脳室周囲白質軟化症（PVL）に対する脳保護や肺損傷予防の観点から血中二酸化炭素濃度のコントロールは非常に重要である。ダイアフラム式 HFOV の場合、ピストン式と比較して十分

表｜駆動方式別の HFOV の利点・欠点

駆動方式	利点	欠点*
ダイアフラム方式	HFOV の制御が容易 ・振動数 ・一回換気量 ・MAP	パワー不足
ピストン方式	パワーが強力	HFOV の制御が難

*近年は両駆動方式ともに、製品改良により大きく改善してきている。

キーワード

高頻度振動換気（HFOV）　　ピストン式 HFOV　　ダイアフラム式 HFOV

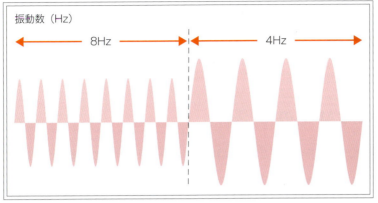

図 振動数の変化に伴う VTHf の変化

8Hz と比較して 4Hz のアンプリチュードのピークは高くなるため、VTHf は明らかに増加し、その結果、CO_2 排泄効果が高まる。VTHf を確保するために振動数を変化させる意義は、このような機序にある。

なパワーを作れないため、CO_2 をコントロールする際に、振動数と Amp のどちらを変更するべきかは難しい問題であるが、その評価として CO_2 拡散係数（DCO_2）は有効なパラメータとなり得る。DCO_2 は、(VTHf：HfOV 中の一回換気量)^2 ×振動数で求められるが、DCO_2 は VTHf の二乗に比例するため、VTHf に大きな影響を受けることがこの式から理解できる。→ Q60 実際に振動数を減少させた場合、図に示すように VTHf は大きくなり、その結果、CO_2 拡散は上昇するわけである。したがって、単純にダイアフラム式 HFOV を使用して体格の大きい児の呼吸管理を行う場合には、VTHf を考慮して振動数を調整する必要がある。

　ところで、振動数 15Hz のピストン方式の HFOV と、振動数を 15Hz にそろえたダイアフラム式の HFOV の性能を比較することに何か意味があるかというと、そうではない。なぜなら、前述したように、この両機種が振動を作り出す動作原理は根本的に異なっているためである。むしろこれからは、それぞれの機種の特性を理解し、長期神経学的予後を改善するためにいかに CO_2 をコントロールするかということに主眼を置き、機種にかかわらず HFOV に加え VG モードを有効に用いて、肺容量損傷および過換気が原因による PVL 予防に努めることが重要である。

引用・参考文献

1) Iscan B, et al. Impact of Volume Guarantee on High-Frequency Oscillatory Ventilation in Preterm Infants : A Randomized Crossover Clinical Trial. Neonatology. 108(4), 2015, 277-82.

（中西秀彦）

Q58 HFOVのMAPはどのように決めたらよいですか？

適切なMAPの決定法は？

理論上は、図に示すような圧量曲線（PVループ）の吸気曲線上で、肺が開きはじめる lower inflection point（LIP）よりも高く、肺が開ききる upper inflection point（UIP）よりも低い圧で、呼気線上で急に肺容量が減少する付近が理想的な 平均気道内圧（MAP）である。→ Q 46, 69　つまり「肺容量を最大に保つ最低の圧」である。しかし、ベッドサイドでは図に示すような LIP、UIP は分からないので、具体的には従来型人工換気（CMV）による換気時の MAP より通常2〜3cmH$_2$O 高めの MAP に設定するとよい。CMV と同等か、より低い MAP で開始すると、肺が十分に拡張できず、虚脱して換気効率を悪くしてしまう可能性がある。MAP を高くしすぎると、肺容量はすでにプラトーに達しているので、酸素化は変わらないにもかかわらず、胸腔内圧 が上昇して上下大静脈からの静脈還流が低下し、心拍出量の低下、頭蓋内のうっ血のリスクが高まるので注意が必要である。→ Q 29, 122

したがって MAP を上げた後は、血圧、尿量などの循環状態の変化に注意し、必要があれば胸部エックス線により横隔膜の位置と形態を評価する。一般的には右横隔膜

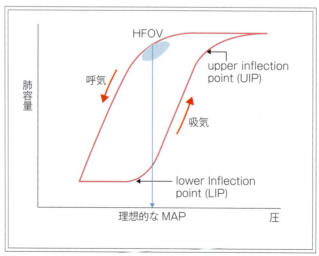

図　圧量曲線（PVループ）における HFOV の換気概念

キーワード

高頻度振動換気（HFOV）　　平均気道内圧（MAP）　　胸腔内圧

頂部が第8肋間下端と第9・10肋間中間の間に位置するのがよい。過剰なMAPであると横隔膜が水平化するので参考になる。

（宗像　俊、中村友彦）

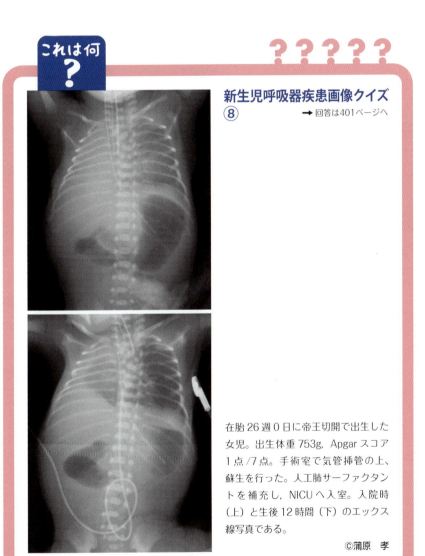

新生児呼吸器疾患画像クイズ⑧
→ 回答は401ページへ

在胎26週0日に帝王切開で出生した女児。出生体重753g, Apgarスコア1点/7点。手術室で気管挿管の上、蘇生を行った。人工肺サーファクタントを補充し，NICUへ入室。入院時（上）と生後12時間（下）のエックス線写真である。

©蒲原　孝

横隔膜

Q59 HFOVのSVはどのように決めたらよいですか？

適切なSVの決定法

高頻度振動換気（HFOV）中の気道内圧の変化は、Q56の図に示すように、末梢気道に向かうに従い減衰し、肺胞内での圧変動は非常に小さくなると考えられている。→Q 52〜58, 60, 72, 121, 130　HFOVのガス換気のメカニズムは、図に示すように、振動によって生じるガスの「乱流、対流」が末梢気道では「放射」により肺胞内に到達し、肺胞内でガスの「拡散」が起こると考えられている。ストロークボリューム（SV）を上げるということは、より末梢気道までガス乱流を到達させてCO₂の拡散を増加させることになる。→Q 56, 69　したがって、SVの値は、目標とするCO₂値に合わせて調節する。

肺のコンプライアンスが低く、気道抵抗が高いほど、有効な乱流を生じさせるためのSVは高くなる。→Q 18, 20, 118　気道病変、気道閉塞があると中枢側の気道のみが振動して、末梢には有効な振動が到達せず換気不良となる。胸や顔が大きく振動しているにもかかわらず、高二酸化炭素血症が改善しない場合や、逆に急に胸部の振動が減弱した場合は、気道の狭窄、閉塞を疑う。気管チューブの内径が狭い場合も抵抗が高くなり十分な換気が得られない場合があるので、チューブのサイズアップを考慮する。また、大きなSVでは呼吸器回路内に大量の乾燥したガスが流れ呼吸器回路内が乾燥しやすくなるので、十分な加湿がかかるように加湿器の設定に注意する。→Q 5, 65

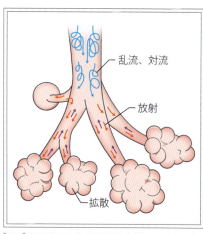

図 HFOVにおけるガス交換のメカニズムの模式図

（宗像　俊、中村友彦）

キーワード

高頻度振動換気（HFOV）　　ストロークボリューム（SV）

Q60 HFOV-VG の VTHf はどのように決めたらよいですか？

HFOV-VG の一回換気量の決定法

volume guarantee（VG）は高頻度振動換気（HFOV）→ Q 52〜59, 72, 121, 130 や間欠的強制換気 → Q 35, 43 に付け加えるモードのひとつで、換気量保証 → Q 50, 51, 130 という意味である。間欠的強制換気を例に説明すると、VG では設定した一回換気量を維持するように人工呼吸器が自動的に最大吸気圧を調節する（図）。→ Q 18, 25, 27, 45, 50 肺の状態は一定ではなく、痰、体動、虚脱などで一回換気量は変動する。VG を使用すると、肺の状態が変わっても、呼吸器が圧を変化させて換気量を調整する。VG を使用しない従圧式換気と比較し、同等か、または低い最大吸気圧で安定した一回換気量が得られ、吸引などに伴う虚脱から速やかに回復するなどの長所がある。

ピストン式の HFOV → Q 57 ではストロークボリューム（SV）→ Q 56, 59 として一回換気量を設定した結果、気道内圧の変動であるアンプリチュード（Amp）→ Q 56 が測定される。ダイアフラム式 HFOV では逆に Amp を設定した結果、一回換気量（VTHf）→ Q 57 が測定される。

HFOV で VG を使用すると、VTHf が設定値に収束するように呼吸器が Amp を自動的に調節するようになる。すなわち、通常の HFOV で行う Amp の設定は不要で自動調節されるようになる。換気量が一定になるため、分泌物や体動で肺の状態が変化しても、振幅圧を自動的に変化させて換気は保たれる。気管吸引後の過換気を予防し、SpO_2、血中二酸化炭素分圧が安定する可能性がある。

VTHf の初期設定の目安は、1.5〜2mL/kg とされている。必要に応じて Amp の上限を設定する。肺損傷が強いほど、体重当たりの VTHf は高めの値が必要になる。また、長期の人工呼吸管理を行う場合には、体重増加によって一回換気量は減少することに注意が必要である。

気管チューブが細すぎるなど、リークが多いと HFOV-VG は使用できない。→ Q 16, 19, 20, 28, 118 一回換気量を測定して自動調節するため、リーク補正が追いつかなければ不適切な換気となる。HFOV-VG を使用中は、モニタ画面上の Amp の変化に注意を払う。経時的に Amp が増加傾向にあったら肺の状態が悪くなっている徴候

キーワード

高頻度振動換気（HFOV）　　　　HFOV-VG　　　　VTHf

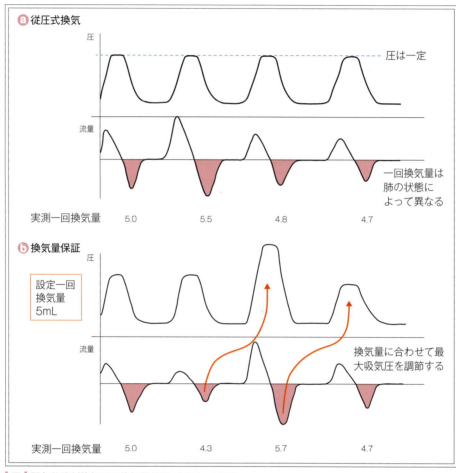

図 間欠的強制換気での換気量保証（VG）の概念

であるが、換気量は自動調節されるためバイタルサインの変化が遅れ、状態悪化に気づくのが遅れる可能性がある。

HFOV-VGはまだ新しい呼吸管理法であるため、今後も経験を積み重ねて適切な使用方法を検討する必要がある。

左心低形成の術前管理

　左心低形成では、僧帽弁、左室、大動脈弁、上行大動脈が低形成となる。胎児期から体循環の血流は、右室から動脈管を介して供給される。そのため循環動態を保つためには、心房間交通と動脈管が必須となる。

　確定診断後速やかにプロスタグランジン E_1 製剤を投与して動脈管を開存させる。その他の内科的治療としては、呼吸管理、代謝性アシドーシスの是正、強心薬、利尿薬投与などの抗心不全治療を行う。

　心房間交通が大きい場合には、肺血管抵抗が低下してくるのに伴って肺血流量が増加し、肺うっ血と体循環不全を併発するので注意する。バイタルサインや尿量を経時的に観察し、血液ガス分析を細やかに行って代謝性アシドーシスや乳酸値の上昇がないか確認する。酸素投与は肺血管抵抗を下げてしまうため、極力行わない。乳酸値の上昇などの体循環不全徴候が出現してきたら、窒素ガスを使用して吸入酸素濃度を21％以下にすることにより、肺血管抵抗を高めて肺血流を減少させる。血中 CO_2 濃度を高めに保つことでも肺血管抵抗は高まるので、VTHf を安定させる HFOV-VG を使用するとより管理が行いやすくなる。初回手術である Norwood 手術前に、肺動脈絞扼術を行うこともある。

　心房間交通が小さい場合には、体循環は維持しやすく待機的に管理可能な場合がある。その場合、肺血管床があまり育たずに小さくなり、Norwood 手術後の管理に難渋することがある。バルーン心房中隔裂開術（balloon atrial septostomy；BAS）は、急激に肺うっ血と体循環不全を来す可能性があり、慎重に行う必要がある。

〔宗像　俊〕

Q61 NAVAはどのような場合に使うのがよいですか？

NAVAの原理および利点

NAVA（neurally adjusted ventilatory assist）とは、神経信号を利用した換気補助を行う自発呼吸モードである。→Q62 正確には、栄養チューブとしても使用できる専用カテーテル（Edi カテーテル）に装着された電極から得られる横隔膜の活動電位（Edi）の信号を利用して人工呼吸器を制御し（図1）、患者自身の呼吸努力に同期・比例させて換気補助を行うもので（図2）、圧、フロー、容量などの空気の動きを信号とする（ニューマティックトリガー）従来の人工呼吸器に比べ、自発呼吸との同期および同調性の向上と呼吸仕事量の軽減が期待できる。

Edi 信号に比例した補助呼吸圧のレベルを NAVA レベル といい、NAVA レベルを調節することにより患者への負荷軽減の程度を設定する。→Q62 呼吸器では NAVA レベル、吸入酸素濃度（F_iO_2）→Q23, 46, 69、呼気終末陽圧（PEEP）レベル→Q33, 45, 46, 69 および Edi トリガーを設定し、吸気／呼気時間は患者が自ら決定する。NAVA モードにおいて 横隔膜の活動電位（Edi）は1秒間に62.5回サンプリングされるが、自発呼吸→Q44, 63 のトリガー→Q117 は Edi min →Q62 と表記さ

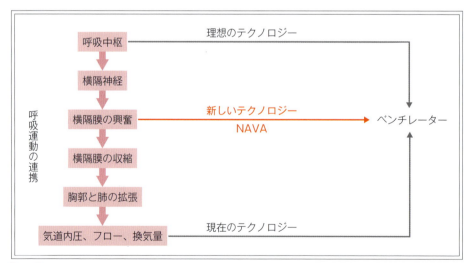

図1 NAVA テクノロジー

↓キーワード

NAVA　　　NAVA レベル　　　Edi

れる Edi 信号の最低値（基礎値）からの増加分（通常 0.5μV）によって行われる。また呼気相は、<mark>Edi peak</mark> と言われる Edi の最高値の 70％になった時点で開始される。→ ◎ 62　例を挙げると、Edi min が 0.3μV の場合、トリガーは 0.8μV で活性化され、Edi peak が 10μV の場合、7μV で呼気相が始まり、次の吸気がトリガーされるまで換気補助は行われないことになる (図3)。<mark>トリガー感度</mark>およびサイクルオフ（％）は設定により変更することができる。→ ◎ 44, 130

同期性改善による呼吸器との<mark>ファイティング</mark>減少、比例式補助呼吸による圧補助の適正化により、肺保護効果が期待でき、人工呼吸器との非同調性から起こる不快感や

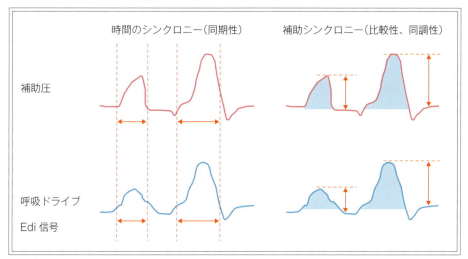

図2 NAVA シンクロニー (時間および比例的補助)

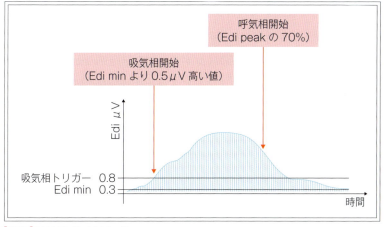

図3 NAVA サイクリング

NIV-NAVA

アジテーションが改善され、結果的に過剰な鎮静処置などを防ぐことができる。→ 29, 43, 97, 117　早産児・新生児のように、カフなしチューブを使うためリークが多い、体動や心拍動の変化が多い、また圧やフローの変化が小さい症例には特に有効であると考えられる。→ 16, 19, 20, 28, 118

　安全面では Edi 信号が接続不良などの原因で感知されない場合には圧／フローなどのニューマティックトリガーによる圧支持（PS）モードに自動的に切り替わるように設定でき、中枢性無呼吸などで Edi 信号やニューマティックトリガーがすべて消失した場合は PCV（従圧式）モードに切り替わる。→ 24, 48, 49

NAVA の臨床的適用および注意点

　基本的には Edi が感知されるすべての患者に使用が可能であるが、広範囲の横隔膜欠損や筋疾患、筋弛緩薬投与中など Edi が感知できない症例、重度の中枢神経障害などで呼吸ドライブ自体が消失した、もしくは有効でない症例では使用ができない。また Edi カテーテルが適正な位置にあるときに正確な Edi 信号を得ることができるため、挿入時の確認と使用中のモニタリングが必要である。

　新生児での対象疾患としては、従来のモードで同調性を得るのが困難で、かつ高い人工呼吸器設定を必要とする気管支肺異形成症例などで同調性の改善により呼吸仕事量を減らす効果があり、比較的短期間で臨床指標である F_IO_2 や最大吸気圧（PIP）を低減させることが知られており、ウィーニングモードとして使うことができる。出生早期の使用例としては、挿管人工呼吸管理が必要な超早産児において、早期からカフェインなどの呼吸賦活薬を併用しながら早期抜管に向けて NAVA モードを使用し、抜管後は NIV-NAVA を使用して再挿管を防ぐというような使い方もできる。ただし、中枢性無呼吸を併発している患児には前述の安全装置の原理を十分に理解して適正に使用する必要がある。また、呼吸ドライブがあっても早産児のように横隔膜機能が弱い場合や、長期間の強制換気などにより起こる廃用性横隔膜萎縮の症例では Edi が低値を示すことがあり、このような症例には NAVA レベルを調節することにより、横隔膜機能のリハビリテーションにも使用することができる。逆に、Edi が著しく高い患児は呼吸仕事量が極度に高いことを意味しており、肺コンプライアンスが極めて低い状態など、基礎疾患の肺障害が重症であることを示している。→ 18, 20, 118　このような場合では NAVA だけでは対応できないことがあり、まずは肺の基礎疾患の治療が優先されなければならない。

現時点では、新生児におけるNAVAもしくはNIV-NAVAは世界的にも比較的限定的に使用されている。→Q62　前述の通り、早産児を含む新生児を対象としたいくつかの呼吸生理学的研究で、その利点と安全性が確認されている。今後普及が進むにつれ、臨床での使用、応用例が増え、多くの臨床データ、特に長期予後に関する効果が証明、蓄積されていくことと期待される。

引用・参考文献

1) Bordessoule A, et al. Neurally adjusted ventilatory assist improves patient-ventilator interaction in infants as compared with conventional ventilation. Pediatr Res. 72(2), 2012, 194-202.
2) Lee J, Kim HS, et al. Randomized crossover study of neurally adjusted ventilatory assist in preterm infants. J Pediatr. 161(5), 2012, 808-13.
3) Jung YH, Kim HS, et al. Neurally adjusted ventilatory assist in preterm infants with established or evolving bronchopulmonary dysplasia on high-intensity mechanical ventilatory support : a single-center experience. Pediatr Crit Care Med. 17(12), 2016, 1142-6.

（金　漢錫）

Q62 NAVAレベルはどのように決めたらよいですか？

NAVAレベル

NAVAモード→Q61では、連続して測定される活動電位（Edi）信号→Q61に設定したNAVAレベルを乗じながら、つまりEdi信号に比例した圧力を患者に供給する。最大吸気圧（PIP）は、下記の式から得ることができる。→Q45, 46, 69

NAVA level×（Edi peak－Edi min）＋PEEP

Edi peakが$10\mu V$、Edi minが$3\mu V$、呼気終末陽圧（PEEP）$5cmH_2O$のとき、NAVAレベルを$2cmH_2O/\mu V$に設定すると、得られるPIP値は$2cmH_2O/\mu V×(10-3)\mu V+5cmH_2O=19cmH_2O$となる。→Q33, 45, 46, 69

NAVAレベルの初期設定

まずEdiカテーテルを適正に挿入し波形により位置を画面で確認する。「NAVAプレビュー」モードで、Ediの波形に十分に振幅があることを確認する（カテーテルの位置が正しいにもかかわらず、Ediの値が著しく低かったり、波形が確認できない場合は呼吸ドライブがないものと判断され、NAVAを使用することはできない）。Edi値に関して、現在まで新生児の正常値の範囲は定められていないが、早産児を含めた新生児でも通常、Edi minは$0.5～5\mu V$、Edi peakは$5～15\mu V$の間の値を示す。NAVAレベルの設定可能範囲は$0～15cmH_2O/\mu V$だが、通常、$0.5～5cmH_2O/\mu V$の範囲で使用する。初期設定としては、上記の計算式を利用して現在使用している換気モードと同程度かやや低い圧に設定し、NAVAモードを開始する。もしくはNAVAレベル$1.0cmH_2O/\mu V$を初期設定として用いてもよい。安全装置としてPIPの上限を設定し、バックアップ換気に関しても現在使用している換気モードの設定に準じて設定をする。NAVAモードに変更後、補助圧と一回換気量（Vt）が適正であるか画面で確認する。→Q18, 25, 27, 45, 50

NAVAレベルの調節

NAVAレベルの調節には主に、Edi peak値と一回換気量を目安として用いる。

キーワード： NAVA　Edi　NAVAレベル

Edi peak は呼吸仕事量を反映しているので、通常よりも高い Edi peak を示している症例では高い呼吸仕事量が必要であることを意味する。このような場合、NAVA レベルを 0.1〜0.2cmH$_2$O/μV ずつ増加させ、患者の負荷を軽減させる。NAVA の効果（Edi の低下など）は症例によっては 1〜2 時間程度の比較的短時間で確認することができる。初期設定で安定化を確認した後、一回換気量をモニタリングしながら Edi peak が 15μV 以下、できれば 10μV 前後になるまで NAVA レベルを増加させる。PIP が上限に達しても Edi peak 値が迅速に下降しない場合でも、時間が経過すると神経と筋肉のカップリングが向上して Edi 値が改善することがある。また Edi peak 値が長時間改善しない場合は、肺の基礎疾患に対する治療を優先的に考慮する。

　適正な NAVA レベルを維持し神経と筋肉のカップリングが向上すると Edi peak は 10μV もしくはそれ以下に低下し、圧補助（PIP）では自動的にウィーニングが進行する。NAVA レベルのウィーニングは同じく Edi peak 値と一回換気量を参考にする。Edi peak 値が 10 以下で安定していれば、適正な一回換気量（一般には 4〜7mL/kg 程度）が保たれ、Edi peak が再上昇することがないような範囲内で NAVA レベルを下げていく。NAVA レベルを増加させるときよりもゆっくりと、少なくとも 3〜4 時間ごとに 0.1〜0.2（cmH$_2$O/μV）ずつ下げていくのが望ましい。PIP が Edi により変動するので、ある程度の MAP を維持するために、また Edi の緊張性（Tonic）変化を防ぐために、われわれの施設では PEEP を少し高めの設定（6〜8cmH$_2$O）で用いることがある。また Vt/Edi peak や PIP/Edi peak の値を算出し、横隔膜機能や呼吸負荷を定量的に評価することができる。NAVA レベルが 0.5〜0.7（cmH$_2$O/μV）程度になり、Edi peak が 10/μV 以下で維持され、かつ一回換気量も適正に維持される場合、抜管を考慮することができる。実際の抜管時期は Edi にて十分な呼吸ドライブがあることや、吸入酸素濃度（F$_1$O$_2$）、その他のバイタルサインとともに総合的に評価して決定する。

匠限定 NIV-NAVA（non-invasive neurally adjusted ventilator assist）

NAVAは非挿管でも使用できるため、同調式経鼻式間欠的陽圧換気（SNIPPV）などの非侵襲的補助呼吸にも応用できる。むしろ、リークの多い非侵襲的換気では、既存のモードよりも同調性における利点がより強調されるため、今後広範囲で使用されるとものと期待されている。

NIVでのNAVAレベルの調節も基本的には同様であるが、EdiはNIVでは挿管して使用するときに比べ高くなる傾向があるため、NAVAレベルは低めに設定することが多い。NIV-NAVAでもEdi値を参考に目標のPIPに合わせてNAVAレベルを初期設定するが、$0.5cmH_2O/\mu V$を初期設定として用いることもできる。NIVではリークが多く、正確な一回換気量をモニタリングすることができないため、経皮的もしくは観血的に二酸化炭素分圧を直接モニタリングしながら、Ediの変化と併せて評価し、NAVAレベルを調節する。NIV-NAVAにおける最大圧力は「設定上限レベル－$5cmH_2O$」であり、動作中に最高圧が最大圧力に達すると「補正圧リミット」のメッセージが表示される。NIVモードではリークが多いため頻繁にアラームがなることがあり、消音モードで作用することがある。

引用・参考文献

1) Allo JC, et al. Influence of neurally adjusted ventilatory assist and positive end-expiratory pressure on breathing pattern in rabbits with acute lung injury. Crit Care Med. 34(12), 2006, 2997-3004.
2) Stein H, Howard D. Neurally adjusted ventilatory assist in neonates weighing ＜ 1500grams：a retrospective analysis. J Pediatr. 160(5), 2012, 786-9.
3) Lee J, Kim HS, et al. Non-invasive neurally adjusted ventilatory assist in preterm infants：a randomised phase II crossover trial. Arch Dis Child Fetal Neonatal Ed. 100(6), 2015, F507-13.
4) Colaizy TT, et al. Noninvasive Neurally Adjusted Ventilatory Assist in Premature Infants Postextubation. Am J Perinatol. 2016.(Epub ahead of print)

（金　漢錫）

Q63 APRV はどのような場合に使うのがよいですか？

APRV の適応

1 APRV とは

airway pressure released ventilation（APRV）は Stock と Downs により提唱された比較的新しい呼吸管理方式である[1,2]。**持続的気道内陽圧（CPAP）**をかけながら、定期的に圧開放を行うことで、肺胞のリクルートメントと適切な換気量の確保が期待できる。→ Q 33, 36, 37, 40〜42, 83, 85, 109

APRV は長い高圧相と短い圧開放相の組み合わせから構成される。高い CPAP を設定し、定期的に短時間、低い圧に開放することで、**自発呼吸**を温存しながら酸素化を改善し、呼吸仕事量を減らすことができる。→ Q 44　既存の吸気時間、呼気時間という概念はなく、高 CPAP（P_{high}）、P_{high} の持続時間（T_{high}）、開放圧（P_{low}）と P_{low} の持続時間（T_{low}）を設定する**(図1)**。高い CPAP により open lung を図ることができ、酸素化の改善効果が期待できる[3]。また自発呼吸を温存し、かつ一時的に圧開放を行

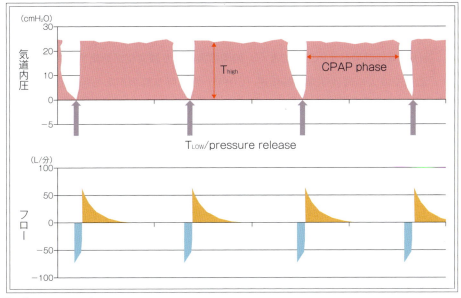

|図| ARPV の設定

キーワード

APRV　　　自発呼吸　　　細気管支炎

うことで、二酸化炭素排出が可能でありながら循環への影響も少ないと考えられる[4, 5]。

2 適応

　APRV はもともと成人領域から開始された人工呼吸器モードであり、小児、特に新生児や早産児に対する使用報告自体が少ない。

　APRV は高頻度振動換気（HFOV）と同様に高い気道内圧を維持して肺リクルートメントや酸素化を促進し、一般的に低酸素血症がメインとなる病態に適応となる。→ 52〜60, 72, 121, 130　特に、肺内シャント量が増加する荷重側肺虚脱や無気肺合併の低酸素血症、急性呼吸窮迫症候群（ARDS）に代表されるような従来型人工換気（CMV）で管理困難な肺コンプライアンスの低い（膨らみにくい、硬い肺疾患）症例がよい適応となる[6, 7]。→ 18, 20, 118

　先にも述べた通り、新生児、特に早産児への使用報告は少なく、細気管支炎や肺炎などを契機とした慢性肺疾患（CLD）の慢性期増悪や、CLD 増悪に伴う肺高血圧合併症例に対しての有効例が散見される[9〜12]。→ 23, 31, 53, 77, 83, 85, 86, 93, 94, 96, 125, 126　一部では修正 26 週、600g 前後の CLD に 1 週間程度使用し、合併症なく呼吸状態の改善を得たとの報告もある[12]。

　しかし、超低出生体重児の急性期は血圧変動に伴う脳室内出血のリスクがあり、高 CPAP からの急激な圧開放は脳うっ血と脳室内出血を引き起こす可能性がある。新生児に関しては、適応週数や圧設定に関して慎重な吟味が必要だと考えられる。

3 APRV が適さない疾患

　低酸素血症を生じる機序のうち、拡散障害や換気血流比不均等が主となる病態では、高圧換気は効果がないだけでなく、循環障害により酸素化が悪化する可能性がある[6]。喘息や成人の慢性閉塞性肺疾患（COPD）など呼気障害がある患者では呼気排出障害により過膨張を起こす可能性があり、同様の病態を呈する bulla を有した CLD や下気道軟化症合併例、圧外傷を起こしやすい背景疾患がある患者なども bulla の増悪や過膨張の増悪に注意をしながら使用する必要がある[6]。また、心機能低下症例も高い気道内圧管理によって心機能が阻害される可能性があり、慎重に適応を考慮する。

●

　APRV は成人領域では ARDS に多々使用され、最近では小児での使用例やその有効性が報告されることも増えてきている。一方、NICU での使用報告はまだ限られており、その特性より適応疾患や適応週数、体重、APRV の実際の設定に対するエビデン

スは少ない。しかしながら、APRV は適応疾患に対して早期に使用することで非常に有効なモードであると考えられ、適応病態を慎重に判断し、使用開始後も注意深い患者の観察を行いながら、今後のエビデンスの蓄積を待ちたい。

引用・参考文献

1) Downs JB, Stock MC. Airway pressure release ventilation : a new concept in ventilatory support. Crit Care Med. 15(5), 1987, 459-61.
2) Stock MC, Downs JB, Frolicher DA. Airway pressure release ventilation. Crit Care Med. 15(5), 1987, 462-6.
3) 中根正樹. ARDS に対する Open lung approach のエビデンス. 日本臨床麻酔学会誌. 33 (7), 2013, 932-8.
4) Kamath SS, et al. Effects of airway pressure release ventilation on blood pressure and urine output in children. Pediatr Pulmonol. 45(1), 2010, 48-54.
5) 岡原修司ほか. 重症呼吸不全に対する Airway Pressure Release Ventilation の肺酸素化能および循環動態に与える影響の検討. ICU と CCU. 37 (3), 2013, 219-23.
6) 方山真朱. APRV 適応と使い方. 呼吸器ケア. 10 (11), 2012, 1187-94.
7) 齋藤修ほか. 特殊な呼吸療法. 呼吸器ケア. 9 (11), 2011, 1093-101.
8) 渡部晋一. 新生児に対する APRV 管理の実際. Neonatal Care. 26 (1), 2013, 38-43.
9) 砂田真理子ほか. 慢性肺疾患に続発した肺高血圧に対して APRV が有用であった超低出生体重児の一例. 日本新生児成育医学会雑誌. 27 (3), 2015, 646.
10) 近藤乾ほか. 新生児における APRV 療法. 日本周産期・新生児医学会雑誌. 46 (2), 2010, 550.
11) 近藤乾. 小児呼吸不全に対する APRV. 人工呼吸. 25 (2), 2008, 120-5.
12) Gupta S, et al. Airway pressure release ventilation : a neonatal case series and review of current practice. Can Respir J. 20(5), 2013, e86-91.

（徳増智子、渡部晋一）

Q64 人工換気中の深呼吸にはどのような意味がありますか？

SIの役割

気管チューブを呼吸器から外したり、気管吸引により陰圧がかかることで気道内圧がゼロないし低圧となり、開いていた肺胞が虚脱する。この後、設定した平均気道内圧（MAP）→Q 46, 58, 69 で換気を開始しても肺が十分開ききらないところ（図1：PV曲線のa点）で換気を行うことになり、ガス交換に不利が生じたり[1]、atelectrauma →Q 126 の原因となる。また、機能的残気量（FRC）の減少により換気血流比不均等の上昇、肺内シャント →Q 4 の増加、低酸素血症や呼吸停止を引き起こし、無呼吸 →Q 1, 30, 38, 39, 42 の原因となる。これを改善する方法が深呼吸機能（susteined inflation；SI）である。以下に呼吸器モード別のSIの意義について述べる。

1 HFOV中のSI

過膨張による容量損傷（volutrauma；high volume injury）、繰り返しの虚脱・再開放によるatelctrauma（low volume injury）を予防するためには、適正な肺容積を呼気曲線（図1：PV曲線のb点）で保つことが重要である。→Q 22, 125 しかし先に述べたように、吸引操作後などに圧が低下することで肺胞虚脱が引き起こされると適正な

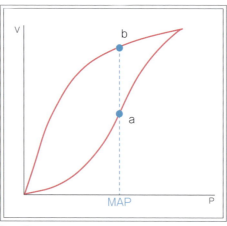

図1 圧量曲線（PVループ）

キーワード

深呼吸　　SI（sustained inflation）　　圧量曲線（PVループ）

肺容積が保てなくなる。

　高頻度振動換気（HFOV）で肺胞虚脱が予測される行為に付随して行うことを勧められることが多いSIは、open lung conceptに基づいた肺リクルートメント法の一つである。→ 52〜60, 72, 121, 130

　臨床でよく行われるSIとして、MAPより5〜10cmH₂Oほど高い圧を10〜15秒程度、HFOVを止めてかけるstatic SIと、HFVOを止めずにそのままMAPを数cmH₂O上げるpulsatile SIなどがあり（図2）[2, 3]、pulsatile SIの方が循環に影響しにくいと考えられているが、static SIでも脳血流に影響はないとする報告もある[3]。

2 SIMV中のSI

　同調式間欠的強制換気（SIMV）→ 43, 44, 47 中の深呼吸機能、従来型人工換気（CMV）に対して定期的に追加される間欠的PEEP上昇機能で、呼気終末陽圧（PEEP）→ 33, 45, 46, 69 の上昇に伴い最大吸気圧（PIP）→ 45, 46, 69 も一緒に上昇する（図3）。深呼吸を行う間隔、PEEPを上昇させる強制換気のサイクル数、間

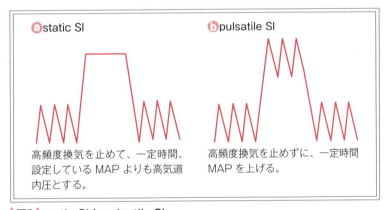

図2 static SIとpulsatile SI

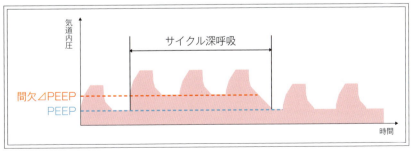

図3 SIMV中のSI

欠 PEEP の上昇幅をそれぞれ設定する。肺リクルートメント効果が期待でき、高すぎる PEEP を回避できる可能性がある[4]。

マニュアルの深呼吸と自動の深呼吸の利点・欠点

HFOV で述べた SI はマニュアルと自動のどちらでも使用でき、SIMV 中の SI は主に自動で設定するものである。

マニュアルで行う深呼吸は呼吸器回路を外したときや吸引時など、肺胞虚脱が予測されるタイミングで行うことができるため、肺胞虚脱を予測してあらかじめ予防することが可能である。ただし、長時間にわたり SI をかけすぎると、血圧の低下や頭蓋内血流の大きな変動、volutrauma を引き起こす可能性があり、注意を要する。

自動で行う SI（auto SI）は、適切な設定を行っていれば定期的な肺リクルートメント効果があり、atelectrauma の予防や FRC を保つことに役立つ。ただし、患児肺の病態は刻々と変化していくため、静肺コンプライアンス→ 71 が改善したり、気腫を伴う肺変化が生じてきた場合に、定期的な SI が肺の過膨張や容量損傷、気胸→ 124 のリスクとなり得ることから、常に患児肺の病態確認と設定の見直しを行うことが重要である。

引用・参考文献

1）河野寿夫. 人工呼吸器の使い方. 小児科診療. 3（73），2003，441-4.
2）佐藤雅彦. "HFOV どうして振動すると換気できるの？". 新生児の呼吸管理ビジュアルガイド. Neonatal Care 秋季増刊. 大阪, メディカ出版, 2016, 144-54.
3）中村友彦. "HFO 使用中は定期的に SI をかけたほうがよいですか？". 新生児呼吸管理なるほど Q&A. 長和俊編. Neonatal Care 春季増刊. 大阪, メディカ出版, 2010, 135-6.
4）今西利之ほか. HFO 管理中の SI（sustained inflation）が脳血流に及ぼす影響についての検討. 日本周産期・新生児医学会雑誌. 50（2），2014，789.
5）網塚貴介. 人工呼吸器フル活用マニュアル：Babylog VN500（応用編）. Neonatal Care. 26（3），2013，285-92.

（徳増智子、渡部晋一）

Q65 人工呼吸器の吸気温度が保育器内の温度より高いのはなぜですか？

加温・加湿の必要性

　一般的に保育器は体温よりも低い温度で設定されている。自発呼吸下でこの保育器内空気を吸い込んだ場合、鼻腔や上気道で温度と湿度をもらい、肺の末端に到達するころには37℃、**相対湿度**100％のガスになっている（図-ⓐ）。→ Q 66 このようにガスは、自発呼吸下では鼻、咽頭、喉頭、気管、気管支、細気管支、肺胞と広い面積の粘膜から水分と熱を奪いながら進んでいく。さらに呼気相で、奪われた水分の多くを回収することが知られている。しかし、挿管した状態では、鼻、咽頭、喉頭、気管までの一部の粘膜をバイパスするので、温度は同様に広い面積から奪うが、水分は気管分岐部以降の、自発呼吸下よりも狭い面積から奪うことになる（図-ⓑ、ⓒ）。当然、単位面積当たりから奪う水分量は大きくなる。呼気相では気管チューブ内では水分を回収できないので、さらに多くの水が体から奪われることになる[1]。

　気道粘膜から水分を失うことにより、呼吸に多くの悪影響を及ぼす。繊毛運動を低下させ、痰と一緒に病原体を排出する能力が極端に落ちるため、肺炎になりやすい。また**気道抵抗**→ Q 18, 20 が上がるため、呼吸器の設定を上げざるを得なくなり、最終的には気道損傷や**慢性肺疾患**→ Q 23, 31, 53, 63, 77, 83, 85, 86, 93, 94, 96, 125, 126 の増悪につながる。粘稠な痰は気管チューブを閉塞させ、場合によっては窒息に伴う致死的な状態にも陥りかねない。また極めて未熟な児では脱水、低体温にもつながりかねない[2]。

　加温された保育器内における自発呼吸下の新生児の気道の各部位の温度変化のデータはないが、おそらく気管分岐部周囲では37℃、100％、44mg/L近くまで**加温・加湿**されていると思われる。→ Q 5　呼吸器につながっている配管（壁）ガスは水分をほとんど含まず乾燥している。仮に保育器と同じ温度の配管ガスを気管チューブから吸入したとすると、気管チューブ内を通る空気を体温で加温することは可能だが、加湿することは当然できない。よって温度は37℃まで上昇するが、湿度はほとんどゼロになってしまう。このガスは肺胞に到達するまでに湿度100％になるため、肺から水分を多くを奪うことになる（図-ⓑ）。そのため呼吸管理中の吸気には加温・加湿が必

キーワード

温度　　湿度　　気道損傷

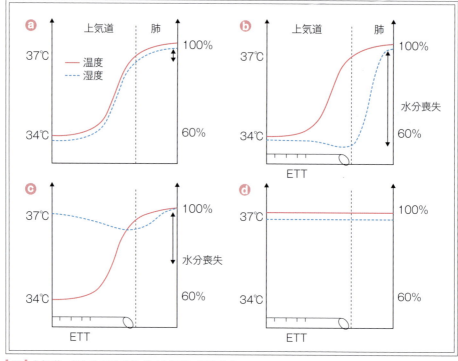

図 上気道、肺における吸入ガスの温度・湿度変化
ⓐ 自発呼吸で保育器内ガス（34℃、相対湿度60％）のガスを吸入した場合、上気道や肺から均等に温度、湿度を奪うため、温度湿度の乖離が認められない。肺からの水分喪失は極わずか。
ⓑ 挿管下に保育器内ガスと同等のガスを吸入した場合、気管チューブ（ETT）内で温度と湿度のかい離が起こり、肺のみから急激に水分を奪う。
ⓒ 保育器内ガスと同程度の温度で相対湿度が100％のガスを吸入した場合、ETT内の無加湿温度上昇により湿度は下がり、やはり肺のみから急激に水分を奪う。
ⓓ 体温と同程度の温度で相対湿度が100％のガスを吸入した場合、肺からまったく水分を奪わない。

　要不可欠なのである。いくら湿度100％のガスであっても、気管チューブの入り口で温度が37℃以下の場合、チューブの中で温められて37℃になると湿度100％以下のガスになってしまう。ここでも水分の喪失が起こる**(図-ⓒ)**。よって、挿管管理中はチューブ入口の時点で37℃、100％にしておかないといけない。

　以上より呼吸管理中の吸気は37℃、100％を目指すが、自発呼吸で吸い込む保育器の温度はそこまで高くなくてもよく、皮膚からの対流熱喪失を最低限にする程度の温度でよいことになる。

引用・参考文献
1) Ryan SN, et al. Energy balance in the intubated human airway is an indicator of optimal gas conditioning. Crit Care Med. 30(2), 2002, 355-61.
2) 山田恭聖. 人工呼吸中の吸入気の適切な加温加湿. 周産期医学. 39 (7), 2009, 865-71.

（山田恭聖）

Q66 絶対湿度と相対湿度はどう違うのですか？

相対湿度・絶対湿度と結露対策

　絶対湿度は mg/L の単位で表され、1L の空気中に何 mg の水が水蒸気として溶けているかを示す。一方、相対湿度は％で表され、1L の空気中に最大溶けられる水分量（飽和水蒸気量）に対して何％水分が溶けているかを表す。1L の空気に何 mg の水分が溶けられるかは温度によって変わり、温度が高くなるほどたくさんの水が溶けられるようになる。→Q65　絶対湿度は空気の温度に左右されない値（mg/L）だが、相対湿度は同じ値（％）でも空気の温度によって溶けている水の量は変わってくる。逆に同じ絶対湿度でも空気の温度が変われば、違う相対湿度になるということである。図1に温度、絶対湿度、相対湿度の関係を示す。

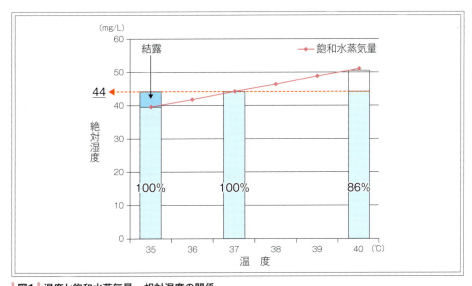

図1　温度と飽和水蒸気量、相対湿度の関係
中央の棒グラフは37℃、相対湿度100％の空気を示す。37℃の飽和水蒸気量44mgの水がめいっぱい1Lの空気に溶けているので、相対湿度100％である。右の棒グラフは同じ水分量を持った1Lの空気の温度をそのまま40℃まで上昇させた場合を示す。40℃の飽和水蒸気量は51mgなので、44mgの水が溶けていれば、44÷51＝0.86すなわち86％の相対湿度の空気になる。一方、左の棒グラフで示すように、37℃、100％の空気が35℃まで冷やされると、めいっぱい溶けられる水の量は1L当たり39mg（飽和水分量）なので、44－39＝5mgの水が溶けきれなくなり、結露が発生する。

↓キーワード

　絶対湿度　　　相対湿度　　　加温加湿器

わが国の NICU で最も多く使われている加温加湿器は Fisher & Paykel Healthcare 社製の MR850 である。→ ○ 67, 68, 120, 121　この加温加湿器には、機器のアルゴリズムによる判断で、チャンバー出口の温度と気道温度プローブの温度を自在にコントロールするシステムが搭載されている。→ ○ 67, 120, 121　すなわち、①フローセンサ→ ○ 27, 28, 118 による流量測定とヒータープレートの仕事量の組み合わせにより、呼吸器からチャンバーに供給されるガス量が多いか、もしくはガス温度が高いと判断した場合、段階的にチャンバー出口の温度を上昇させる「湿度コントロール (humidity control；HC)」と、②チャンバー出口温度から気道温度プローブ温度までヒーターワイヤーにより 2℃以上上昇させられない環境だと判断した場合、段階的にチャンバー出口温度を下げて行く「結露コントロール」→ ○ 19, 67, 120, 121 が搭載されている (図2)。また誤解のないようにしてほしいのが、MR850 の全面に表示される温度は、チャンバー出口温度か気道温度プローブ温度のいずれか低い方であり、一律にどちらの温度を表示しているわけではない。

　①の「湿度コントロール」は、コラム「HFOV 時などの加湿不足」で記載するように、高頻度振動換気 (HFOV) やハイスペックの呼吸器使用時など、呼吸器から供給

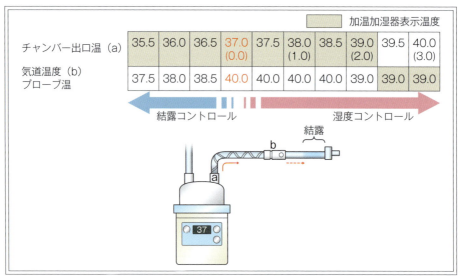

図2 チャンバー出口温度調整のアルゴリズム
「HC power ＝平均ヒータープレート出力 (W) ／分時換気量 (LPM)」が低下した場合にチャンバー出口温度を 0.5℃刻みで上昇させていくアルゴリズム (湿度コントロール：HC)。さらにチャンバー出口温 (a) と気道プローブ温 (b) の差を 2℃以上保てない時、チャンバー出口温を 0.5℃刻みで低下させるアルゴリズム (結露コントロール) を搭載している。加温加湿器の温度表示はチャンバー出口温 (a) と気道プローブ温 (b) のいずれか低い方を示す。

されるガス温度が高い場合には有効性が発揮されると期待できるが、最近の呼吸器ではかなりガス温度が高いものもあり、現状では追いつかない。→ ❻ 52〜60, 72, 121
このような状況では、湿度コントロールを「オート（A）」モードからマニュアルに変更し、3.0 や 5.0（対応機種のみ）に固定することが推奨されている。一方、②の「結露コントロール」は NICU 室内の温度が低い場合や、加熱吸気回路にエアコンの送風が当たる場合など、特殊な状況にのみ有効だと考えられる。しかしこの結露コントロールは、気道温度プローブより **Yピース** 側の非加熱吸気回路における結露を予防することはできない。→ ❻ 67　気道温度プローブから非加熱延長吸気回路での温度低下はモニタリングされておらず、結露が発生している場合、チャンバー出口の温度を下回って温度低下が起こっていることを示す。温度低下がどれほど起こるかは、吸気ガスの流量と環境（保育器）温度によって違うために一概にはいえない。しかし、多くの結露が発生し、加湿不足や呼吸器関連肺炎への影響が懸念される場合は、**非加熱延長チューブ** を外して温度低下を防止する方法が有効である（**図3**）。→ ❻ 67

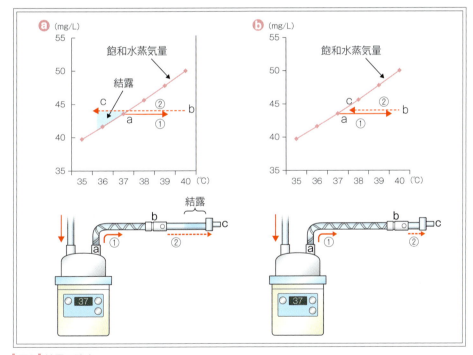

図3 結露の防止
ⓐチャンバー出口温 37℃、気道温度プローブ温 40℃の設定において、非加熱延長チューブで温度低下が 3℃以上あると、吸気回路内に結露が発生する。
ⓑ非加熱延長チューブをはずすことにより、温度低下を 3℃以内に抑えることができ、結露を予防することができる。

MR850　温度プローブ　チャンバー

匠限定 HFOV時などの加湿不足

　HFOV時や最近のハイスペックな呼吸器で、加湿不足を実感することがよくある。実はこの原因の多くは、呼吸器からチャンバーに供給されるガスの温度が高いからである。MR850をはじめとするパスオーバー式加温加湿器のメカニズムは、チャンバーの出口の温度が通常37℃になるように、チャンバーの下のヒータープレートが熱せられ、水の温度が上昇し、その上を通るガスが加湿されるシステムである。通常の人工呼吸管理では、チャンバーの出口では温度37℃、相対湿度100%、絶対湿度44mg/Lにほぼなっているはずである**(図4-ⓐ)**。しかし、チャンバーに供給されるガスの温度が高い場合、チャンバーの出口と入口の温度差がなくなる。このためヒータープレートの熱量が下がり、水の温度が下がり、加湿効率も下がる。この場合、チャンバー出口のガスは、温度は37℃であるが、相対湿度が100%に達していないガスになる**(図4-ⓑ)**。こうなると、チャンバー出口ですでに低い湿度のガスは、その後加湿されることはないので、吸気回路内でどのような温度変化があっても、肺に届く際には加湿不足となる。

　チャンバー出口の内壁の結露状態を見ることで、この現象が起こっているか否かを簡単に見分けられる。ここに結露がない状況は、チャンバー出口で相対湿度が100%になっていない証である。このような場合は何らかの対応が必要である。通常MR850の場合、フローセンサで測定する流量と、ヒータープレートの熱量との比率で、この状況を察知して、チャンバー出口の温度を徐々に上昇させる機能が搭載されていて、オートモードでは作動するはずである。しかし、HFOVやハイスペックの呼吸器で吸気流量が適宜変わるような状況での流量測定には限界があり、出口温度の上昇が追い付かないことがよくある。この場合にはチャンバー出口温度の設定をオートモードからマニュアルモードとし、3.0や5.0に上昇させる必要がある。しかし、チャンバー出口の温度を上昇させれば、当然絶対湿度が高くなるため、吸気回路内結露の問題が出てくることになる。最も抜本的な方法は、呼吸器から供給されるガスを冷却することで、チャンバー入口と出口の温度差を強制的につくる方法である。呼吸器からチャンバーに供給される回路を保冷剤などで冷却することで、加湿効率は上がる。しかし、保冷剤による冷却の影響が出口の温度センサやチャンバー自体に及ぶと誤作動の原因となり、思いがけない不具合も起こり得るため、加温・加湿管理に精通した方のみ実践していただきたい。

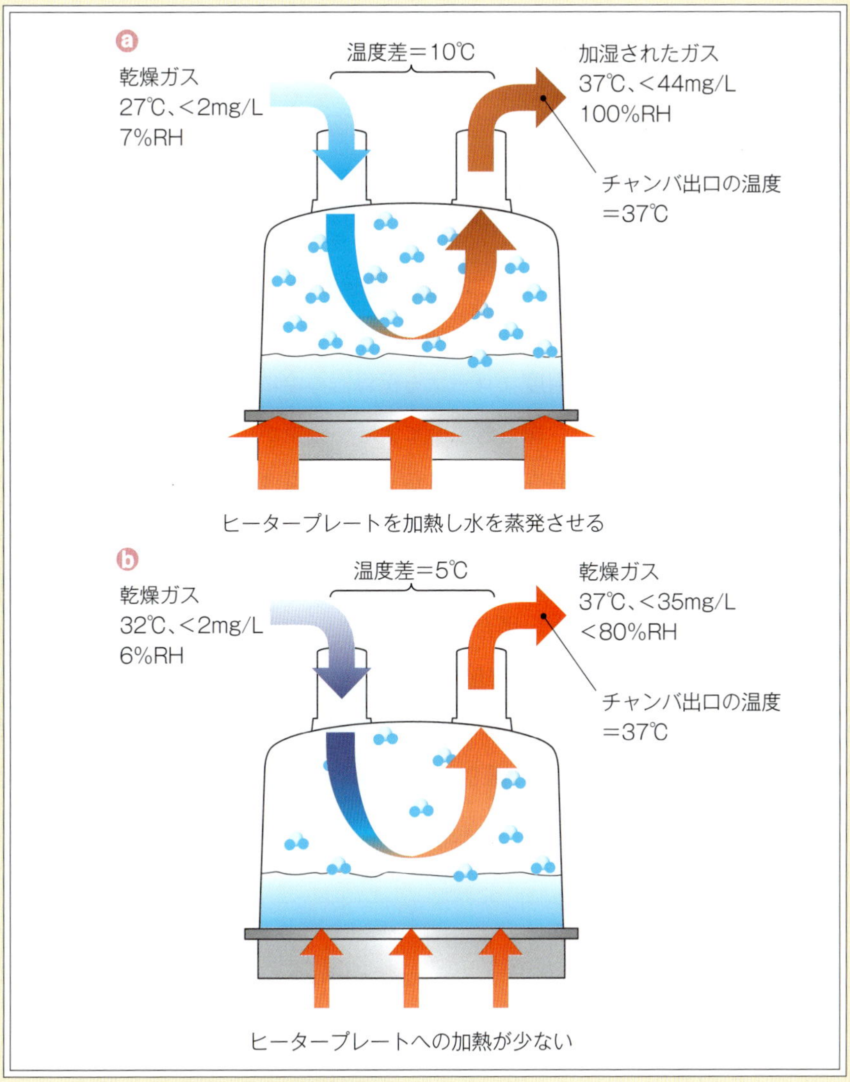

図4 チャンバーへ入るガスの温度の影響

ⓐ適正状態（通常）：チャンバーへ入るガスとチャンバーから出て行くガスの温度差は10℃に保たれている。チャンバーの下にあるプレートの温まり具合は、この温度差のみに起因している。チャンバー内の水の温度は十分上昇し、高い加湿効率を提供し、チャンバー出口からは37℃、100%のガスを供給することができる。

ⓑHFOVなど、チャンバーに入るガスの温度が高い状態：チャンバーへ入るガスとチャンバーから出ていくガスの温度差は5℃と抑制される。ヒータープレートの温まり具合は低下し、チャンバー内の水温は下がり、加湿効率が低下する。この結果、チャンバー出口では37℃ではあるが、十分加湿されていないガスが供給される結果となる。

（山田恭聖）

Q67 呼吸器の温度プローブは保育器の内と外のどちらに置いたらよいですか？

呼吸器回路内の温度湿度変化

NICUで使用する呼吸器回路では、加温加湿器→Q 66, 68, 120, 121 の温度プローブ→Q 66, 120, 121 とYピースとの間に、非加熱延長チューブがついていることがある。保育器温度が高い場合、温度プローブを保育器の中に入れておくと、プローブが保育器温度の影響を受けたり、保育器温度によって吸気が加温される。これらを防ぐために非加熱延長チューブは存在する。しかし保育器温度が高くないのに、非加熱延長チューブを使用すると、逆にこの非加熱部分での結露→Q 19, 66, 120, 121 が多くなり、水分の喪失につながる。保育器温度に応じて、温度プローブを外に出した方がよい場合と、中に入れた方がよい場合とがある。

吸気回路内のガスの温度が非加熱延長チューブでどれくらい低下するかは、環境温度（保育器温度）、吸気ガス流量によって決まる。標準的な定常流を持つ新生児用の呼吸器で、温度プローブが40℃の場合、非加熱延長チューブで、どのくらい温度低

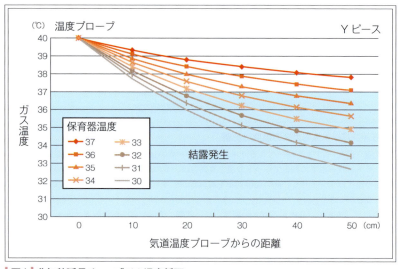

図1 非加熱延長チューブでの温度低下
熱線の入っていない非加熱延長チューブで吸気ガスが温度低下を起こす様子を示す。保育器温度が低いほど温度低下は著明であることが分かる。40－3℃の設定では、この温度が37℃を切ったところから結露による水分喪失が始まる。

↓ キーワード

温度プローブ　　　温度　　　湿度

下が起こるかを**図1**に示す。→**Q 26** 温度低下は驚くほど大きく、保育器温度が35℃を切ると、Yピースの部分で37℃を保てなくなり結露を起こす。**図2**に保育器温度、プローブの位置を変えた4種類で、吸気回路内の温度・湿度変化の様子を示す。保育器温度が高い場合は、温度プローブを保育器の外へ、保育器温度が低い場合は温度プローブを保育器の中に入れた方が有利であることが分かる。

では、一般的には何℃を境に温度プローブの位置を変更すればよいのだろうか？

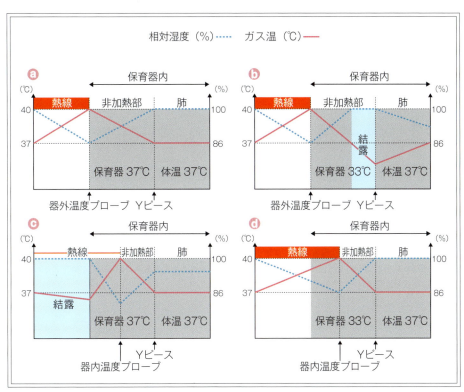

図2 保育器の温度、プローブの位置による吸気回路内の温度湿度変化（加温・加湿設定 40-3℃）

ⓐ保育器温37℃、温度プローブ保育器外の場合：加温加湿器チャンバーを37℃、100％で出た吸気ガスは、熱線により40℃に温められ、86％のガスになる。吸気回路非加熱部の環境温度は37℃なので、37℃以下に温度は下がらない。吸気回路内では結露を起こさないので、水分喪失なく肺に届けられる。

ⓑ保育器温33℃、温度プローブ保育器外の場合：保育器外での温湿度の変化はⓐと同じだが、保育器温が低いため、37℃を下回って温度低下が起こる。このため、この部分で結露し、水分喪失を起こす。次にこのガスが体温で温められた場合、湿度は100％を維持できないことになる。この分、体から水分を奪う。

ⓒ保育器温37℃、温度プローブ保育器内の場合：吸気回路を流れるガスは、高い保育器温によって、保育器内非加熱部で温められるために、熱線がヒーティングを弱める。このため保育器外加熱部の回路での温度低下が起こり、結露を起こす。ここで水分喪失があるために最終的には37℃、100％に至らず肺に供給される。

ⓓ保育器温33℃、温度プローブ保育器内の場合：保育器温度が高くないため、熱線はヒーティングを弱めない。このため保育器外加熱部で結露を起こすことはない。また非加熱部の距離が短いので、温度低下も37℃を下回らないため、非加熱部での結露も起こらない。吸気回路を通じて結露による水分喪失がないため、37℃、100％のガスが肺に届けられる。

非加熱延長チューブ　　Yピース　　保育器温度

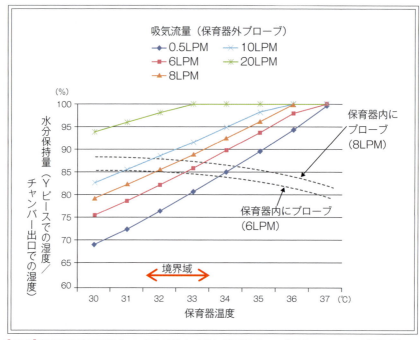

図3　保育器温度別Yピース水分保持率（非加熱延長チューブ50cm、40-3℃設定）

37℃、100％でチャンバーを出たガスがYピース部でどれだけ水分を保持できているかを示す。保育器の外に温度プローブをおいた場合、吸気ガス流量がゆっくりになるほど、また保育器温度が低くなるほど、非加熱部結露によりその水分保持率は低下する（5本の実線）。また6LPM、8LPMの吸気ガス流量の呼吸管理で、保育器内に温度プローブを入れたときの水分保持率を点線で示す[1]。その交点はおおよそ32～33℃付近にあると思われる。この交点の温度よりも保育器の温度が低下したら、外にあった温度プローブを保育器の中に入れることを勧めている。

　熱線パスオーバー式の加温加湿器（MR850など）でチャンバー出口37℃、気道温度プローブ40℃（40-3℃）の初期設定を行っている場合、NICUの室温が十分温かい場合、保育器温度はおおよそ32～33℃が境界域だといわれている **(図3)**。しかし、この理論も、病棟の温度や呼吸器流量、モード、加湿器の温度設定によりさまざまに変化する。保育器の温度が何℃以下と決めずに、急性期管理が過ぎ、保育器温が下がってきて、吸気回路内の結露が多くなり、痰が粘稠になったと感じたら、保育器内に温度プローブを入れるのが現実的であると思われる。

引用・参考文献

1）Peterson BD. Heated humidifiers. Structure and function. Respir Care Clin N Am. 4(2), 1998, 243-59.

（山田恭聖）

Q68 どの加温加湿器を購入したらよいですか？

加温加湿器の機器別特徴

わが国の NICU で人工呼吸管理中に使用されている<mark>加温加湿器</mark>→Q **66, 67, 120, 121** は、Fisher & Paykel Healthcare 社製の<mark>MR850</mark>→Q **66** が多くを占める。MR850 の加湿システムはいわゆるパスオーバー式といわれるもので、同じパスオーバー式の同等スペックの加温加湿器には、パシフィックメディコ社製の PMH8000、日本光電工業が取り扱う Hamilton Medical 社製の HAMILTON-H900 などがある (**図1**)。パスオーバー以外のシステムを採用している加温加湿器として、メトラン社製の HUMAX システム MAX Ⅱ、アイビジョン社が取り扱っていた GrundLer medical 社製 HumiCare 200、HumiCare D900 などがある。HUMAX は中空糸膜を使用した加湿システム、HumiCare はカウンターフローと呼ばれるものである。それぞれの加湿システムを**図2**に示す。しかし現在、HUMAX と HumiCare は製造中止や販売取扱中止などにより、新規購入は事実上困難な状態である。

現在、新規に購入するとすれば、事実上、パスオーバー式の加温加湿器しか選択できないが、このタイプの加温加湿器の最大の欠点は、呼吸器から供給されるガスの流量が多いとき、呼吸器から供給されるガスの<mark>温度</mark>が高いときに加湿能力が下がること

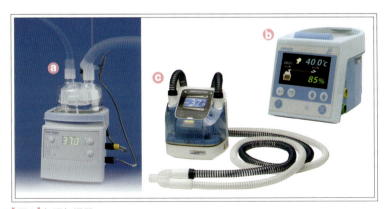

図1 加温加湿器
ⓐ MR850（Fisher & Paykel Healthcare 株式会社） ⓑ PMH8000（パシフィックメディコ株式会社） ⓒ HAMILTON-H900（Hamilton Medical／日本光電工業株式会社）

キーワード: 加温加湿器　MR850　PMH8000

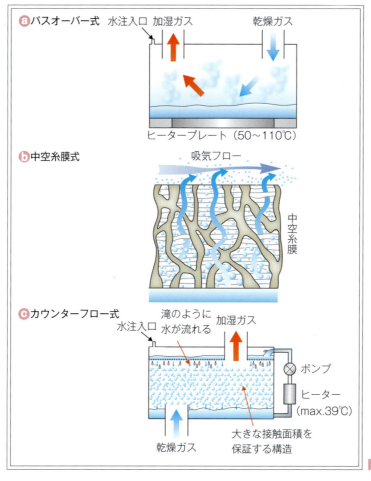

図2 加湿システム

である。→Q 65, 67　この欠点を補うべくガス流量や温度に対する補正機能を強化したのが、MR850とPMH8000である。MR850の補正機能はQ66で述べた==湿度コントロール==（humidity control；HC）であり、加湿器を通過するガスの流量とチャンバーをヒーティングするプレートの仕事量の比率によって、チャンバー出口の温度を自動で上昇させ加湿不足を補うシステムである。→Q 66　しかしマニュアルモードにおいて、チャンバー出口の温度と==気道温度プローブ==の温度を自在にコントロールすることはできず、加温・加湿管理に精通したユーザーには設定の選択肢が減っている。→Q 66, 67, 120, 121　一方、PMH8000の最大の特徴は、気道温度プローブの位置に湿度計を搭載していることである。補正方法は、挿管モードにおいては、口元==相対湿度==が目標の85％より－1％の状態が1分間継続すると、チャンバー出口を0.5℃ずつ最大46℃まで上昇させ、口元相対湿度が85％より＋2.5％の状態が1分間継続する

表 加温加湿器の機種別特徴

	MR850	PMH8000	HAMILTON-H900
HFOV	○ HCによる自動補正機能	○ 相対湿度による自動補正機能	△ 手動補正のみ
吸気回路内結露	○ 結露コントロールによる自動調整があるが、熱線は回路内	△ 新生児用外巻き熱線回路は開発中	◎ 外巻き熱線により吸気回路結露予防
呼気回路内結露	○ 呼気回路の結露は蒸散するシステム	△	○ デュアルヒーティングシステム
本体価格コスト	○	△	△
その他	国内最大シェア	口元相対湿度を唯一表示	医療安全面配慮

と、チャンバー出口を0.5℃下降させるアルゴリズムである。→●66　合目的でユニークなシステムであるが、湿度計は結露を起こすと測定不能になることや、温度計にくらべ構造がやや複雑で、故障と隣り合わせという欠点もある。→●19, 66, 67, 120, 121　さらに安全機構として、相対湿度が60％を切ったら、出口温度37℃、口元40℃に固定するシステムがあり、高温、高流量の呼吸管理において、十分なパフォーマンスを発揮できるかは、今後検証が必要である。ただし、マニュアルモードにおいて、口元温度は30.0〜40.0℃までかなり広い範囲で設定が可能であり、チャンバー出口温度も口元温度の−4.0〜＋3.0℃まで自在に設定が可能なことは自由度が高い。

　HAMILTON-H900は自動補正機能は搭載されていない非常にシンプルな設計で、チャンバー出口温度は挿管モードで、35〜41℃、口元温度は−2.0〜＋3.0℃の設定が可能である。特徴は回路が一体型で、チャンバーと回路の接続や温度プローブの接続が不要で、医療安全面に配慮されていることである。さらに吸気回路にも呼気回路にも外巻き熱線を採用し、回路内の結露予防には優れている可能性がある。それぞれの機種の特徴を**表**にまとめた。

　新生児特有の呼吸器モードや、少ない吸気流量や分時換気量、細い気管チューブ、リークの存在などは、人工呼吸管理中の加温・加湿をさらに複雑にしている。→●16, 19, 26, 28, 118　また早産児の気道や肺の脆弱性などから考えても、呼吸器の種類やモード、児の状態に応じて、適切な加温加湿器を選択していく時代になっていくと思われる。

（山田恭聖）

Q69 どうなったらウィーニングを開始できますか？

そもそもウィーニングとは？

挿管による呼吸管理は呼吸障害の改善に不可欠な治療ではあるが、反面、人工呼吸による肺損傷（人工呼吸器関連肺損傷：VILI もしくは VALI）は免れない。過度な呼吸器設定を行うと、肺へのダメージは大きくなる。そのため、呼吸器の設定は呼吸状態の改善に応じて細やかに調整する必要がある。呼吸器の設定を下げていくことを、<mark>ウィーニング</mark>という。→Q 39, 41, 70, 72　ウィーニングを行うには、呼吸状態が改善していること、循環動態が安定していることが前提となる。

① 呼吸状態は改善したか？

エックス線、酸素需要量、臨床所見、血液ガス、グラフィックモニタなどから評価する。

1) エックス線→Q 104, 123

<mark>エアリーク</mark>や無気肺、air bronchogram など、挿管管理が望ましい病的所見はないかを確認する。→Q 53, 124

2) 酸素需要量

酸素需要量については、吸入酸素濃度（F_IO_2）0.4 以下を目安とする。

3) 臨床所見

<mark>陥没呼吸</mark>や<mark>多呼吸</mark>などはないかを確認する。→Q 2　実際にはやや判断が困難であり、血液ガスなどの検査所見を加味して判断すべきである。呼吸性アシドーシスを伴っていれば、積極的に呼吸器設定を下げるべきではなく、むしろ上げて呼吸負荷を取り除く必要がある。可能な限り「赤ちゃんに優しい」適切な呼吸管理を心がける。

4) 血液ガス→Q 9〜11

pH は 7.30〜7.40 を目安とする。アシドーシスがあれば、呼吸性か代謝性かの評価が必要である。呼吸性要素においては、PCO_2 は 40mmHg 台に保つ（normocapnea）のが一般的であるが、低すぎる PCO_2（hypocapnea）は脳血管抵抗を上昇させて脳血流が低下する原因となるため、細やかに呼吸器設定を調整し、過換気を防ぐ。血液のpH がある程度保てていれば、PCO_2 が 50mmHg 台とやや高めであっても、呼吸器設

▼キーワード

ウィーニング　　血液ガス　　グラフィックモニタ

定を上げずに許容する（**permissive hypercapnea**）呼吸管理も近年普及してきている。→ ◉ 22

5）グラフィックモニタ → ◉ 18～20, 115

　近年の呼吸器にはグラフィックモニタが標準搭載されたものが増えてきた。グラフィックモニタには以下のようなものがある。

- 横軸を時間軸としたもの：経時的な評価が一目で可能。3種類あり、縦軸はそれぞれ①気道内圧、②換気量、③流量となる。
- 一方の軸を換気量としたもの：1回の呼吸は1つのループとして描かれるため「ループ波形」とも言われる。2種類あり、他方の軸はそれぞれ①気道内圧、②流量となる。

　グラフィックモニタによる呼吸状態の評価は客観的であり、得られる情報は多い。中でも圧量曲線（PVループ）は、気道内圧（P）を横軸、換気量（V）を縦軸として、吸気→呼気の流れを描いたものであり、肺の**コンプライアンス**をリアルタイムに把握しやすい。→ ◉ 18, 20, 118

2 循環動態が安定しているか？

　呼吸状態は循環動態とリンクしていることを忘れてはならない。新生児の心臓のポンプ機能は成人に比べて柔軟性に乏しく、動脈管開存症の症候化や心不全の悪化を来すと、多呼吸や代謝性アシドーシスが進行し、結果として呼吸状態の悪化を引き起こす。肺高血圧がある場合には右心室への後負荷が増大しており、十分な循環血流量を確保し、かつ良好な酸素化を維持することで、肺血管抵抗が改善する。その結果として呼吸状態も改善が得られる。

　近年、早産・低出生体重児の循環管理において、Stress-Velocity関係を用いて評価することが推奨されている[1]。人工呼吸器からの離脱に関しても勘案されるべきであり、児のwall-stressが高い状態であれば、まずは改善し（動脈管が開存していればその加療を行った上で）、ウィーニングを進めていくことが望ましい。

3 全身状態は悪くないか？

　著しい貧血や消化器症状、感染症、代謝性アシドーシスなどがあれば、まずはそれぞれの治療を行ってから抜管計画をたてることが望ましい。

ウィーニングの手順

　近年、新生児の呼吸管理に使用するモードが増えてきており、それぞれで設定でき

吸入酸素濃度（F_iO_2）　　最大吸気圧（PIP）　　呼気終末陽圧（PEEP）

る項目は多岐にわたる。ここでは、ごく基本的な設定項目について解説する。

1 呼吸器設定

1）吸入酸素濃度（F_1O_2）→ 23, 46

SpO_2 を見ながら 0.05 ずつ下げていく。非挿管での管理可能が可能な目安は、一般的には F_1O_2 0.4 以下である。

2）最大吸気圧（PIP）→ 45, 46

だいたい 2 ずつ下げていくが、大切なのは「肺を虚脱させない」範囲で、最小限の呼吸器設定とすることである。血液ガスやグラフィックモニタなどを参考にしながら調整する。MAP が 6〜8 となったら非挿管での管理も可能である。

3）呼気終末陽圧（PEEP）→ 33, 45, 46

4〜5cmH_2O を下限とする。high PEEP では肺の過膨張や胸腔内圧上昇のリスクがあるが、下げ過ぎると末梢気道の閉塞のリスクがある。

4）換気回数（RR）→ 25, 45

下限を 20 回として、だいたい 5 くらいずつ下げていく。下げ過ぎると必要以上に吸気時の負荷がかかり呼吸仕事量が増加するため、望ましくない。

5）平均気道内圧（MAP）→ 46, 58

エックス線での肺の過膨張所見（横隔膜の平坦化など）やグラフィックモニタ、酸素化（SpO_2 や O_2 必要量）を評価しながら 1 ずつ下げる。高頻度振動換気（HFOV）からの直接の抜管も可能ではあるが、やや習熟を要する。→ 52〜60, 72, 121, 130

6）ストロークボリューム（SV）→ 56, 59

胸郭の振動の程度や血液ガス所見を見ながら 1 ずつ下げる。

2 ステロイド剤投与

抜管前にステロイド製剤を投与することもある。→ 93〜95 喉頭浮腫を予防する目的や、短期的な呼吸機能の改善が主な目的であるが、ステロイドは発達予後との関連もあるため、積極的に全例に投与は行っていない。当院では、長期挿管管理例や慢性肺疾患のハイリスク群に対して、挿管中には気管内投与を、抜管前には必要に応じて経静脈投与を行っている。

引用・参考文献

1）榎本真宏．"IMV 赤ちゃんに使われる基本のモード"．新生児の呼吸管理ビジュアルガイド．Neonatal Care 秋季増刊．長和俊編．大阪，メディカ出版，2016，120-7．
2）Toyoshima K, et al. Tailor-made circulatory management based on the stress-velocity relationship in preterm infants. J Formos Med Assoc. 112(9), 2013, 510-7.

（佐藤千穂、森丘千夏子、箕面崎至宏）

Q70 どうなったらウィーニングを中止すべきですか？

ウィーニングの中止基準

　以下のような状態の悪化が見られた場合には速やかにウィーニングを中止し、適切な人工呼吸条件へ戻すとともに、状態の悪化を招いた原因に対して加療を行う必要がある。→ Q 39, 41, 69, 72　また、頭蓋内出血や痙攣などの神経学的異常所見や未熟児網膜症の急激な進行、消化管通過不良などについては（それ自体がかならずしも呼吸状態に影響を及ぼすというわけではないが）、治療に際して十分な安静を図る必要があるため、状況に応じて挿管管理を継続する。→ Q 23, 31　感染についても同様であり、感染を契機として無呼吸徐脈発作の出現や循環動態の悪化が進行する場合があり、病状を慎重に評価し、ウィーニングを中止することも検討する必要がある。

1）呼吸状態
- 酸素化の悪化
- 呼吸性アシドーシス（PCO_2 60mmHg 以上）
- 陥没呼吸・多呼吸など、努力呼吸の出現 → Q 2
- 無気肺 → Q 113

2）循環動態
- 血圧の低下
- 動脈管の再開通
- 肺高血圧所見の進行
- 肺出血 → Q 5, 86
- 心不全

3）その他
- 感染徴候
- 頭蓋内出血
- 呼吸・循環動態に影響を及ぼすような痙攣
- 眼底所見の急激な悪化
- 消化管通過不良

（佐藤千穂、森丘千夏子、箕面崎至宏）

↓ キーワード

ウィーニング　　無呼吸発作

Q71 抜管できるかどうかはどうしたら分かりますか？

抜管に向けた評価

　早産児の肺はまだ成熟しておらず、出生時から挿管による人工呼吸管理を行っていく中で、慢性肺疾患を来すことが広く知られている。→ Q 23, 31, 53, 63, 77, 83, 85, 86, 93, 94, 96, 125, 126　また、挿管管理を行うことで、人工呼吸器関連肺損傷（VILI）が進行することが知られている。新生児期に受けた気道へのダメージは容易に治癒するものではなく、長年の影響を引き起こす。これらの理由により、不要に長く人工呼吸管理を行うべきではなく、適切な時期に抜管計画を立てることが大切である。→ Q 72, 97

　まず、抜管を考慮すべき呼吸器設定および、呼吸機能検査について述べる。

1 呼吸器の設定

　ウィーニングを進めた結果、以下の呼吸器条件となれば抜管を考慮することが可能である。→ Q 36, 41, 69, 70, 72

- 間欠的強制換気（IMV）：吸入酸素濃度（F_1O_2）≦0.4、平均気道内圧（MAP）≦5cmH$_2$O、間欠的強制換気10〜15回／分
- 高頻度振動換気（HFOV）：F_1O_2≦0.4、平均気道内圧（MAP）≦6〜8cmH$_2$O

　肺機能の評価としては、呼吸器の設定だけではなく、次に述べる呼吸機能検査を用いるほうが望ましい。

2 呼吸機能検査

　呼吸機能検査は近年、普及してきている。呼吸機能検査を用いることで、客観的かつ多角的に肺機能を評価できるため、熟練した新生児科医でなくとも抜管の時期を検討することが可能である。

　抜管が可能な肺機能として、長谷川らが提唱した以下の基準が一般的である[1]。

- 静肺コンプライアンス（Cst）≧0.6mL/cmH$_2$O/kg
- 啼泣時肺活量（CVC）≧15mL/kg

　さらに、早産児においては呼吸中枢が未熟であることから、以下の基準も加えて用いることが推奨されている。

キーワード： 抜管　抜管基準　呼吸機能検査

- % prolongation ≧10％

　これらの項目を評価するにあたり、アイビジョン社の呼吸機能測定装置が最も多く用いられている。この測定装置では新生児から成人までの呼吸機能評価が可能であるが、オクルージョンバルブに新生児専用のタイプを用いることで、死腔量は約2mLと少なくて済む。以下に、それぞれの項目の意義について述べる。

1）静肺コンプライアンス（Cst）→ 🔵 18, 20, 118

　「肺の膨らみやすさ」を示す。原理としては、肺での換気をいったん止めて、圧気流曲線を求めることにより算出する。

- 静肺コンプライアンスが上昇する＝肺弾性収縮力が低下し、膨張しやすい。
　　　　　　　　　　　　　→肺気腫など
- 静肺コンプライアンスが低下する＝肺弾性収縮力が増加し、膨張しにくい。
　　　　　　　　　　　　　→肺水腫、無気肺、肺炎など

　肺が膨らむ能力を示すもう一つの指標として、動肺コンプライアンス（Cdyn）がある。これは、安静換気の際の呼気と吸気の圧差と換気量から算出するため、肺のみならず気道の抵抗をも加味した値となり、気道病変の存在により数値が変化する。

2）啼泣時肺活量（CVC）

　成人においては肺活量（VC）を意図的に測定することが可能であるが、乳幼児においては困難である。そのため、CVCにて代用する。測定装置を接続した上で、児に何らかの刺激を与えて（軽く足底や皮膚への刺激を行うなど）啼泣させることによって、深吸気・深呼気を得ることができ、その際に得られた肺活量をCVCと定義する。

3）% prolongation

　児の気道を閉塞させた際（気道閉塞法）に、閉塞前の吸気に比べ、閉塞時の吸気がどのくらい延長できたかを示す数値である（**図1**）。気道の閉塞に対し、反射性中枢性にどれくらい対応が可能かを示す。週数の浅い児であるほどに調節機構は未熟であり、% prolongationは低値となる。つまり、気道閉塞により無呼吸徐脈発作を生じるリスクが高くなる。→ 🔵 1, 30, 70, 83, 87〜89

　% prolongationが低い児においても、中枢性・閉塞性の無呼吸を防ぐ対策をとることで、非挿管での管理が可能な場合もある。中枢性無呼吸→ 🔵 1 に対しては、nasal CPAP → 🔵 33, 36, 37, 40〜42, 83, 85, 109 や nasal DPAP → 🔵 33〜35, 38, 39, 109〜111、HFNC → 🔵 40〜42 などの非侵襲的陽圧換気を行ったり、呼吸賦活薬（キサン

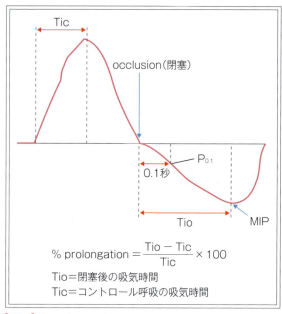

図1 % prolongation
$P_{0.1}$ は吸気開始から0.1秒後の気道内陰圧である。% prolongation はコントロールの呼吸の吸気時間に対して、気道閉塞時の吸気時間が延長したのかを、コントロールの呼吸に対する気道閉塞時の比で求める。

チン誘導体や ドキサプラム→◎88, 89 ）の投与を行う。閉塞性無呼吸→◎1 に対しては、ステロイド剤→◎93〜95 や 利尿薬→◎96 投与により抜管前後の喉頭浮腫を予防／改善したり、nasal CPAP や nasal DPAP、HFNC などの非侵襲的陽圧換気を行うことが有効である。

4）呼吸耐力指数（BITI）[2]〜まだまだ新しい、呼吸機能検査の指標〜

BITI は、呼吸の予備能力の評価を目的としている（図2）。本来、筋収縮では永久に同じ力を発揮することは不可能であり、収縮を繰り返す中で徐々に筋疲労が生じ、収縮力は減弱する。横隔膜を中心とした呼吸筋も同様に筋疲労が生じる。つまり全呼吸時間のうち、吸気時間→◎24, 46 が長いほど、または1回の収縮力が強いほど（＝一回換気量→◎18, 25, 27, 45, 50 が大きいほど）、呼吸筋の疲労を来しやすい。BITI は以下の式で求められる。

BITI ＝（吸気時間／全呼吸時間）×（一回換気量／肺活量）

BITI が高いほど呼吸筋は疲労しやすい、つまり呼吸の予備能力がないことになる。成人においてはこの10年ほどで普及してきたが、新生児においてはまだ明確な基準

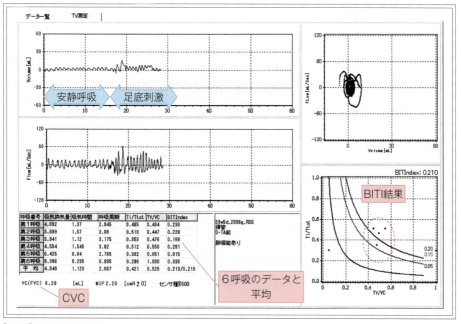

図2 BITI 測定画面

はない。満期の新生児における BITI は 0.12 前後と成人よりやや高めであり[3]、0.150 以上なら抜管後の換気補助を要する可能性が高いことが報告されている[4]。

3 全身状態の評価

最後に、抜管を計画する際に必要な、全身状態の評価について述べる。抜管を行うにあたっては呼吸状態のみならず、循環・栄養状態、修正週数、体重なども評価する必要がある。

1) 循環

Q69 で述べたように、抜管を行った後には動脈管の再開通などの循環動態の悪化が生じる場合もあるので注意が必要である。

2) 栄養

抜管後の呼吸管理によって、経腸栄養が通りにくくなる可能性がある。新生児の場合、成人とは大きく異なり、抜管後に nasal CPAP や nasal DPAP、呼吸賦活薬(カフェイン→Q 87 やドキサプラム→Q 88, 89)を用いた治療を行うことが多い。早産児、特に在胎 28 週未満では、ほぼ全例に新生児無呼吸発作が見られる。nasal CPAP や nasal DPAP では気道だけではなく食道へも空気(もしくは酸素)が流入するため、上部消化管が膨満しやすく、消化管運動を妨げることがある。

3）修正週数

　修正週数については明確な決まりはないが、一般的に27〜28週以降で、可能な限り早期としている施設が多い。われわれの施設でも、修正28週を目安として、全身状態を勘案して決定している。

4）体　重

　明確な基準はないが、極端な small for gestational age 児では、抜管後に行う nasal CPAP 管理に用いるプロングのフィッティングが難しいこと、体重に相関して気道内径が小さく、容易に気道閉塞するなどのリスクがあること、抜管後に経腸栄養にかかる負担が大きいことなどから、抜管の時期を遅らせる場合もある。われわれの施設では、500g 以上であればほぼ nasal CPAP での管理は可能であるが、プロングによる皮膚トラブルへの対応が必要となるリスクも高く、慎重に対応している。

　呼吸状態のみならず、全身状態を俯瞰して評価を行い、抜管計画をたてることが大切である。長期挿管例では、可能であれば気管支ファイバー検査を行い、気管軟化症や肉芽の有無を評価する。→ 128, 129　また、抜管直後は呼吸状態が不安定となり、全身への負担が大きいため、医療者の目が十分に届く日勤帯に行ったり、眼底検査の日の抜管は避けるなどの配慮も必要である。

引用・参考文献

1）長谷川久弥．抜管基準と呼吸機能検査．Neonatal Care．10（7），1997，628-37.
2）古賀俊彦．換気補助基準としての新しい呼吸機能指標．小児科．45（8），2004，1411-18.
3）Hasegawa H, et al. Breathing intolerance index in healthy infants. Pediatr Int. 56(2), 2014, 227-9.
4）Koga T, et al. Breathing intolerance index : a new indicator for ventilator use. Am J Phys Med Rehabil. 85(1), 2006, 24-30.

（佐藤千穂、森丘千夏子、箕面崎至宏）

Q72 HFOVから直接抜管できますか？

HFOV からの離脱

高頻度振動換気（HFOV）→ Q 52〜60, 121, 130 モードから直接抜管 → Q 71, 97 を行うことは、不可能ではない。しかしながら、従来型人工換気（CMV）から抜管計画をたてるほうが容易であり、HFOV から CMV へモード変更を行った後に抜管を行う施設が多いようである。理由として、以下が挙げられる。

①機種によっては一回換気量がモニターできない。→ Q 18, 25, 27, 45, 50
②同調式間欠的強制換気（SIMV）→ Q 43, 44, 47 や圧支持換気（PSV）→ Q 24, 48, 49
といった、「児の呼吸に同調した」人工呼吸管理ができない。

HFOV から抜管する場合、平均気道内圧（MAP）を 6〜8cmH$_2$O まで下げてから、前述の呼吸機能および全身状態の評価を行って計画をたてる。→ Q 46, 58, 69 HFOV のウィーニングについては、MAP 6〜8cmH$_2$O 以下に下げることは避けるべきである。→ Q 39, 41, 69, 70 MAP を下げ過ぎることによって、下記の不利益を生じる可能性がある。

1) low volume injury[1] → Q 126

low volume injury 自体は、必ずしも HFOV で MAP を下げたときにのみ生じるものではない。呼吸窮迫症候群や low PEEP のときにも生じ得る。病態としては、末梢気道〜肺胞の一部に虚脱もしくは過伸展が生じると、呼吸を繰り返す中で絶えず「こすれる（＝ずり応力）」に肺はさらされることとなる。これによって、サイトカインの誘導など炎症反応が進行し、結果として肺障害が進行する。大切なのは、挿管／非挿管での呼吸管理を行う際に「過剰にならず（high volume injury を防ぐ）・足りなすぎず（肺は虚脱せず・サーファクタントが十分に！）」に管理することである。

2) 吸気ストレスがかかる

挿管での吸気は、非挿管での吸気を行うよりもはるかに児への負担が大きい。細い気管チューブの中では気流に抵抗が生じるため、十分な陽圧がかかっていないと、吸気時に陰圧が生じてしまい、吸気流量が不足する。ウィーニングを行ううちに、「抜管した方が、挿管しているよりもはるかに楽」な人工呼吸管理になってしまわないよ

キーワード

高頻度振動換気（HFOV）　　抜管　　ウィーニング

う、適切な管理を行うよう心がける。

また、ストロークボリューム（SV）を下げていく際にも注意が必要である。→Q 56, 59, 69　SVを減じた結果、SVがゼロとなった場合には「MAP＝PEEPでの、事実上のCPAP」となり、挿管下ではかえって吸気ストレスがかかる設定となる。

> 引用・参考文献

1）Cotton RB. "Pathophysiology of hyaline membrane disease（excluding surfactant）". Fetal and Neonatal Physiology. 4th ed. Polin RA. et al., eds. Philadelphia, Saunders, 2011, 1026-32.

（佐藤千穂、森丘千夏子、箕面崎至宏）

これは何？ 新生児呼吸器疾患画像クイズ ⑨

→回答は401ページへ

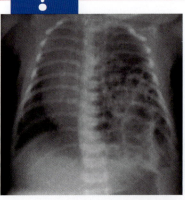

在胎38週6日、3,315gで出生した女児。Apgarスコア9点/10点。出生直後の呼吸状態は良好であったが、徐々に多呼吸ならびに陥没呼吸が出現したため、クベースで酸素投与開始し、当院へ新生児搬送された。挿管後のエックス線写真を示す。

©佐藤千穂

Q73 どの時点で気管切開を決断したらよいですか？

気管切開の適応と手順・ケア

1 気管切開の適応

　気管切開の適応は大きく分け、①気道の狭窄あるいは閉塞、②下気道の分泌物貯留、③呼吸不全の３点である（表）。→ Q 74～76, 129　小児の気管切開の40～67％を０歳児が占めており[1]、NICUでは慢性肺疾患や先天性気道病変など多種多様の要因で気管切開が行われる。近年では胎児診断の進歩により胎内で気管閉鎖が診断されるような症例では、胎児循環を残したまま手術を行うEXIT法での気管切開の報告も見られる。

表	気管切開の適応

1. 上気道の狭窄・閉塞
- 先天性気道狭窄・閉鎖（先天性声門下狭窄、気管狭窄・閉鎖など）
- 小顎症（トリーチャー・コリンズ症候群、ピエール・ロバン症候群など）
- 喉頭気管疾患（喉頭軟化症、気管軟化症、後天性声門下狭窄など）
- 腫瘍（先天性リンパ管腫など）
- 外傷

2. 下気道の分泌物貯留
- 慢性肺疾患
- 重症心身障害児
- 肺胞蛋白症　など

3. 呼吸不全
- 重症心身障害児
- 先天性中枢性肺胞低換気症候群
- 慢性肺疾患　など

　また、気管切開の前に誤嚥評価を行うことは重要である。特に重症心身障害児においては嚥下機能障害や胃食道逆流による誤嚥を来していることも多く、気管切開だけでは誤嚥防止とはならないため、その後の管理に難渋することがある。したがって、患児の状況を見極め、胃瘻造設・噴門形成術（Nissenn手術）の併用や喉頭気管分離術を考慮する。

2 気管切開のタイミング

　気管切開は緊急気管切開と計画的気管切開とに分けることができる。緊急気管切開は挿管などの手技が困難で、気管切開以外の気道確保が不可能な場合に行われる。計画的気管切開は気道狭窄の改善が困難な場合や、頻回の気管吸引が必要な場合、陽圧換気が必要な場合など、長期の挿管管理が予測されるときに行われる。→ Q 105～108 施行時期は、気管切開術後管理の面から体重が４～５kg程度あるのが好ましいが、体重が３kgを超えたら可能とするものもある[2]。しかし、われわれは声門下狭窄による

↓ キーワード

気管切開　　　気道確保　　　気道狭窄

抜管困難症例において体重2kg前後で気管切開を行った症例も経験している。

　気管切開後の管理には家族の協力が不可欠なため、家族の心理面にも十分な配慮を行い、在宅管理へスムーズにつながるよう指導・支援する必要がある。したがって、児の医学的な適応だけでなく、家族の受け入れ状態などの環境面に配慮して気管切開の時期を決定する。

3 気管切開の実際

　気管切開を行う際は全身麻酔下で行う。挿管困難例ではラリンゲアルマスクでの換気も考慮する。頸部を十分に伸展した仰臥位で行う。幼少児は甲状腺の位置が成人よりも高いので、下気管切開法が可能である。頸部正中を横切開して、気管前壁を露出し、ナイロン糸を1本ずつ支持糸として縦切開の両側にかける。**気管切開カニューラ**を挿入する際に支持糸を左右に牽引し、挿入しやすくする（**図**）[2]。→ ○ 74, 75, 129　挿入後は、換気が行えることを十分に確認する。

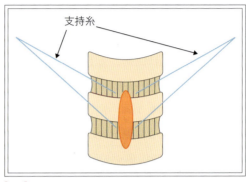

図　気管切開（支持糸のかけ方）（文献2より引用改変）

4 術後管理

　気管切開孔が安定しない術後早期に計画外抜管が起こると再挿入困難なため、われわれは数日〜10日間は**鎮静**を行っている。→ ○ 97, 98　支持糸は計画外抜管が生じた際のために牽引用に残しておき、第1回のカニューラ交換までは胸壁に固定する。

　第1回のカニューラ交換は術後1週間〜10日後に行う。この際に交換がスムーズに行えるようなら支持糸は抜去する。その後は家族への指導を行いながらカニューラ交換を行い、在宅管理に向けて準備を進める。バクバクの会（人工呼吸器をつけた子どもの親の会）や、ぞうさんの会（静岡県西部の、気管切開児の在宅管理を行う親の会）などの親の会を紹介し、親の不安が少しでも軽減するよう働きかけている。

引用・参考文献

1) 工藤典代. 小児における気管切開. 日本気管食道科学会会報. 58 (5), 2007, 440-7.
2) 守本倫子. 耳鼻咽喉科領域：小児の気管切開手技と管理のポイント. 小児外科. 37 (12), 2005, 1386-9.

（白井憲司）

Q74 どの気管切開カニューラを使えばよいですか？

気管切開カニューラの種類

新生児・小児用のものとして、**図1**に示す気管切開カニューラが発売されている。ⓐ～ⓒはカフなしで、ⓓⓔはカフ付きのものである。小児・新生児では、気管内径に比べて気管切開カニューラ（以下カニューラ）の外径が相対的に太く、カフ圧の調節が難しい。そのため長期間のカフの使用により、①肉芽形成、②組織の阻血による潰瘍形成、壊死、瘻形成、③気管拡張などを引き起こしやすいため、その使用は奨められていない。→ Q75

われわれはShiley™気管切開チューブ（コヴィディエン ジャパン）、Portex®ビボナ気管切開チューブ（スミスメディカル・ジャパン）の2種類を採用している。その内径・外径を**表**に示す。同じ内径でも外径はそれぞれ異なり、カニューラの形態も若干違う。そのため児の気管切開孔や気管の形態によって、より適した気管カニューラを使用するようにしている。また、体重が4kgぐらいまでの児には最初は内径3.0mmのカニューラを使用し、リークを考慮してカニューラ径を適宜変更していく。

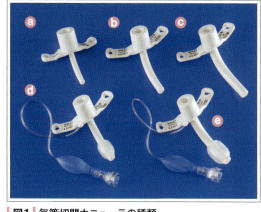

図1 気管切開カニューラの種類
（コヴィディエン ジャパン株式会社）

表 気管切開カニューラの外径の比較

内径(ID)(mm)	3.0	3.5	4.0	4.5
Shiley™	4.5	5.2	5.9	6.5
Portex®	4.7	5.3	6.0	6.7

外径（OD）(mm)

キーワード

気管切開　　気管切開カニューラ　　（カニューラの）固定バンド

気管切開カニューラの固定

1 バンド

　カニューラの固定を行うためのバンドを**図2**に示す。固定を行う際は、あまりきつく閉めすぎると頸部の血管を圧迫してしまうこともあるため、小指1本ぐらいのスペースをあける。また、新生児用のバンドでは細すぎて頸部に擦過傷ができることがあるため、われわれは成人用のバンドを短くして新生児に使用している（**図3**）。

2 ガーゼ

　カニューラが直接皮膚に当たらないように、Yガーゼを皮膚とカニューラとの間に挿入する。小児は首が短くカニューラの圧迫によるびらん、肉芽形成を起こしやすいため、その予防としてもガーゼの挿入は欠かせない。ガーゼは頭側から挿入し、頤（おとがい）部に直接カニューラが触れないようにする[1]。ガーゼの厚さを変えることによりカニューラの位置調節を行うこともできる。

　気管切開孔周囲は発汗が多いため、適宜ガーゼを交換し、清潔に保つことを心がける。

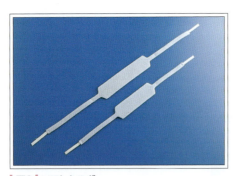

図2 ソフトホルダー
（コヴィディエン ジャパン株式会社）

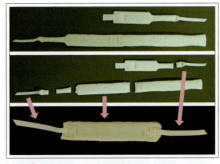

図3 成人用のバンドを新生児に利用

引用・参考文献

1）鈴木美香. 気管切開術後の在宅管理. 小児外科. 34（1）, 2002, 70-5.

（白井憲司）

Q75 気管切開カニューラの入れ換えは何日ごとに行えばよいですか？

気管切開管理中の観察点と管理・ケアの実際

1 カニューラ交換

気管切開カニューラ（以下、カニューラ）は、カニューラ内に分泌物が蓄積し閉塞する危険が生じたり、長期間の使用が感染の原因となったりするため、定期的な交換が必要である。→ Q 74, 129　また、カニューラ抜去時や閉塞時に緊急で入れ替えなければならないこともあり、カニューラ交換は家族にも必ず覚えてもらう必要のある処置である。

　第1回カニューラ交換は術後1週間から10日後に行う[1]。そのころには気管切開孔（以下、気切孔）は安定し、しっかりとした孔になっているため、術者が行うのであれば誤挿入の危険は少ない。交換時は家族に同席してもらい、手技を実際に見てもらい、在宅管理への移行をよりスムーズにしていく。また、カニューラ交換は主介助者（主に母親）のみになりやすいが、ほかの家族にも指導し、緊急時に対応できるようにする。また、そのことは主介助者の心理的・身体的負担の軽減にもつながる[2]。

　退院後のカニューラ交換は2～4週間に1回とする。外来診察時に医師もしくは看護師が立ち会い、家族と共に行う。医療者は手技を確認するとともに、気切孔や周囲の皮膚の状態、使用済みカニューラの内腔の様子を観察する。年少児で抑制が必要な場合は、児をタオルで巻いて固定するなどの工夫が必要である。

2 合併症

　気管切開管理中の児では、長期管理に伴い、トラブルが生じることも少なくない。普段から家族に児の状態をしっかり観察してもらい、痰の性状（粘度、血性の有無）や呼吸状態（狭窄音、陥没呼吸の有無）などの状態を把握してもらう。

1）気切孔肉芽

　カニューラの刺激に伴い、肉芽形成を来すことがある。出血したり、大きなものではカニューラの挿入の妨げになり、切除が必要となったりすることもある。

2）気管内肉芽

　カニューラの先端が気管内を刺激し、肉芽を形成することがある。肉芽による気道

キーワード
気管切開　　気管切開カニューラ　　肉芽

狭窄症状が見られたり、出血を来したりすることがある。カニューラ先端が肉芽に当たらないようにカニューラを引くか、もしくは小さいサイズのカニューラに変更し、ステロイド吸入を行う。しかし、気道狭窄症状が見られ窒息の危険がある場合には、逆に肉芽を超えてカニューラを挿入して気道を確保するとともに、圧迫で消退するのを待つ。それでも解決しない場合は、レーザー焼灼術が必要となる。

3）気管動脈瘻

腕頭動脈は一般に胸骨と第6-7気管軟骨輪の間を走行しているが、頸部上方まで気管に沿って走行することがある。そのため、気管前壁にカニューラの先端が当たり、潰瘍を形成し、気管動脈瘻を起こし、大出血に至ることが知られている。特に、重症心身障害児では側弯などにより動脈の走行が変位していることがあり、同じ体位を取りやすく潰瘍を形成しやすいなどの点から、瘻を形成しやすい。

カフ付のカニューラで止血後、画像検索で出血部位を同定し、カテーテル検査を行いバルーンで止血するなどの治療法が報告されているが[3]、救命が困難なことも多い。血性吸引物が引けるなどの症状が見られたら、気管動脈瘻も念頭に置いて診療に当たる必要がある。

引用・参考文献
1) 工藤典代. 小児における気管切開. 日本気管食道科学会会報. 58 (5), 2007, 440-7.
2) 鈴木美香. 気管切開術後の在宅管理. 小児外科. 34 (1), 2002, 70-5.
3) 山中寛男. 気管切開術後に腕頭動脈気管瘻から大量出血し救命しえた高度側彎児の一例. 日本集中治療医学会雑誌. 14, 2007, 207-9.

（白井憲司）

Q76 どの人工鼻を使えばよいですか？

人工鼻の種類と使用における注意点

1 人工鼻の目的

　人工鼻使用の目的は、①気道内の保湿・保温、②異物進入予防の2つに大別できる。鼻呼吸では、吸気は鼻腔内で**加温・加湿**され、気管に達するときには十分に加湿された状態にある（32℃、90％、30mg/L）（**図1**）[1]。→ Q 5, 65　しかし、**気管切開**児では吸気は鼻腔をバイパスして気管に達するため、十分な加湿が得られないまま末梢気道まで到達する。→ Q 73〜75, 129　乾燥した吸気は気道に対して、①繊毛運動抑制、②気管支分泌物の粘度上昇、③細菌感染の危険性の増大などを引き起こす。また、呼気からは水分・熱が失われるが、気管切開児では気管から直接呼気が排出されるため、その喪失は大きくなる。人工鼻の使用により呼気からの水分・熱の喪失を抑えるとともに、吸気の加湿加温を促すことができる。

　また人工鼻は、気管切開チューブからの異物進入を防止し、感染・窒息などのリス

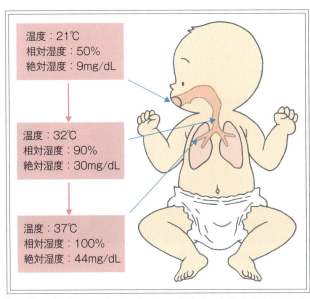

図1 21℃大気の吸気時における、およその気道各部の温度・湿度 （文献1より引用改変）

キーワード

気管切開　　人工鼻　　リーク

クを低下させることができる。

2 人工鼻の種類

われわれが使用している人工鼻を**図2**に示す。ⓒは酸素ポートがついているため、在宅酸素療法の児にも使用可能である。→ Q 77, 78

人工鼻の加湿機能はその人工鼻が取り込むことのできる水分量に依存するため、大きいものほど加湿能力が高い。しかし、大きいものほど死腔換気も増大し、呼吸負荷につながるため、体重・呼吸状態などに合わせてその児に適した大きさの人工鼻を選択する必要がある。

ⓐの人工鼻は体格の小さい児では顎や胸部に当たって取れてしまうことがあるが、ⓑは小型で一回換気量が 15〜50mL の児で使用できる。しかし、単価が高く 1 カ月に 30 個使用すると気管切開管理料ではまかなうことができず、自費負担になるため注意が必要である[2]。

3 人工鼻使用時の留意点

1) 抵抗

人工鼻には多少の抵抗があるため、少なからず呼吸負荷が生じていることに留意する。特に気道分泌物の付着により抵抗が上昇するため、分泌物などが多い場合は汚れなどに注意し、交換間隔を短くする。

2) リークによる加湿不足

新生児・乳児ではカフなしの気管切開チューブを使用しているため、リークにより呼気のすべてが人工鼻を流れるわけではない。→ Q 16, 19, 20, 28, 118 呼気中の水分

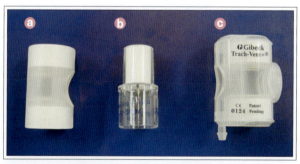

図2 当院で使用している人工鼻（Gibeck トラキベント）

注：一般に「人工鼻」とは、人工呼吸管理の際に人工呼吸器と気管チューブとの間に接続して使用するもののことを指すが、ここでは気管切開管理としての人工鼻を指す。

をトラップして吸気の加湿に使用する人工鼻の特性上、リークが多い状態では加湿不足が生じる。特に乾燥した供給ガスを使用する人工呼吸器での人工鼻の使用は新生児では禁忌とされている。人工鼻が機能すればさらなる加湿を行わなくても比較的良好な気道内湿度を保つことができるが、冬季など大気が乾燥している状態では痰の性状に注意する必要がある。

引用・参考文献

1) 磨田裕. "気道の給湿療法". 呼吸療法テキスト. 三学会合同呼吸療法士委員会編. 東京, 克誠堂出版, 1992, 139-46.
2) 松井晃. 人工鼻:知っておくと安心の基礎知識. Neonatal Care. 18 (5), 2005, 92-7.

(白井憲司)

Q77 どの時点で在宅酸素療法開始を決定したらよいですか？

在宅酸素療法の適応と導入の実際

　小児の在宅酸素療法（HOT）において対象疾患の占める割合は、長谷川らの調査によると、呼吸器疾患が50〜60％、循環器疾患が20〜30％、多発形態異常および神経筋疾患が10〜20％と報告されている[1]。→ Q78　さらに呼吸器疾患中の3分の2を低出生体重児の慢性肺疾患（CLD）が占めている。→ Q23, 31, 53, 63, 83, 85, 86, 93, 94, 96　この数値はCLD診断例の約10％にHOTが施行されていることを意味する。

　小児におけるHOTの適応基準は宮坂らにより示されている[2]。ここではCLDを主体にした適応基準について関連文献[3,4]を参考にして表に示す。すなわち、出生予定日が過ぎていて体重が2,500g以上あること、呼吸や循環状態が安定していてかつ体重増加も良好であることが重要である（平均体重増加が20〜30g/日程度が目安）。具体的には30％以下の吸入酸素濃度（F_IO_2）→ Q23, 46, 69 でSpO_2 → Q12, 14, 30, 31 が95％以上を維持でき、さらにこの数値を酸素濃縮器 → Q78 において低流量（1L/分以下が望ましい）で実現できることである。在宅医療は、病院内で医師や看護師が中心に行ってきた医療行為を（医療には素人の）家族が代行することであるから、十分に時間をかけて退院準備を進めていく必要がある。HOTの導入において家族に説明、指導すべき主要な項目を表に示す。

　在宅医療の意義については、出生予定日を過ぎていて、体重も順調に増加し、酸素投与や場合によりいくつかの内服以外には特別な治療を必要としない患児にとっては、家庭で家族に囲まれた環境に置くことが児の精神面も含めた発育・発達に有用であること、育児の主体となる母親が身近で育児を行うことができる嬉しさを噛みしめることができること、きょうだいがいる場合には児を慈しむ教育的意義もあることなどを説明するとよいと思われる。ただし、感染対策として、退院前にきょうだいが可能な予防接種を済ませておくことも重要となる。

　自宅でのHOTの必要性（家族の判断で酸素流量を下げたり、中止したりしないことも含む）では、児を慢性の低酸素状態に置くと肺血管を収縮させて肺高血圧とな

キーワード

在宅酸素療法（HOT）　　慢性肺疾患（CLD）

表 在宅酸素療法（HOT）の適応と導入における確認事項

適 応	導 入
・退院可能な成熟度と体格 ・呼吸・循環動態の安定 ・少量の酸素による酸素化の安定 ・良好な栄養状態	・在宅医療の意義 ・在宅での酸素の必要性 ・医療器具の取り扱い ・試験外泊の実施 ・支援体制整備

り、ひいては心臓機能低下にもつながること、それに伴い発育や発達が抑制されることや、呼吸器感染症に対する抵抗力も低下し罹患しやすくなることなどを説明する。さらには、低出生体重児のCLD例においては児の成長に伴って肺障害が軽減し、HOTから離脱できる例が多いこともあらかじめ説明するのがよいと思われる。HOT施行中は覚醒、睡眠、授乳時のいずれにおいてもSpO_2が92％以上を維持するようにする。HOTからの離脱の時期は最低流量の酸素投与においてもSpO_2が98％以上維持できるようになってからとなる。まず昼間のみHOTを中止してSpO_2が95～98％を維持できるようであれば夜間も中止するといったゆっくりした手順を踏む[5]。

HOTに関係する医療器具は、酸素濃縮器、経鼻カニューラ、パルスオキシメータなどが挙げられる。→ Q78　これらの医療器具に慣れる意味でも試験外泊を実施することも考慮すべきと思われる。退院後の支援体制については、通院する専門施設と居住地のかかりつけ医、地域の担当保健師、訪問看護ステーションなどとの連携が重要となる。さらに、育児面での支援を強化する意味では、短期間であっても協力が期待できそうな祖父母がいれば、新生児病棟での入院中から両親と一緒に在宅医療の準備にかかわることで両親の安心感が増すと思われる。

引用・参考文献

1) 長谷川久弥. 慢性肺疾患の在宅酸素療法. 周産期医学. 32 (6), 2002, 809-16.
2) 宮坂勝之, 阪井裕一. "NICU退院児の在宅酸素療法の適応基準に関する考察". 昭和63年度厚生省心身障害研究「新生児管理における諸問題の総合的研究」分担研究「NICU退院児のホームケアシステムに関する研究」. 1989, 217-21.
3) Hudak BB, et al. Home oxygen therapy for chronic lung disease in extremely low-birth-weight infants. Am J Dis Child. 143(3), 1989, 357-60.
4) 北島博之. "在宅酸素療法". 医療従事者と家族のための小児在宅医療支援マニュアル. 改訂2版. 船戸正久, 高田哲編. 大阪, メディカ出版, 2010, 101-10.
5) 川瀬泰浩, 与田仁志. 在宅酸素療法. 小児内科. 45 (7), 2013, 1247-52.

（新飯田裕一）

Q78 在宅酸素療法にはどの機種を利用したらよいですか？

在宅酸素療法に用いる機器の種類とその選択

慢性肺疾患（CLD）→ Q 23, 31, 53, 63, 77, 83, 85, 86, 93, 94, 96, 125, 126 児が在宅酸素療法（HOT）→ Q 77 を施行するにあたり必要な機器は酸素供給器、経鼻カニューラ、パルスオキシメータが主たるものである。HOT はわが国では 1985 年より保険適用となっている。具体的な運用にあたっては、在宅酸素事業者および通院施設との連絡体制をつくっておくことが重要である。

1 酸素供給器

酸素供給器としては、酸素濃縮器、携帯酸素ボンベ、液化酸素装置の3つの選択肢がある。酸素濃縮器には約 90％の酸素を供給する吸着型と約 40％の酸素を供給する膜型とがある。膜型の利点として、加湿器が不要、火気に対してより安全性が高い、消費電力が少ないことなどが挙げられている。しかし、CLD 児においては、普段の生活での適切な血中酸素濃度の維持以外に、呼吸器感染症罹患時など酸素需要が急に高くなり流量を増加して対応する場合がある。流量が 1L/ 分以上必要なときは膜型では加湿不足に陥りやすいという欠点がある。以上から 90％酸素タイプの吸着型が一般的であろう。注意事項として、直射日光が当たったり水滴がかかったりする場所に置かない、タバコや線香の煙の少ない場所を選ぶ、暖房器具や加湿器から離すことなどを説明する必要がある。特に、児を抱いた状態でガスコンロに点火する行為は非常に危険である。商品としては、40％酸素タイプのマイルドサンソ®、90％酸素タイプのハイサンソ®、レスピールプラス、NUVO LITE MARK 5 など吸着型の種類が多い。90％酸素タイプでも、重量（12.5～32kg）や大きさ、流量設定値の細かさ（0.25～3.0L/ 分を 8～10 段階切り替え）、流量に対する消費電力（1L/ 分で 50～77W）など、ラインナップによる違いがある。運転音はいずれも 30dB 以下となっている。

携帯酸素ボンベは酸素濃縮器が故障した場合や停電などで使用できないときなどの予備として、さらに外出時や通院時などに使用するため、酸素濃縮器とともに必ず必要となる。運用面では、酸素ボンベを車内に入れたままにしない、直射日光の当たる場所に置かない、周辺で喫煙などの火気は禁止、減圧弁取り付け不具合による酸素噴

キーワード　在宅酸素療法（HOT）　酸素濃縮器　パルスオキシメータ

|図| ⓐ酸素濃縮器（90％タイプ）「ハイサンソ®3S」、ⓑ携帯酸素ボンベ・呼吸同調式レギュレータ「サンソセーバー®Ⅱ」および移動用バッグ
（帝人ファーマ株式会社）

き出しに注意することなどが挙げられる。

　液化酸素装置（液体酸素）は設置型（親容器）と携帯型（子容器）から成る。酸素ボンベに比べてはるかに長時間使用でき、酸素濃縮器のように電力を必要としない、運転音がないなどの利点があるが、子容器を倒すと液体酸素が流出する、導入に際して都道府県に対する届け出が必要など、煩わしい点もある。従来、主に成人で使用されていたが、最近は1歳過ぎの幼児の使用例も報告されている。

　HOT離脱後も呼吸器感染症などで再び酸素需要が生じる可能性があるため、離脱後最低でも6ヵ月間は酸素濃縮器を自宅に置いておくべきである。

2 経鼻カニューラ

　酸素供給器からの酸素投与方法には、経鼻カニューラ、経鼻カテーテル、フェイスマスク、酸素テント、気管切開カニューラなどがある。CLD児については、乳幼児期使用のため前二者が多いと思われる。

　使用上の注意点は、カテーテルから酸素が出ることを確認すること、カテーテル内の水滴による流量低下、鼻汁による閉塞などである。さらに、夜間、寝返りなどにより延長チューブが児の頸部へ巻き付く危険性や、暖房器具に延長チューブが接触し穴があく危険性などにも注意する。一方、気管切開後→Ⓠ73〜76, 129 の場合は人工鼻→Ⓠ76による加湿が必要となるが、覚醒している時間帯は排痰量が多く、痰も軟らかいため、人工鼻のフィルターに気管から吹き上げた痰が付着して効果が低下しやす

い。よって、睡眠時のみの使用が経済的かつ合理的だと思われる。

3 パルスオキシメータ　→ ❼ 7, 12, 14

　HOTにおいては、簡便で有用な道具である。ただし福祉制度が活用できないため比較的廉価な器械をレンタルまたは自費購入する必要がある。常に装着してモニターの数値を管理することは家族の精神的負担を大きくするため、日中の数値が安定していれば（SpO_2の平均値が95％以上）、夜間のみの持続装着も可能であると思われる。最も注意すべきことは、感染症罹患時には予想以上にSpO_2の低下が認められる場合があることである。SpO_2が90％以下で推移する場合は、応急処置として酸素濃縮器の流量を上げ、通院施設に直ちに連絡して主治医の指示を仰ぐことが重要となる。

（新飯田裕一）

これは何？　新生児呼吸器疾患画像クイズ ⑩
→ 回答は401ページへ

在胎37週4日、出生体重3,198g、予定帝王切開（既往帝切）にて出生。Apgarスコア8点/9点。その後、チアノーゼが出現し、口腔吸引と刺激により啼泣が見られたもののチアノーゼは改善せず、さらに呻吟および陥没呼吸を呈した。新生児一過性多呼吸と診断してnasal CPAPを開始した（FiO_2 0.4、PEEP 6cmH_2O）。呼吸の改善は認めたが、生後9時間より呼吸状態が再び悪化した。生後40分（左）と生後10時間（右）のエックス線写真を示す。

©新飯田裕一

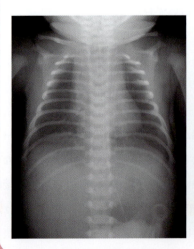
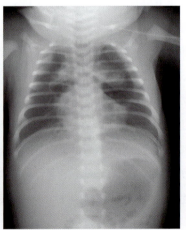

Q79 どの時点で在宅人工換気への移行を決定したらよいですか？

在宅人工換気移行の適応と条件

　小児で在宅人工換気（HMV）の適応となる疾患・病態には、①胸郭運動制限、脊椎後側弯症、胸郭形成術後、②睡眠時無呼吸症候群、③先天異常症候群、④低酸素性虚血性脳症、⑤気道軟化症、⑥原発性・続発性中枢性低換気、⑦神経筋疾患などがある。→ Q 81, 131　導入には以下の点が条件となる[1,2]。

①在宅用呼吸器で呼吸状態が安定していること

　疾患によっては、通常の人工呼吸器では呼吸状態が安定しているが、在宅用人工呼吸器では呼吸状態が悪化することがあるため、何らかの在宅用呼吸器で呼吸状態および全身状態が安定していることを確認する。→ Q 131

②ケアを習得した複数の家族がいること

　ケアは母親に依存する割合が大きいが、母親の体調不良や妊娠などで在宅ケアが十分行えないことがある。また、ケアを習得した人間が少ないと、その少人数に負担がかかり在宅ケアの継続自体が困難となることがある。複数の家族、特に患児と二人きりになる可能性がある者は必ず一通りのケアができるように促していき、医療スタッフがチェックリストなどを利用し手技の到達度を確認する。

③メンテナンス体制が整えられていること

　臨床工学技士が迅速に対応できる体制が必要である。中国山地と瀬戸内の島々を抱える当院では、事前に地域消防署やドクターヘリを保有する大学病院と連携し、緊急時の搬送体制を整えている。

④往診や近医との連携体制が整えられていること

　近隣の医師との連携も必須である。小児の在宅医療を行ってもらえる施設があれば、気管カニューラ交換や体調管理を依頼することもある。→ Q 74, 75　また、予防接種や日常診療などを近医で受診できる体制であれば、紹介状を作成し、合わせて診療を行ってもらえるようにする。地域に患児を見守ってくれる場所をたくさんつくることが重要である。

⬇ キーワード

在宅人工換気（HMV）　　　レスパイト　　　在宅支援チーム

⑤地域の社会・福祉資源が充実していること

　行政の福祉に対する理解により、家族の金銭面での負担も格段に違う。訪問看護ステーションや介護センター、レスパイト可能な施設の整備状況も大切である。また退院前にはそのような施設と退院支援カンファレンスを行い、情報提供を行うともに、医療社会福祉士（MSW）とも連携し、利用できる医療や福祉の金銭的サポートに必要な書類作成などの確認を行う。

　HMVには医師、家族だけでなく、療育センターや開業医、臨床工学技士、理学療法士、訪問看護ステーション、MSW、臨床心理士、保健師、介護士、教育現場などの職種が一緒になって関わることが大切である。また、主治医自ら、行政に在宅人工換気のサポートの必要性を訴えていくことが必要である。患者にHMVでの退院を勧めるためには、これらの条件を備え、かつ医療環境を整備することが必須となる。

　HMVに移行するまでの流れを示す**（図1）**。当院では、病態が固定し、現行の呼吸管理で全身状態が安定していることを確認できれば、家族に在宅移行の意思を確認し、多職種と連携しながら在宅移行の準備を始める。しかし母親が未成年の場合やパートナーと婚姻関係にない場合など、社会的ハイリスクの状態の家族にはHMVの導入は勧めない。

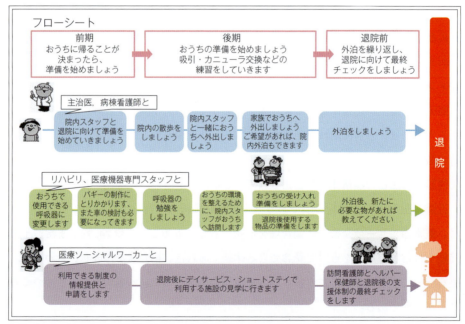

図1　在宅ケアに向けての流れ（倉敷中央病院小児科「在宅支援マニュアル」より）

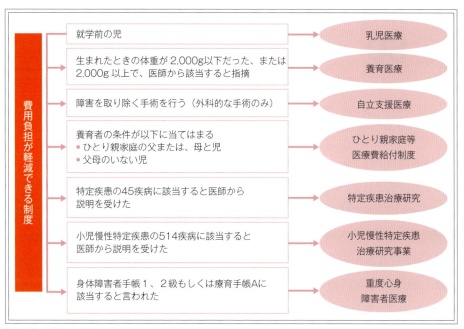

図2 費用が軽減できる制度（倉敷中央病院小児科「在宅支援マニュアル」より）

　導入にあたっては、医師（外来および病棟主治医）、看護師（受け持ち看護師と在宅移行担当看護師）、臨床工学技師、理学療法士、作業療法士、MSW、心理士から成る在宅支援チームを結成する。定期的なカンファレンスを開催し、患者に合った支援方法を探る。カンファレンスには訪問看護や在宅診療の医師、保健師、家族も参加する。同胞の支援、身体障害者手帳の受給、福祉制度の紹介・申請も必要である。同胞の支援は大切で、患児退院に伴い同胞が精神的に不安定になったり不登校になったりすることもある。日常生活用具、補装具、住居の改造、バギー作成、自家用車の改造、自宅のリフォーム（AC電源、バッテリーなど）などには福祉制度を利用する。費用負担が軽減できる制度も最大限に利用する**（図2）**。

引用・参考文献
1）渡部晋一．小児人工呼吸の注意点．難病と在宅ケア．14（3），2008，7-13．
2）渡部晋一．"どの時点で在宅人工換気への移行を決定したらよいですか？"．新生児呼吸管理なるほどQ&A．長和俊編．Neonatal Care春季増刊．大阪，メディカ出版，2010，172-4．

（徳増智子、渡部晋一）

Q80 パッシブ回路とアクティブ回路はどう違いますか？

パッシブ回路とアクティブ回路

　特殊な機器を除き、人工呼吸器の基本的な回路構成は、パッシブ回路とアクティブ回路とに分類される。パッシブ回路は、その名のとおり「受動的」であり、機械的換気において機器側では積極的な作動（弁の開閉）を行わない方式である。一般的に非侵襲的陽圧換気（NPPV）に使用される一方向回路で、呼気ポートの意図的なリークにより、そこから呼気を行わせるものである[1]。→ Q 81, 131　それに対しアクティブ回路とは、逆に機械的換気に対して機器側で積極的に弁を作動させ強制的に換気を行わせるもので、気管挿管や気管切開下で行われる人工換気の際に比較的よく利用される。

　一昔前までは、NPPV＝パッシブ回路、気管切開人工換気（TPPV）＝アクティブ回路が主流であったが、最近はNPPV、TPPV問わず、どちらも選択できるようになっている。それぞれの利点・欠点を以下に示す。

1 パッシブ回路の利点、欠点

　パッシブ回路の利点といえば、回路構成が単純で、病院内のみならず在宅医療でも用いやすいことである。また、高流量の定常流が流れ続けているため、呼気ガスのwash out効果に優れているという利点がある。→ Q 26　HFNCに代表されるように、高流量の空気を流し続けることにより、気道に滞留している二酸化炭素を洗い流し、高二酸化炭素血症の改善に役立つ。→ Q 40〜42

　しかし、その高流量の定常流の影響で、嚥下がしにくくなったり、腹部膨満からの嘔吐を来す症例もあり、必要時は胃管挿入や回路の変更といった検討が必要である。また、程度の強い下気道軟化症の場合には呼気圧が逃げやすく下気道を支える十分な圧が保てない場合がある。

2 アクティブ回路の利点・欠点

　アクティブ回路を使用した呼吸管理のメリットは、その安定感と正確な数値での呼吸管理である。肺リクルートメントを必要とするときや、気管軟化症などで常にしっかりした圧確保が必要な患者などには、リーク回路では実現できない高圧を可能とす

キーワード

在宅人工換気（HMV）　　　パッシブ回路　　　アクティブ回路

るため、アクティブ回路の利点が大いに生かされる。→ Q 128, 129

　しかし、在宅用人工呼吸器を使用している慢性期の呼吸管理において、特に意識がはっきりしている患者では、必要十分な呼吸器設定が行われていないと、自身の呼吸動作と機器側での呼吸動作のギャップにより、血液ガスデータに異常がなくても呼吸苦を訴えることがあり、注意を要する。→ Q 131　また、回路構成が複雑であるため、回路交換には練習を要する。

引用・参考文献
1）馬乘園伸一ほか．搬送用ベンチレータとしてのTrilogyO₂®の性能評価．人工呼吸．30（2），2013，225-7．

（徳増智子、渡部晋一）

これは何？

新生児呼吸器疾患画像クイズ ⑪
→ 回答は401ページへ

在胎29週4日、出生体重1,096g、Apgarスコア5点/5点で出生した女児。母体の全身性エリテマトーデス、妊娠高血圧症候群の悪化のため、全身麻酔下で緊急帝王切開にて出生した。出生時、啼泣はなく、徐脈を認め、気管挿管を行った。人工呼吸管理下にNICUに入院した。

©西田浩輔、藤岡一路

Q81 気管切開していないと在宅人工換気はできませんか？

非侵襲的陽圧換気の適応と限界

在宅人工換気（HMV）は気管切開下の人工換気（TPPV）が基本であった。→ Q 79 しかし近年、侵襲の大きな気管挿管 → Q 101〜104 や気管切開 → Q 73〜76, 129 などを必要とせず、インターフェイスを通して上気道に陽圧を加え、肺の換気を補助する人工呼吸である非侵襲的陽圧換気（NPPV）→ Q 131 の導入が、神経・筋疾患を中心に、乳児期早期から勧められている。われわれは、気管切開下 TPPV から鼻マスクによる NPPV に変更した、進行性筋ジストロフィーの児例を経験した[1]。また、当院では近年、自科内で積極的に気管支鏡検査を行うことにより気道病変を有する患児の発見数が増えており、気道病変を伴うが気管切開は要さず NPPV で在宅移行する児の数も増加している[2]。

なお、NPPV は主に米国で使用されている用語であり、主に西欧で使用されている NIPPV も、意味合いとして NPPV と変わらない。

1 NPPV の利点と欠点

小児の NPPV は当初、神経・筋疾患の慢性呼吸不全に用いられることが多かったが、次第に急性期の呼吸管理においても使用されるようになってきた。その効果として、気管挿管の回避や抜管の促進、再挿管の抑制や合併症の減少、生存率の上昇、ICU 管理および入院日数の短縮などが報告されている[3〜5]。→ Q 71, 72, 97 さらには、早期からの NPPV 導入で入院日数が減少すれば、母児間の愛着形成や家族の患児への愛着形成が促進される可能性がある。

NPPV は気管挿管・気管切開を回避し、侵襲が少なく、導入の容易さや簡便性、人工呼吸器関連肺炎（VAP）を含む合併症の罹患率を低下させる。また、通常の食事や飲水、会話も可能で、ネブライザー投薬や理学療法、排痰を行うために治療を一時的に中断することもできる[6]。例えば、閉塞性無呼吸に対する夜間のみの NPPV や、神経・筋疾患患者で日中の活動に疲労を感じたら数時間の昼寝の間に NPPV を使用するなど、多様な使用方法がある。→ Q 1, 127 その際、睡眠中に NPPV を装着すると自発呼吸が停止し人工呼吸器に同調してしまうこともあるため、必ず無呼吸のバック

▼キーワード

在宅人工換気（HMV） 非侵襲的陽圧換気（NPPV） インターフェイス

アップ換気が行える機能を有する人工呼吸器を選択する必要がある[7]。

一方、NPPVはリークを許容した呼吸管理法であるため、肺胞換気量や下気道圧の確保は気管挿管や気管切開の方が優れている。また誤嚥がある場合や喀痰などの気道分泌物が多く自己喀出が困難な症例では、気道確保の観点から気管挿管・気管切開の方が望ましい。さらに、インターフェイスの使用による鼻翼や鼻根、鼻周囲の皮膚の褥創、顔面変形などのデメリットがある。特に鼻翼や鼻根の褥創や顔面変形は不可逆的になることも多く、当院ではこのような変化が生じた場合、変化がなくても半年を超えてさらに長期にNPPVを使用しなければならないケースでは、気管切開や気管切開＋人工呼吸管理への移行を検討する。

2 NPPVの適応と導入、その限界

NPPVの適応はほぼ成人と同等と考えられ、気管支喘息や胸郭変形、神経・筋疾患、上気道狭窄や軟化症、閉塞性無呼吸、心原性肺水腫、術後呼吸不全など多岐にわたる。一方、相対的禁忌として、心肺停止や呼吸停止、患者の協力が得られない、消化管閉塞、喀痰排出困難などが挙げられる[6,8]。

NPPVを在宅で行うためには、何よりもNPPVで呼吸状態が安定していることが重要である。NPPVで呼吸循環動態が不安定である場合には、基本的に気管切開や気管切開＋在宅人工換気を選択する方が無難である。また先に述べたとおり、気道異物や分泌物排出困難例ではNPPV下でも窒息のリスクがある。

さらに家族の協力が必要不可欠となり、家族にNPPV装着のメリット・デメリット、起こり得る危険性とその対処、そしてNPPV施行の重要性および病態悪化の際は気管切開や在宅人工換気導入の必要があることを十分理解してもらうが大切である。

インターフェイスの種類

インターフェイスとは、NPPVを行う際に顔面に装着する器具の総称である。種類としては、鼻マスクやプロング、マウスピース、フェイスマスクなどが挙げられる[6]。インターフェイスの工夫により新生児・乳幼児を含む小児でもNPPV施行が可能であるが、小児に使用できるものはかなり限定される。例えば、在宅で使用できるフェイスマスクは最低でも体重5kg程度が必要であり、染色体異常などの顔貌特徴や顔面の疾患などがある場合には、さらに体重増加まで退院を延期したり、そもそもマスク使用ができない場合がある。既存のヘッドギアや固定バンドだけではインター

フェイスの装着・固定が難しく、マスクや固定バンドのサイズ調整が必要になるケースが多い。

　日本呼吸器学会の「NPPV（非侵襲的陽圧換気療法）ガイドライン」（第2版）では、マスクが鼻や顔を圧迫することによる皮膚障害や変形、成長障害を防ぐため、違うタイプのマスクを交代で使用するとされているが[9]、特に乳児ではその種類も限定されてしまうため、サイズが合わず固定バンドをきつく締めることが褥創の原因になる。当院では、患児の病態に合わせ、ある程度のNPPV離脱時間をとること、普段より軟膏や褥創予防シートを使用して皮膚浸潤を徹底するとともに圧迫回避を行うことを指導している。長期間のNPPV使用が見込まれ、かつ離脱の目安がたたない場合は気管切開への移行を考慮する。

●

　着脱が簡便で、非侵襲的な人工呼吸器であるNPPVの導入により、より早期の退院を安全に促し、家族の愛着形成を促進できる可能性がある。しかし一方、NPPV導入には注意点もあり、そのメリット・デメリットを理解した上での導入と外来での注意深い管理が重要である。

引用・参考文献

1) 渡部晋一．小児人工呼吸の注意点．難病と在宅ケア．14 (3), 2008, 7-13.
2) 福島志穂ほか．当院における下咽頭軟化症、喉頭軟化症の診断および治療について．日本小児科学会雑誌．119 (2), 2015, 241.
3) Pope JF, Birnkrant DJ. Noninvasive ventilation to facilitate extubation in a pediatric intensive care unit. J Intensive Care Med. 15(2), 2000. 99-103.
4) Teague WG, Fortenberry JD. Noninvasive ventilator support in pediatric respiratory failure. Respir Care. 40, 1995, 86-96.
5) Make BJ, et al. Mechanical ventilation beyond the intensive care unit. Report of a consensus conference of the American College of Chest Physicians. Chest. 113(5 Suppl), 1998, 289S-344S.
6) 岡田邦之．NIPPVの新しい適応と限界．日本小児呼吸器学会雑誌．22 (2), 2011, 130-7.
7) 松井晃．在宅人工呼吸器の選択と注意点．難病と在宅ケア．18 (5), 2012, 8-13.
8) 日本呼吸器学会NPPVガイドライン作製委員会編．NPPV（非侵襲的陽圧換気法）ガイドライン．東京, 南光堂, 2015, 145.
9) 石川悠加編．NPPV（非侵襲的陽圧換気療法）のすべて　これからの人工呼吸．東京, 医学書院, 2006 (JJNスペシャル, No.83).

（徳増智子、渡部晋一）

第3章

新生児呼吸管理における薬物療法

1. サーファクタント補充療法
2. 呼吸賦活薬
3. NO吸入療法
4. ステロイド療法
5. 利尿薬
6. 呼吸管理中の鎮静

Q82 サーファクタント補充療法はどのように決定しますか？

■ サーファクタント補充療法のエビデンス

1980年代に、日本のFujiwaraらによりサーファクタント補充療法→Q83〜86が開発されて以降[1]、世界中でランダム化比較試験（RCT）が行われ、早産児の呼吸窮迫症候群（RDS）→Q6に対するサーファクタント補充療法は気胸や死亡を有意に減らすことが明らかにされた[2]。その後も人工肺サーファクタントの種類、投与量、投与対象、投与のタイミング、投与方法などに関してさまざまなRCTが行われた。ここでは投与のタイミング（早期投与 vs. 後期投与）、投与の対象（予防投与 vs. 選択的投与）について述べる。

1 早期投与（生後2時間以内）vs. 後期投与（生後2時間以降）

6編のRCTを採用したシステマティックレビューによると、RDSによる呼吸症状のため挿管人工換気を要する児では、生後2時間以内の早期投与は、生後2時間以降の後期投与に比べ、新生児死亡、CLD36、気胸を有意に減らした[3]。→Q124

2 予防投与 vs. 選択的投与

動物実験では、第一啼泣前の予防投与が数回のバギング後の投与よりも呼吸機能を改善させることが知られていたため[4]、RDSハイリスク児に対する予防投与のRCTが多数行われた。11編のRCTを採用したシステマティックレビューによると、母体ステロイド投与割合が少なく、early CPAP use（出生直後からのCPAP）が行われていない1990年代の研究では、予防投与は選択的投与に比べ、新生児死亡、CLD36、気胸を有意に減らした[5]。しかし、母体ステロイド投与とearly CPAP useの普及した2000年代後半以降の研究では、予防投与の優位性は消失し、逆にCLD36または修正36週時点での死亡は選択的投与で有意に減少した。この結果の逆転には、母体ステロイド投与によりRDSが軽症化したこと[6]、early CPAP useにより軽症RDSが治療されること[7]、の2点が影響している。予防投与は、出生前情報のみでRDSハイリスクと診断した群に対して行っており、もともと投与対象には42〜68％ものサーファクタント補充療法を要さない非RDSや軽症RDSが紛れ込んでいた[5]。母体ステロイド投与とearly CPAP useによりさらに非RDSが増えた結果、予防投与群において非

↓ キーワード

| サーファクタント補充療法 | 治療投与 | 早期投与 |

RDSに対する必要のない挿管人工換気による害が増え、動物実験で示されていた予防投与のメリットは相殺され、さらには選択的投与の方が予防投与よりも優れている結果となった。

3 RDSの早期診断

サーファクタント補充療法はRDSを診断した上でなるべく早く行うことが望ましいが、早期にRDSを診断する方法として、Pattleらにより開発された**ステイブル・マイクロバブル・テスト（SMT）**がある。→ **Q** 6　胃液SMTでは感度63％、特異度99％、陽性的中率96％、陰性的中率84％、羊水SMTでは感度80％、特異度100％、陽性的中率100％、陰性的中率93％と、RDS早期診断に非常に有用な検査である[8]。日本で行われた、SMTでRDS診断を行った群に対する早期投与（生後30分以内）vs. 後期投与（生後4〜6時間）のRCTが3編ある[9〜11]。これらの研究によると、生後30分以内の早期投与は、生後72時間までの酸素化・換気を改善させ、BPD28、CLD36を減らした。

人工肺サーファクタントは誰に、いつ投与するべきか？

母体ステロイド投与、early CPAP useが行われている現代においては、人工肺サーファクタント投与に伴う人工換気の害が無視できず、出生前情報のみでRDSハイリスクと判断した群に対する予防投与は推奨されない。臨床症状、**吸入酸素濃度（F_iO_2）**、エックス線、SMTなどからRDSと診断した上での早期投与が推奨される。→ **Q** 23, 46, 69　SMTはRDS早期診断に非常に有用な検査であり、人工肺サーファクタント投与に際しては臨床症状とともに最も参考にすべきである。なお、循環管理・無呼吸管理を目的として挿管人工換気を行う場合は、予防投与に伴う害は非挿管時に比べるとほとんどなく、SMTなしでの予防投与は許容されると考えられる。

本稿での用語の定義は下記とした。
- 新生児死亡：日齢28までの死亡
- BPD28：日齢28時点で酸素投与・陽圧換気を要する新生児慢性肺疾患
- CLD36：修正36週時点で酸素投与・陽圧換気を要する新生児慢性肺疾患
- 選択的投与：RDSによる呼吸不全のため挿管人工換気を要する児に対するサーファクタント投与
- 早期投与：臨床症状、エックス線、SMTなどによりRDSと診断した児に対するサーファクタント投与
- 予防投与：出生前情報からRDSハイリスクと判断した児に対して、症状出現前に行うサーファクタント投与

引用・参考文献

1) Fujiwara T, et al. Artificial surfactant therapy in hyaline-membrane disease. Lancet. 1(8159), 1980, 55-9.
2) Seger N, et al. Animal derived surfactant extract for treatment of respiratory distress syndrome. Cochrane Database Syst Rev. (2), 2009, CD007836.
3) Bahadue FL, Soll R. Early versus delayed selective surfactant treatment for neonatal respiratory distress syndrome. Cochrane Database Syst Rev. 11, 2012, CD001456.
4) Björklund LJ. Manual ventilation with a few large breaths at birth compromises the therapeutic effect of subsequent surfactant replacement in immature lambs. 42(3), 1997, 348-55.
5) Rojas-Reyes MX, et al Prophylactic versus selective use of surfactant in preventing morbidity and mortality in preterm infants. Cochrane Database Syst Rev (3), 2012, CD000510.
6) Roberts D, Dalziel S. Antenatal corticosteroids for accelerating fetal lung maturation for women at risk of preterm birth. Cochrane Database Syst Rev. (3), 2006, CD004454.
7) Nowadzky T, et al. Bubble continuous positive airway pressure, a potentially better practice, reduces the use of mechanical ventilation among very low birth weight infants with respiratory distress syndrome. Pediatrics. 123 (6), 2009, 1534-40.
8) Chida S, et al. Stable microbubble test for predicting the risk of respiratory distress syndrome : II. Prospective evaluation of the test on amniotic fluid and gastric aspirate. Eur J Pediatr. 152(2), 1993, 152-6.
9) 池ノ上克ほか. 肺サーファクタント（S-TA）出生時投与の検討. 日本新生児学会雑誌. 27（2），1991, 553-7.
10) 小西峰生ほか. 肺サーファクタント欠乏極小未熟児に対するサーファクタント予防投与の効果 前方視的無作為比較試験. 日本小児科学会雑誌. 98（5），1994, 1057-66.
11) 嶋田泉司ほか. 呼吸窮迫症候群に対する人工肺サーファクタントの投与時期の検討 全国多施設共同比較臨床試験. 日本小児科学会雑誌. 106（9），2002, 1251-60.

（兼次洋介）

Q83 INSUREはどのような場合に行うのがよいですか？

INSURE登場と適応および欠点

　人工肺サーファクタントの登場以前から、持続的気道内陽圧（CPAP）→ Q 33, 40〜42, 85, 109 管理により挿管人工換気を避けることで、慢性肺疾患（CLD）→ Q 23, 31, 53, 63, 77, 85, 86, 93, 94, 96, 125, 126・死亡が減ることが疫学的に知られていた[1]。さらに、2000年代後半の大規模ランダム化比較試験（RCT）でも同様の結果が示されていた[2,3]。しかし、呼吸窮迫症候群（RDS）→ Q 6 に対するサーファクタント補充療法→ Q 82, 84〜86 は早期が望ましい[4]ことは分かっている一方で、人工肺サーファクタント投与のためには挿管人工換気をせざるを得ず、新生児科医は「サーファクタントは投与したいが挿管人工換気はしたくない」というジレンマを抱えていた。そこで、人工肺サーファクタント投与に伴う挿管人工換気の害を減らす目的で開発されたのがINSURE（INtubation-SURfactant-Extubation）であり、挿管して人工肺サーファクタントを投与した後1時間以内に抜管し、再びCPAP管理を継続する呼吸管理法である。6編のRCTを検討したシステマティックレビューによると、生後1時間以内のINSURE早期投与は、選択的投与に比べて、人工換気の必要性、気胸、BPD28を有意に減らし、その他の有害事象を増やさなかった[5]。また、9編のRCTを検討したシステマティックレビューでは、INSUREは予防投与でも早期投与でも、選択的投与と比べて、有意差はないもののCLD36、死亡、気胸を減らす傾向があった[6]。→ Q 124

1 適応と欠点

　INSUREでは人工肺サーファクタント投与後すぐに抜管するため、肺が十分広がらず呼吸不全に陥ったり、無呼吸発作のために再挿管となるリスクがある。→ Q 1, 30, 70, 87〜89 また、RDSが治療できても未熟肺は治療できないため、未熟性が強い場合には挿管人工換気を要する。さらに、CPAP belly syndrome（CPAPによる腹部膨満）[7]による呼吸状態悪化、胎便病、消化管穿孔に注意が必要である。このように再挿管や腹部膨満のリスクはあるが、挿管人工換気を避けられる症例が増えることで、全体としてはメリットが大きいと考えるのがINSUREである。

キーワード

サーファクタント補充療法　　INSURE　　慢性肺疾患（CLD）

さまざまな INSURE 研究における除外基準は、Apgar スコア 5 分値＜ 2 ～ 3 の重症新生児仮死、15 分以内に気管挿管を要する呼吸障害、3 週間以上の長期破水後、先天異常、その他全身状態不良時であり、これらの場合には INSURE は慎重であるべきである[8～10]。→ ● 101 ～ 104　Dani らは、INSURE 失敗の予測因子として、出生体重 750g 以下、PO_2/F_IO_2 ＜ 218、動脈血／肺胞気酸素分圧比（a/APO_2）ratio ＜ 0.44 を挙げており、これらは RDS による症状が重症であることを示している[11]。なお、母体ステロイド投与がされてない場合には INSURE 失敗のリスクが高いと予想されるが、近年の研究ではほぼ全例で母体ステロイド投与がなされており、検討されていない。呼吸不全の程度が強い場合には人工肺サーファクタント投与後も挿管人工換気が必要であり、INSURE は適応にならない。必然的に INSURE の適応は、RDS による呼吸症状が重症になる前に人工肺サーファクタント投与が可能な早期投与の場合に限られる。ステイブル・マイクロバブル・テスト（SMT）は RDS の早期診断に非常に有用な検査であるため[12]、SMT で早期診断できた呼吸状態悪化前の RDS はよい適応だと思われる。→ ● 6

2 INSURE が可能な在胎週数

　less invasive surfactant administration（LISA）の研究であるが、サーファクタント予防投与後 72 時間以内に CPAP 不全となる在胎週数別割合は、23 週 93.3 ％、24 週 92.3 ％、25 週 77.4 ％、26 週 42 ％、27 週 29 ％、28 週 17 ％であり、サーファクタント補充療法を行ってもその後に挿管人工換気を要する症例の割合を示している[13, 14]。
→ ● 85　日本のデータでは、2013 年の NRN データベースによると、分娩室で挿管を要する児の割合は、22 週 98 ％、23 ～ 24 週 90 ％、25 ～ 26 週 85 ％、27 週 75 ％、28 週 65 ％、29 週 60 ％、30 週 40 ％であり、30 週を超えると半分以上が出生時からの CPAP 管理がなされている。

どんな時に INSURE を考えるか

　INSURE の適応に関しては、CPAP 管理技術と急性期合併症のリスク、再挿管のリスクをどう考えるかによるため、挿管人工換気を要する割合などを参考に、施設ごとに方針を決定する。新生児仮死や先天感染・先天異常がなく、元気に出生してしっかりした自発呼吸があり、呼吸障害が比較的軽度だが SMT で RDS と診断された児で、各施設で CPAP 管理が可能と考える在胎週数であれば、INSURE を検討する余地があるといえるかもしれない。

引用・参考文献

1) Avery ME, et al. Is chronic lung disease in low birth weight infants preventable? A survey of eight centers. Pediatrics. 79(1), 1987, 26-30.
2) Schmölzer GM, et al. Non-invasive versus invasive respiratory support in preterm infants at birth : systematic review and meta-analysis. BMJ. 347, 2013, f5980.
3) Fischer HS, Bührer C. Avoiding endotracheal ventilation to prevent bronchopulmonary dysplasia : a meta-analysis. Pediatrics. 32(5), 2013, e1351-60.
4) Bahadue FL, Soll R. Early versus delayed selective surfactant treatment for neonatal respiratory distress syndrome. Cochrane Database Syst Rev. 11, 2012, CD001456.
5) Stevens TP, et al. Early surfactant administration with brief ventilation vs. selective surfactant and continued mechanical ventilation for preterm infants with or at risk for respiratory distress syndrome. Cochrane Database Syst Rev. (4), 2007, CD003063.
6) Isayama T, et al. Noninvasive ventilation with vs without early surfactant to prevent chronic lung disease in preterm infants : A Systematic Review and Meta-analysis. JAMA Pediatr. 169(8), 2015, 731-9.
7) Jaile JC, et al. Benign gaseous distension of the bowel in premature infants treated with nasal continuous airway pressure : a study of contributing factors. AJR Am J Roentgenol. 158(1), 1992, 125-7.
8) Rojas MA, et al ; Colombian Neonatal Research Network. Very early surfactant without mandatory ventilation in premature infants treated with early continuous positive airway pressure : a randomized, controlled trial. Pediatrics. 123(1), 2009, 137-42.
9) Sandri F, et al. Prophylactic or early selective surfactant combined with nCPAP in very preterm infants. Pediatrics. 125(6), 2010, e1402-9.
10) Dunn MS, et al. Randomized trial comparing 3 approaches to the initial respiratory management of preterm neonates. Pediatrics. 128(5), 2011, e1069-76.
11) Dani C, et al. Risk factors for intubation-surfactant-extubation (INSURE) failure and multiple INSURE strategy in preterm infants. Early Hum Dev. 88 Suppl 1, 2012, S3-4.
12) Chida S, et al. Stable microbubble test for predicting the risk of respiratory distress syndrome : II. Prospective evaluation of the test on amniotic fluid and gastric aspirate. Eur J Pediatr. 152(2), 1993, 152-6.
13) Göpel W, et al. Avoidance of mechanical ventilation by surfactant treatment of spontaneously breathing preterm infants (AMV) : an open-label, randomised, controlled trial. Lancet. 378(9803), 2011, 1627-34.
14) Kribs A, et al ; NINSAPP Trial Investigators. Nonintubated Surfactant Application vs Conventional Therapy in Extremely Preterm Infants : A Randomized Clinical Trial. JAMA Pediatr. 169(8), 2015, 723-30.

（兼次洋介）

Q84 サーファクテン®は5分割して投与しなくてはいけませんか？

■ サーファクテン®の投与法

サーファクテン®→Q86 はわが国で世界に先駆けて開発・実用化された人工肺サーファクタントであり、現在、新生児呼吸窮迫症候群→Q6 に対して本邦で認可されている唯一の薬剤である。1979年来、藤原らと東京田辺製薬研究所とで共同開発が進められていたサーファクタントTAは、1984年から臨床治験が可能となり、全国20施設においてサーファクタント補充療法の共同研究が開始された。→Q82, 83, 85, 86 補充量検討のための多施設無作為研究におけるプロトコールでは、総量を5回に分け、約5分かけて投与する設定で行われた。その後、同じ投与方法で、多施設共同比較対照試験（RCT）で有用性が認められた経緯もあり、サーファクテン®の添付文書には、「全肺野に液をゆきわたらせるため、4〜5回に分け、1回ごとに体位変換する」と記載されている。

しかしながら、長らによる全国アンケート調査報告では、添付文書に記載されている内容と実際の投与法とが異なっており、90.5％の施設が3〜5回に分割し、37.4％の施設では症例の状態や出生体重により分割回数を調整していた。体位変換回数に関しては、99.3％の施設で分割回数と同じであった[1]。

以上のような現状を受けて、日本新生児成育医学会医療の標準化委員会に「サーファクタント補充療法ガイドライン（Japan Surfactant Replacement therapy in NICU Guideline；J-SURFING）策定小委員会」が新設され、現在ガイドライン本文と仮推奨を作成中である。投与法検討グループによる現時点での見解を以下に示す。

1 懸濁

サーファクテン®投与の際、用量が多すぎるとバイタルサインの変動を誘発し、投与中断や気管吸引の原因となることをしばしば経験する。投与の中断や吸引でサーファクタント投与量が不十分となれば再投与や慢性肺疾患増加の原因となり得るため、投与用量はなるべく少なくしたい。→Q23, 31, 53, 63, 77, 83, 85, 86, 93, 94, 96, 125, 126

サーファクテン®の治験の際に懸濁に使用した生理食塩水量は1バイアルに対し

キーワード　サーファクタント補充療法　サーファクテン®　投与法

4mL（25mg/mL）であるが、当時は4mL未満では懸濁に時間を要したことが主な理由であった。しかしその後、フリーズドライ技術が進歩し、現在販売されているサーファクテン®1バイアルは生理食塩水3mL（33mg/mL）で容易に懸濁可能である。

2 分割回数

サーファクテン®の分割投与に関する質の良いランダム化比較試験はないが、同一成分（Beractant）の液状製剤であるSurvanta®を用いた研究にて、4回分割投与群と比較して2回分割投与群では気管チューブ内の逆流が有意に多かったが、生後72時間までの効果と安全性に有意差がなかったことが報告されている[2]。Infasurf®を用いたランダム化比較試験でも同様に、分割投与の優位性を示す結果は得られていないが、4分割投与群と比較して早期ボーラス投与群（分割なし）では気管チューブ周囲からの漏出やチューブ閉塞など初回投与時のトラブルが有意に多かった[3]。以上より、最適な分割回数を示す科学的根拠はないが、分割せずに投与することによる初回投与時のトラブルを考慮して、サーファクテン®総投与量を2〜5回に分けて気管内に注入することが推奨される。少ない分割回数で投与する場合は、投与時に気管チューブからの逆流、漏出、気管チューブの閉塞などに留意する。

3 体位変換

ミニマルハンドリングという観点から、なるべく体位変換は少なくしたい。未熟性が強い超早産児ではなおさらである。動物実験では、人工肺サーファクタントの気管内での拡散は体位変換よりも重力による影響が大きく、新生児への人工肺サーファクタント投与は水平のままの方が両肺に均等に拡散できるとの報告がある[4]。より少ない体位変換でも有効に人工肺サーファクタントを投与できる可能性が示唆されるが、ヒト新生児における科学的根拠がないため、現状では分割回数と同じ体位変換回数が推奨される。

引用・参考文献

1）長和俊ほか．サーファクテン®の用法・用量に関する全国調査．日本周産期・新生児医学会雑誌．46（2），2010，558．
2）Zola EM, el al. Comparison of three dosing procedures for administration of bovine surfactant to neonates with respiratory distress syndrome. J Pediatr. 22(3), 1993, 453-9.
3）Kendig JW, el al. Comparison of two strategies for surfactant prophylaxis in very premature infants : a multicenter randomized trial. Pediatrics. 101(6), 1998, 1006-12.
4）Broadbent R, el al. Chest position and pulmonary deposition of surfactant in surfactant depleted rabbits. Arch Dis Child Fetal Neonatal Ed. 72(2), 1995, F84-9.

（山本　裕）

Q85 人工肺サーファクタントを投与するためには気管挿管が必要ですか？

気管挿管なしでの人工肺サーファクタント投与法

以前までは、早産児の呼吸窮迫症候群→Q6 の治療のために人工肺サーファクタントを投与する際には、チューブの気管挿管→Q101〜104 が必須であると考えられてきたが、近年、通常の気管挿管を行わなくても人工肺サーファクタントを投与することが可能であることが報告されている。現在までに、低侵襲サーファクタント投与法（LISA）、ラリンゲアルマスクを使用した投与法、サーファクタント吸入法などが報告されている。このうち、臨床研究が蓄積され、実際の臨床で既に実用化されているのが、LISA である[1]。

1 低侵襲サーファクタント投与法（LISA）とは？

LISA は、less invasive surfactant administration の略で、minimally invasive surfactant therapy（MIST）とも呼ばれる。これは、自発呼吸のある児に対して、気管内に直接挿入された細い栄養チューブや血管カテーテルを用いて人工肺サーファクタントを投与する方法である[2]。さまざまな非侵襲的な人工肺サーファクタント投与法や呼吸管理法を比較した研究で、自発呼吸がある早産児では、LISA が慢性肺疾患を減少させるために最も有効である可能性が高いと報告されている[1]。→Q 23, 31, 53, 63, 77, 83, 86, 93, 94, 96, 125, 126

LISA には、細くて軟らかい 4〜5Fr の栄養チューブ（あるいは尿道カテーテル）を用いる方法と、それよりやや硬めの 3.5Fr 程度の血管カテーテルを用いる方法の 2 種類がある[2]。栄養チューブ（あるいは尿道カテーテル）を用いる方法では、図にあるように、持続的気道内陽圧（CPAP）を装着したままで、左手で喉頭鏡を持って児の喉頭を展開し、児の声帯を直視した状態で、右手に持ったマギール鉗子で栄養チューブの先をつまんで気管内に挿入する（経鼻でも経口でも可）。→Q 33, 40〜42, 83, 85, 109 実際の手技の動画は、Lancet のウェブサイトから無料で視聴できる[3]。一方、血管カテーテルを用いる方法では、マギール鉗子は必要なく、右手で直接カテーテルを持って、経口的に、声帯下の気管に向けて挿入する。どちらの方法でも、声帯を直視しながら、声帯下 1〜2cm ほど挿入し、位置がずれないように管を右手で保持

▼ キーワード

サーファクタント補充療法　　LISA　　慢性肺疾患（CLD）

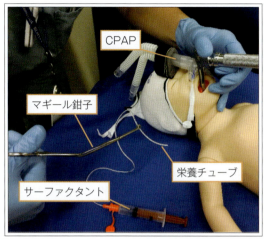

図 非侵襲的サーファクタント投与（LISA）

しながら喉頭鏡を取り除く。この後、CPAPを装着したまま自発呼吸をしている児に、気管内留置された細い管を通して、体温に温めておいたサーファクタント懸濁液をゆっくりと注入する。投与時間は15秒～3分程度と報告によりさまざまであるが、児の呼吸状態を確認しながら、ゆっくりと投与することが重要である。LISAを行うにあたって、補助薬剤（カフェイン、アトロピン、鎮静鎮痛薬など）を使用するかどうかは過去の報告でもさまざまで、現在でも議論が続いている[1]。

2 LISAの利点（特に、INSUREとの比較）

　LISAの利点は、通常の気管挿管を避け、人工呼吸による肺損傷を防ぐことである。これと同様の目的で、通常の気管挿管してサーファクタントを投与し速やかに抜管する INSURE（INtubation-SURfactant-Extubate）という方法がある[1]。→ 83　LISAとINSUREには共通点が多いが、重要な違いは、LISAの手技中は、児の自発呼吸が保持され、CPAPが肺の虚脱を防いでいることと、理論的には人工呼吸に伴う肺損傷を完全に避けられることである[1]。→ 44, 63　INSUREでは、挿管する際にCPAPを外すため肺が虚脱しやすく、挿管後は、短時間ではあるが間欠的陽圧換気を行うため肺損傷の危険がある。

3 LISAの注意点

　LISAを行うには、児がCPAPを装着して比較的安定した状態であることが必要である。つまり、児の自発呼吸がない、あるいは弱い場合や、重度の呼吸不全で速やかに人工呼吸が必要な場合は、LISAの対象とはならない。LISAの合併症として、人工

肺サーファクタント投与中の咳嗽、嘔吐、人工肺サーファクタントの逆流、徐脈や低酸素などがあり、多くは短時間で一過性だが、途中で人工呼吸が必要な場合もある[2]。LISAを使用している日本のNICUはまだ極めて少なく、LISAを臨床に導入する際には、マネキンでのシミュレーションなど、十分なトレーニングを行うことが重要であろう。

引用・参考文献

1) Isayama T, et al. Association of Noninvasive Ventilation Strategies With Mortality and Bronchopulmonary Dysplasia Among Preterm Infants : A Systematic Review and Meta-analysis. JAMA. 316(6), 2016, 611-24.
2) Herting E. Less invasive surfactant administration (LISA) – ways to deliver surfactant in spontaneously breathing infants. Early Hum Dev. 89(11), 2013, 875-80.
3) Göpel W, et al. Avoidance of mechanical ventilation by surfactant treatment of spontaneously breathing preterm infants (AMV) : an open-label, randomised, controlled trial. Lancet. 378(9803), 2011, 1627-34.http://www.thelancet.com/journals/lancet/article/PIIS0140-6736(11)60986-0/abstract.

（諫山哲哉）

Q86 RDS以外にサーファクテン®を投与することがありますか？

呼吸不全に対するサーファクタント投与

　胎便吸引症候群や肺出血など、二次性肺サーファクタント欠乏に起因する急性呼吸不全の後期早産児や正期産児に対し、人工肺サーファクタント投与は有効であると考えられる[1]。→ Q 5　先天性肺炎、先天性横隔膜ヘルニア、慢性肺疾患についても検討されている。→ Q 23, 31, 53, 63, 77, 83, 85, 93, 94, 96, 125, 126　しかしながら、サーファクテン®→ Q 84 は呼吸窮迫症候群（RDS）→ Q 6, 24 のみに保険適応があり、添付文書に従うと、RDS以外の疾患にサーファクテン®を使用することができない。

1 胎便吸引症候群（MAS）

　胎便の吸引は、新生児に重篤な呼吸不全を生じさせ得る。胎便は肺サーファクタントの機能を用量依存的に、in vitro、in vivo で阻害する。この阻害作用は肺サーファクタントの濃度を増加させることにより軽減できる[2]。正期産児・後期早産児のMASに対する人工肺サーファクタント投与は、プラセボまたは投与なしと比較し、呼吸状態の重症化を防ぎ、ECMO導入率を有意に減少し（相対危険 0.64、95％信頼区間 0.46, 0.91）、入院期間を有意に短縮する（加重平均差 −8日間、95％信頼区間 −14, −3）[3]。持続的な酸素化の改善には人工肺サーファクタント投与が複数回必要なことがある[2]。

　気管支・肺胞に存在する胎便、炎症細胞、肺浮腫液などの肺サーファクタント阻害物質を、薄めた人工肺サーファクタントで洗浄する方法もある。MASに対するサーファクタント洗浄療法は、洗浄なしと比較し、死亡またはECMO導入率を有意に減少する（相対危険 0.34、95％信頼区間 0.11, 0.99)[4]。

2 肺出血

　肺出血あるいは出血性肺浮腫は、突発的に、またはRDSやMASの合併症として生じ、呼吸不全を呈する。ヘモグロビンとフィブリノゲンのような血漿蛋白は、肺サーファクタントの強力な阻害剤で、肺出血後に肺胞腔内に多量に存在する。肺サーファクタント／阻害物質比を肺胞腔内にて増加させることにより、呼吸不全の改善が期待

↓ キーワード

サーファクタント補充療法　　サーファクテン®　　胎便吸引症候群

されることから、人工肺サーファクタント投与は肺出血に対する合理的な選択肢である[2]。

ヨーロッパのガイドラインでは、**サーファクタント補充療法**は、肺出血に伴う酸素化を改善させるために使用し得るとされている[5]。→ 82〜85 American Academy of Pediatrics（AAP）の胎児新生児委員会も、サーファクタント補充療法は肺出血の新生児の罹病率と死亡率を低下させ得るとしている[1]。しかしながら、新生児肺出血に対するサーファクタント補充療法の有効性について検討したランダム化比較試験（RCT）はない。

3 先天性肺炎、敗血症

肺胞腔内に存在する血漿蛋白による肺サーファクタントの不活化、細菌によるホスホリパーゼ分泌の誘導、肺サーファクタントの合成や分泌に関わっている肺胞上皮細胞の障害により、先天性肺炎では肺サーファクタント機能が低下している[2]。

Lotzeらは呼吸障害を呈した正期産児への人工肺サーファクタント投与のRCTを行い、そのサブ解析で敗血症による重症呼吸不全を呈した正期産児99例を検討した。サーファクタント投与群で、ECMO導入率を40％減少させた（人工肺サーファクタント投与群 vs. プラセボ群：16％ vs. 26.5％、有意差なし）[6]。

Hertingらが118例の先天性GBS肺炎を呈した早産・正期産児を後方視的に検討したところ、人工肺サーファクタント投与は酸素化を有意に改善した。しかし、RDS児と比較すると、人工肺サーファクタントの効果はより緩やかで、半数の症例で複数回人工肺サーファクタント投与を要した[7]。

AAPの胎児新生児委員会でも、肺炎・敗血症の新生児において、サーファクタント補充療法は酸素化を改善し、ECMO導入率を低下させるとしている[1]。先天性肺炎では、肺サーファクタント活性が低下していることからも、酸素化が悪い場合、人工肺サーファクタント投与を試みてもよいと思われる。

しかしながら、後期早産児と正期産児の細菌性肺炎に対するサーファクタント補充療法に関するRCT論文はなく、サーファクタント補充療法が、その予後を改善するという十分な証拠はない。

4 先天性横隔膜ヘルニア（CDH）

大規模なRCTはない。大規模な後方視的検討では、出生前診断された正期産児CDHに対するサーファクタント療法の有益性を示せなかったという報告と[8]、CDHを伴う早産児に対するサーファクタント補充療法は、低い生存率と関連があったとい

う報告がある[9]。わが国のCDH診療ガイドラインでは、「新生児CDHに対して一律にサーファクタントを投与することは奨められない。ただし、RDSなどの病態を考慮した上で投与を検討することは必要である」とされている[10]。

5 慢性肺疾患（CLD）

肺サーファクタント活性は、肺損傷を受けた人工換気中の早産児において低下している。CLDに至る間、特に急性増悪時に人工肺サーファクタントを投与することで、肺の予後が改善することが期待されるが、RCTはなく不明である。

人工肺サーファクタントの単回投与は、CLD児の必要酸素量を低下させるが、一時的である[11]。ヨーロッパのガイドラインでは、進行していく気管支肺異形性に対するサーファクタント補充療法は短期間のメリットしかなく奨められないとされている[5]。

引用・参考文献

1) Engle WA ; American Academy of Pediatrics Committee on Fetus and Newborn. Surfactant-replacement therapy for respiratory distress in the preterm and term neonate. Pediatrics. 121(2), 2008, 419-32.
2) Lacaze-Masmonteil T. Expanded use of surfactant therapy in newborns. Clin Perinatol. 34(1), 2007, 179-89, ix.
3) El Shahed AI, et al Surfactant for meconium aspiration syndrome in full term/near term infants. Cochrane Database Syst Rev (3), 2007, CD002054.
4) Choi HJ, et al. Surfactant lavage therapy for meconium aspiration syndrome : a systematic review and meta-analysis. Neonatology. 101(3), 2012, 183-91.
5) Sweet DG, et al ; European Association of Perinatal Medicine. European consensus guidelines on the management of neonatal respiratory distress syndrome in preterm infants - 2010 update. Neonatology. 97(4), 2010, 402-17.
6) Lotze A, et al. Multicenter study of surfactant (beractant) use in the treatment of term infants with severe respiratory failure. Survanta in Term Infants Study Group. J Pediatr. 132(1), 1998, 40-7.
7) Herting E, et al. Surfactant treatment of neonates with respiratory failure and group B streptococcal infection. Members of the Collaborative European Multicenter Study Group. Pediatrics. 106(5), 2000, 957-64.
8) Van Meurs K ; Congenital Diaphragmatic Hernia Study Group. Is surfactant therapy beneficial in the treatment of the term newborn infant with congenital diaphragmatic hernia? J Pediatr. 145(3), 2004, 312-6.
9) Lally KP, et al ; Congenital Diaphragmatic Hernia Study Group. Surfactant does not improve survival rate in preterm infants with congenital diaphragmatic hernia. J Pediatr Surg. 39(6), 2004, 829-33.
10) 平成26年度厚生労働科学研究費補助金事業「小児呼吸器形成異常・低形成疾患に関する実態調査ならびに診療ガイドライン作成に関する研究」における新生児先天性横隔膜ヘルニア研究グループ（Japanese CDH Study Group）．新生児先天性横隔膜ヘルニア（CDH）診療ガイドライン．2016.
11) Pandit PB, et al. Surfactant replacement in neonates with early chronic lung disease. Pediatrics. 95(6), 1995, 851-4.

（隅　清彰）

Q87 レスピア®は高用量から開始してもよいですか?

▓ カフェインの薬理と副作用

1 カフェイン（CA）とは

早産児無呼吸発作に対する薬物治療として、メチルキサンチン製剤の有効性に異論の余地がない。→ Q 1, 30, 70, 83, 88, 89　近年まで、わが国で使用できるのはテオフィリンのみであったが、カフェインが保険収載され、以下の理由からこちらが主流となってきた。

①無呼吸治療に対する有効性は両者同等であるが、カフェインの方が副作用の発現は少ない。
②半減期が長く（133.1±27.4 時間）、1 日 1 回投与でよい。
③バイオアベイラビリティは 100％で、経口投与でも問題ない。
④有効血中濃度 5～30mg/L に対し、中毒発現域は 50mg/L 以上と、安全性が高い。

　負荷投与としてクエン酸カフェイン 20mg/kg を静脈内投与後、5mg/kg の維持投与（必要時では 10mg/kg）を標準的投与とする。

2 カフェインの薬理

　カフェインの薬理作用として、呼吸中枢の刺激作用のみならず、気道抵抗→ Q 18, 20 および肺コンプライアンス→ Q 18, 20, 118 の改善と抗炎症作用、さらに抗酸化作用などが言われている。

　無呼吸発作を来した欧米人の早産児 12 名に対する単回投与時の薬物動態パラメータでは、分布容積は 0.916±0.070（0.475～1.280）L/kg、血中消失半減期は 102.9±17.9（40.8～231）時間、クリアランスは 8.9±1.46（2.52～16.81）mL/ 時 /kg と報告されている[1]。また、血清蛋白結合率は 25％と報告されている。カフェインの代謝は、CYP1A2、2E1、3A4 などにより行われるが、主に CYP1A2 によりテオフィリン、テオブロミン、パラキサンチンなどに代謝される。しかし早産児の薬物代謝酵素は未発達で、代謝物の血中濃度は感度以下であり、多くは未変化体のまま尿中に排泄される。わが国における検討では、20mg/kg の静脈内投与における最高血中濃度は 12.41±2.26mg/L で、血中消失半減期は 133.1±27.4 時間と既知の報告と同等であり、10

キーワード　カフェイン　レスピア®　無呼吸発作

日間の使用では血中濃度は 10〜30 μg/dl で推移した[2]。

3 カフェインの副作用

　副作用については、嘔吐などの胃腸障害、頻脈、高血圧、および重篤なものとして壊死性腸炎（NEC）の報告があるが、テオフィリンに比較して副作用発現頻度は低いとされている。

カフェインの早期投与

　早産児無呼吸発作に対するカフェインの短期および長期の有効性と安全性に関する多施設ランダム化プラセボコントロール試験（Caffeine for apnea of prematurity trial；CAP trial）が行われた。CAP trial では、カフェイン群で無呼吸発作の改善のみならず、陽圧換気、酸素投与などの呼吸管理期間が 1 週間ほど短縮でき、気管支肺異形成（BPD）や動脈管開存症（PDA）の発症率を減少させることが報告された[3]。サブグループ解析では、治療開始日の中央値は 3 日であり、この前後での検討にて、早期投与により人工換気日数が短縮できることが示された。この報告後、カフェインの早期投与の有効性が予想され、いくつかの検討がなされた。それによると、日齢 3 までの早期投与は、日齢 3 以降の後期投与と比較して BPD および死亡率の低下、また PDA、頭蓋内出血、未熟児網膜症の治療率の低下、在宅酸素療法率の低下、人工換気日数や入院日数の短縮効果などについても報告された[4]。→ ◎ 23, 31　しかし、早期投与により NEC の発症率が上昇する可能性が同時に報告された。また血中濃度と臨床効果に関する検討では、慢性肺疾患に対する至適血中濃度は ROC カーブからは 14.5 μg/mL となり、平均血中濃度が 14.5 μg/mL 以下の群と 14.6 μg/mL 以上の群とで比較すると、高濃度群のほうが CLD および PDA 発症頻度、酸素使用および人工換気日数、在宅酸素必要率などが少ないことが示された[5]。→ ◎ 23, 31, 53, 63, 77, 83, 85, 86, 93, 94, 96, 125, 126

高用量カフェイン投与は安全か？

　カフェインの投与量を標準的投与量の倍量で投与した高用量投与群（維持投与量として 20mg/kg）では、標準的投与群に比べ抜管不成功率の減少、無呼吸頻度の減少を認めている。しかし酸素投与日数の短縮効果は報告されているものの、人工換気日数、死亡率、BPD、PDA、脳室周囲白質軟化症などの罹患率には差は認められていない[6]。副作用に関しては、明らかな副作用の増加はないとの報告もあるが、高用量投

与群では頻脈の頻度が増加するまたは小脳出血が増加する[7]、また脳血流および腸管血流も減少するとの報告もあり、注意が必要である。いずれの報告も血中濃度は測定されておらず、高用量投与群の臨床効果と副作用発現に関して薬物血中濃度との関係は不明のままであり、注意が必要である。

　生後2日以内のカフェインの早期投与により予後改善が認められることが報告されているため、今後、早期投与する傾向になるものと考えらえる。しかしこの時期はまだ薬物代謝酵素は発達しておらず、またPDAの治療としてインドメタシンを使用すると尿量が減少するなど血中濃度が上昇する危険性も高く、また消化管副作用（消化管穿孔およびNECなど）も危惧される。これまでの報告では、高用量群が標準投与群に比較してBPDおよびPDA罹患率などの減少に有効であるとのエビデンスは示されておらず、安易に実施することは慎むべきである。仮に高用量投与を実施する際には、血中濃度の測定を行って中毒域にならないことを確認する必要がある。

引用・参考文献

1) Aranda JV, Cook CE, et al. Pharmacokinetic profile of caffeine in the premature newborn infant with apnea. J Pediatr. 94(4), 1979, 663-8.
2) Kondo M, et al. NPC-11 Phase Ⅲ trial concerning apnea of prematurity in Japanese neonates : A study of safety, efficacy and pharmacokinetics. Pharm Anal Acta. 7, 2016, 458.
3) Schmidt B, Roberts RS, et al; Caffeine for Apnea of Prematurity Trial Group. Caffeine therapy for apnea of prematurity. N Engl J Med. 354(20), 2006, 2112-21.
4) Dobson NR, et al. Trends in caffeine use and association between clinical outcomes and timing of therapy in very low birth weight infants. J Pediatr. 164(5), 2014, 992-8
5) Alur P, et al. Serum caffeine concentrations and short-term outcomes in premature infants of ≦ 29 weeks of gestation. J Perinatol. 35(6), 2015, 434-8.
6) Mohammed S, et al. High versus low-dose caffeine for apnea of prematurity : a randomized controlled trial. Eur J Pediatr. 174(7), 2015, 949-56.
7) McPherson C, et al. A pilot randomized trial of high-dose caffeine therapy in preterm infants. Pediatr Res. 78(2), 2015, 198-204.

（近藤昌敏）

Q88 ドプラム®はどのような場合に使うのがよいですか?

ドプラム®の特徴と副作用

　ドプラム®（塩酸ドキサプラム）は末梢の化学受容体と呼吸中枢との両方に作用する呼吸刺激薬であり、以前から新生児無呼吸発作治療薬として用いられていた。→ Q1, 30, 70, 83, 87, 89　しかし消化管出血や胃穿孔、壊死性腸炎など、重篤な有害事象の報告があったため、新生児・低出生体重児に対してはいったん禁忌とされた。しかし、副作用が報告された当時の約10分の1の投与量でも有効で、副作用も軽微であるとの報告もあり[1]、また、キサンチン製剤に不応の無呼吸発作も30〜40％存在することから、現在は禁忌ではなくなっている。通常は静脈内持続法にて投与される。

　添付文書の「効能・効果」には、「早産・低出生体重児における原発性無呼吸（未熟児無呼吸発作）、ただし、キサンチン製剤による治療で十分な効果が得られない場合に限る」とされている。また、「本剤は原発性無呼吸に対する治療薬であるので、本剤投与前に二次性無呼吸の除外診断を行うこと。二次性無呼吸を呈する患児には、原疾患に応じ適切な処置を行うこと」とされている。

　古いデータではあるが、2004年のコクランレビューによると、平均在胎期間30週の21名をドキサプラム群（1.5mg/kg/時）と偽薬群とに分けた研究の結果では、ドキサプラム投与開始後48時間以内では無呼吸発作を減らす傾向にあったが、投与後1週間で比較すると差がなかった[2]。また本レビューにおいては、長期予後は評価されていない。その他、ドキサプラムの短期の副作用として、消化器症状（嘔吐、消化管出血、胃穿孔、壊死性腸炎など）、神経症状（易刺激性、痙攣）、循環器系の症状（頻脈、高血圧、房室ブロック）が報告されている。

　また、最近のシステマティックレビューでは、カフェイン製剤で治療されている児への追加治療としてのドキサプラム治療について、まだ研究数が少なく、効果や安全性は保障できない、ルチーンでの投与は推奨されない、とされている[3]。→ Q87　同じく最近報告された長期予後との関連では、一つの後方視的研究において、無呼吸発作に対しドキサプラムを投与することと精神発達遅滞との関連はない、とされている[4]。

▼キーワード

| ドキサプラム | ドプラム® | 副作用 |

ドプラム®の投与量と投与の実際

　一方わが国においては、ドキサプラムの安全性・有用性を検証する目的で、「低出生体重児の無呼吸発作に対するドキサプラムの臨床薬理学的研究」が行われた[5]。この研究は、1998年に日本未熟児新生児学会（現 日本新生児成育医学会）薬事委員会が出した新生児無呼吸発作に対するドキサプラムの投与指針「0.2mg/kg/時から開始し、効果や副作用の出現を見ながら増量し、投与量は1mg/kg/時を超えない」に則って実施された。従来、ドキサプラムの有効域は0.5～5.0μg/mLとされるが、血中濃度が0.5μg/mL以下でも、無呼吸発作に対し有効である可能性が示唆された。その後、現在のドプラム®の添付文書においては、「用法・用量」として、「通常、初回投与量1.5mg/kgを1時間かけて点滴静注し、その後、維持投与として0.2mg/kg/時の速度で点滴静注する。なお、十分な効果が得られない場合は、0.4mg/kg/時まで適宜増量する」とされている。

　実際に、ドプラム®はどのような場合に使うのがよいだろうか。まず、その無呼吸が二次性無呼吸ではないことを必ず確認すべきである。当院では原発性無呼吸の場合、まずはカフェイン製剤（レスピア®）にて治療を開始している。また、早くから経鼻式持続的気道内陽圧（nasal CPAP）を併用している。→ 33, 40～42, 83, 85, 109　両者を用いても無呼吸の抑制効果が不十分である場合は、そのときに起こっている無呼吸発作が主に中枢性であることを再度確認した上で、気管挿管による人工呼吸管理を開始する前のタイミングで、ドプラム®を投与している。→ 101～104　初期投与は行わず、0.1mg/kg/時で持続投与を開始し、効果や副作用を見ながら増量していくが、なるべく0.4mg/kg/時以上には上げない方針である。その場合、血中濃度は0.2～2.0μg/mL以下となり、従来の有効域下限の0.47μg/mLより低くても効果は得られる可能性がある。ドプラム®開始後も、カフェイン製剤は原則として継続している。この投与量でも、多くの例で無呼吸発作の回数が減り、副作用も認めていない。ただし、投与期間中はずっと静脈ルートの確保が必要である。投与量を漸減した上で中止するが、中止後は無呼吸発作の再燃に注意する。

引用・参考文献

1) Kumita H, Mizuno S, et al. Low-dose doxapram therapy in premature infants and its CSF and serum concentrations. Acta Paediatr Scand. 80(8-9), 1991, 786-91.
2) Henderson-Smart D, Steer P. Doxapram treatment for apnea in preterm infants. Cochrane Database Syst Rev. (4), 2004, CD000074.
3) Vliegenthart RJ, et al. Doxapram Treatment for Apnea of Prematurity: A Systematic Review. Neonatology. 111(2), 2016, 162-71.
4) Ten Hove CH, et al. Long-Term Neurodevelopmental Outcome after Doxapram for Apnea of Prematurity. Neonatology. 110(1), 2016, 21-6.
5) 山崎俊夫ほか. 低出生体重児の無呼吸発作に対するドキサプラムの臨床試験. 小児外科. 36 (7), 2004, 892-8.

(川瀬昭彦)

これは何？

新生児呼吸器疾患画像クイズ ⑫
→ 回答は401ページへ

在胎29週0日、出生体重1,282g、Apgar スコア8点/9点で出生した男児。完全破水後、母体炎症反応が上昇し、胎児頻脈も出現したため、緊急帝王切開で出生した。出生時、第一啼泣は速やかであったが、陥没呼吸を認め、気管挿管を行った。人工呼吸管理下にNICUに入院した。

©西田浩輔、藤岡一路

Q89 ドプラム®を使うのと再挿管するのとどちらがよいですか？

無呼吸発作の原因精査と治療法選択

　Q88で述べたように、ドキサプラム→Q88 は、原発性で、かつ中枢性の要素が強い早産児無呼吸発作→Q 1, 30, 70, 83, 87, 88 のうち、キサンチン製剤が無効で、さらに経鼻的持続的気道内陽圧（nasal CPAP）→Q 33, 40〜42, 83, 85, 109 も無効であるケースに投与される薬剤である。キサンチン製剤に不応の無呼吸発作が30〜40%存在することや[1]、われわれと熊本大学薬学部との共同研究において、ドキサプラムはキサンチン製剤に不応な無呼吸発作の60%弱に有効であり、早産児無呼吸発作に対し有用な薬剤である。理論上は、キサンチン製剤とドキサプラムを併用することにより、中枢性新生児無呼吸発作の約80%を軽減させ得るということになる。浸透圧比は約0.3〜0.4（生食比）であり、末梢静脈ルートからでも投与可能な薬剤である。

　以前は新生児・低出生体重児には禁忌とされていた薬剤であり、保険適応ではなかったが、現在では低用量投与でも効果が得られることより、ドプラム®の添付文書にも「効能・効果」として記載されている。→Q88 また、高用量投与によるものではあるが、主に消化器系の副作用の報告も見られることより、慎重に投与すべき薬剤である。

　Q88で述べたように、当院では、中枢性の新生児無呼吸発作と診断した場合、キサンチン製剤（カフェイン）、nasal CPAP、ドキサプラムの順に治療を行うが、ここまでの治療を行った時点で、無呼吸発作に対し治療効果がない、あるいは乏しいときは、無呼吸発作の原因をもう一度精査する必要がある。→Q87 このような場合、感染症、体温、代謝異常、中枢神経系の異常などの、二次性無呼吸発作である可能性が高く、二次性無呼吸発作の原因を精査し、治療する。二次性無呼吸発作を来す原因となった病態の治療に時間を要することもあるため、無呼吸発作が多い場合は、再挿管の適応となる。しかし気管挿管→Q 101〜104 および人工呼吸管理を行う場合も、声門下腔狭窄、声帯麻痺、喉頭・気管の損傷、慢性肺疾患→Q 23, 31, 53, 63, 77, 83, 85, 86, 93, 94, 96, 125, 126 、人工呼吸器関連肺炎（VAP）などの合併症を伴う可能性があるため、十分に留意する。

⬇ キーワード

| ドキサプラム | ドプラム® | 再挿管 |

「ドプラム®を使うのと再挿管するのと、どちらがよいですか？」への回答であるが、児に対する気管挿管の侵襲の大きさや合併症を考慮した場合、ドキサプラム投与を先に行うべきあると考える。ただし、ドキサプラム投与前に、今起こっている無呼吸発作が二次性無呼吸発作ではないことを確認することが大前提であり、もし二次性無呼吸発作が疑われる場合は、気管挿管と人工呼吸管理にて無呼吸発作を管理しつつ、原因である疾患の治療に当たることが必要だと思われる。

（川瀬昭彦）

新生児呼吸器疾患画像クイズ ⑬

→ 回答は401ページへ

在胎26週6日に帝王切開で出生した男児。出生体重784g，Apgarスコア7点/8点。出生直後に気管挿管し、人工換気中。呼吸窮迫症候群にてサーファクタント補充を日齢0、3、6に施行した。動脈管はインドメタシン予防投与にて閉鎖した。日齢9に右上葉の肺炎を併発し、HFOからSIMVへ変更。日齢12のエックス線写真を示す。

©蒲原　孝

Q90 PPHNの治療にはNOとフローラン®のどちらを使えばよいですか?

新生児遷延性肺高血圧症の薬物療法

可能な限り、フローラン®などの静注薬の血管拡張薬よりも、==一酸化窒素（NO）吸入療法==を優先的に選択することが望ましい。→ Q 91, 92　NO吸入療法では静注・内服の血管拡張薬とは異なり、吸入により換気状態の良い肺胞から肺血管に到達して血管を拡張する。NO吸入は換気状態の悪い肺胞の血流は増加させず、換気状態の良い肺胞の血流を増加させるので、効率的に酸素化を改善する (**図**)[1]。肺血管に作用した後、赤血球ヘモグロビンに直ちに吸着されて不活化するので、体循環にはほとんど影響なく、血圧は低下しにくい[1]。NO吸入療法は副作用が少なく、新生児遷延性肺高血圧症（PPHN）の状態を改善するという科学的根拠は豊富であり[2,3]、静注・内服の血管拡張薬より先に施行を考えるべき治療である。

フローラン®をはじめとした静注薬の血管拡張薬は右房・右室および主肺動脈に流れる。PPHNでは肺血管抵抗が高く、動脈管が大きく開存していると静脈薬の血管拡張薬は主肺動脈から左右肺動脈に流れづらく、動脈管を介して下行大動脈に流れて体血管を拡張し、血圧を低下させる可能性がある。また、静注用の血管拡張薬、内服薬の血管拡張薬は換気状態の悪い肺胞の肺血管も拡張するため、換気血流比不均等が生じ、酸素化の改善につながらない可能性がある。

フローラン®は静注用プロスタサイクリン（PGI$_2$）製剤であり、静注薬・内服薬の中では強力な肺血管拡張作用を有し、血小板凝集抑制、血管内皮保護、平滑筋細胞増殖抑制などの血管保護作用があるため、小児期以降の肺動脈性肺高血圧症（原発性肺高血圧症）では推奨されている

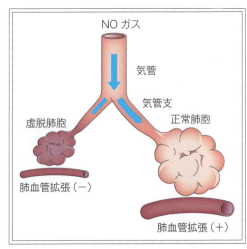

図 NO吸入療法の換気血流不均等の是正

キーワード

新生児遷延性肺高血圧症（PPHN）　　一酸化窒素（NO）吸入療法　　肺高血圧

治療薬である[3]。しかしながら、PPHN や新生児肺疾患に合併した肺高血圧症において NO 吸入療法の代替薬となるという根拠はない[4, 5]。フローラン®は急性効果が乏しく、ゆっくり効き始める。PPHN において効果を得るためには数日かけた増量の上での大量投与が必要な場合もある。投与開始時や増量時に血圧が低下しやすく、心エコーを含めた検査で血行動態を確認した上で投与水分量や強心治療などを調節する必要がある。また、動脈管の閉鎖を遅延する作用もあるため、肺血管抵抗が低下した後に動脈管開存症の症状が生じる場合がある[6]。NO 吸入療法よりは循環器学的な評価、調節を要する治療法である。フローラン®は NO 吸入療法で肺血管拡張効果が不十分な場合に、副作用に注意しながら併用を検討する薬剤と考える[6]。

ホスホジエステラーゼ 3（PDE3）阻害薬であるミルリーラ®や、肺動脈性肺高血圧症（原発性肺高血圧症）の治療薬である PDE5 阻害薬のレバチオ®、エンドセリン受容体拮抗薬であるトラクリア®などの PPHN に対する臨床研究がある[7〜9]。ミルリーラ®やレバチオ®、トラクリア®の PPHN に関する科学的根拠は NO 吸入療法ほどなく[7〜9]、フローラン同様に併用薬としての位置付けと考える。

> 引用・参考文献

1) 鈴木悟."新生児一酸化窒素吸入療法". 小児科の新しい流れ. 柳澤正義編. 東京, 先端医療技術研究所, 2005, 137-41.
2) Barrington KJ, Finer N, et al. Nitric oxide for respiratory failure in infants born at or near term. Cochrane Database Syst Rev. 1, 2017, CD000399.
3) Paramothayan NS, Lasserson TJ, et al. Prostacyclin for pulmonary hypertension in adults. Cochrane Database Syst Rev.（2）, 2005, CD002994.
4) 豊島勝昭ほか. 新生児遷延性肺高血圧症（PPHN）に対する血管拡張薬物治療の現状と今後の課題. 日本小児臨床薬理学会雑誌. 21（1）, 2008, 57-60.
5) McIntyre CM, Hanna BD, et al. Safety of epoprostenol and treprostinil in children less than 12 months of age. Pulm Circ. 3（4）, 2013, 862-9.
6) 豊島勝昭. 新生児遷延性肺高血圧症. Neonatal Care. 23（5）, 470-8.
7) Bassler D, Kreutzer K, et al. Milrinone for persistent pulmonary hypertension of the newborn. Cochrane Database Syst Rev.（11）, 2010, CD007802.
8) Shah PS, Ohlsson A. Sildenafil for pulmonary hypertension in neonates. Cochrane Database Syst Rev.（8）, 2011, CD005494.
9) More K, Athalye-Jape GK, et al. Endothelin receptor antagonists for persistent pulmonary hypertension in term and late preterm infants. Cochrane Database Syst Rev.（8）, 2016, CD010531.

（豊島勝昭）

Q91 NO投与中は何に注意すればよいですか？

NO吸入療法における注意点

1 NO吸入療法無効時の注意点

一酸化窒素（NO）吸入療法が有効な場合、多くは開始30分から1時間以内に効果を認める[1,2]。→ Q 90, 92　NO吸入療法は肺で吸入されてこそ効果を発揮する。NO吸入療法が無効な場合、無気肺 → Q 113 や気道病変などの換気状態に問題がないか、平均気道内圧（MAP）→ Q 46, 58, 69 や呼気終末陽圧（PEEP）→ Q 33, 45, 46, 69 を高める必要性がないかを検討する[1,2]。また、肺高血圧を凌駕する体血圧を維持するために水分投与量やカテコラミンなどの強心昇圧治療の調節を検討する。NO吸入療法は肺動脈性肺高血圧（前毛細管性肺高血圧）に有効であるが、左心不全（左房圧上昇）に伴う肺静脈性肺高血圧（後毛細管性肺高血圧）においては効果が少ない、むしろ増悪する可能性がある。左心機能の低下や左房拡大・左房圧上昇などがないかを心臓超音波検査で評価する必要がある。

そして、総肺静脈還流異常症をはじめとした先天性心疾患、肺低形成症、稀であるが肺胞毛細血管異形成などの先天異常が背景にないかを検討・考察する。

2 NO吸入療法施行中の注意点

NO吸入療法は20ppm以上に増やしても効果に差はなく、副作用は高率となる[1〜4]。当院ではNO吸入ガスを10〜20ppmで使用している[5]。NO吸入療法の副作用としてはNO_2中毒、メトヘモグロビン血症などがあるため[1〜4]、呼吸器回路中のNO_2濃度と血中メトヘモグロビン濃度をモニタリングしている。呼吸器回路内のNO_2ガスは0.5ppm未満、血中メトヘモグロビンは2.5％未満を保つようにしている[5]。

NOは酸化されNO_2となる。NO_2の血中濃度が高まると呼吸状態の悪化、気道上皮の損傷、血性の気管内吸引物の増加、肺水腫などが起こり得る[1〜4]。呼吸器回路からのNO_2の漏出は病棟内の環境汚染にもなる。咳やめまいなどを感じる医療者が多い場合は、回路からのNO_2の漏出をチェックする必要がある。

NOはヘモグロビンの一部をメトヘモグロビンに変える。メトヘモグロビンは酸素と結合できず、酸素を全身に運ぶことができない。血液中のヘモグロビン総量に対す

↓キーワード

一酸化窒素（NO）吸入療法　　副作用　　メトヘモグロビン血症

るメトヘモグロビンの割合が5％以上になると、酸素供給が不十分となり、チアノーゼ症状を引き起こす可能性がある。メトヘモグロビン血症になると採血検体が動脈血であっても特徴的な青銅色となるので、採血検体の色にも注意を払うことが早期発見のきっかけになる。

動脈管閉鎖遅延の患児では肺高血圧が改善する時期に肺血管抵抗の急速な減弱から左右短絡が増加して、症候性動脈管開存症による左心不全や肺出血などを来し得るため注意が必要である[4]。→ ❷ 53, 90

NO吸入濃度のセンサに水滴が付着すると、見かけ上の測定値が実際の吸入濃度と乖離してしまうことがある[6]。センサ部位を定期的に確認・清拭し、状態に応じた交換が必要となる[6]。

3 NO吸入療法の中止時の注意点

NO吸入療法には肺への好中球の集積や炎症反応を抑える作用がある[2]。NO吸入療法の減量を試みる前段階として、吸入酸素濃度を50～60％まで下げることが先決だと考える。

NO吸入療法の中止時には、急にNOの吸入を中止することで起こる肺血管抵抗の上昇と低酸素血症を認めるリバウンド現象とに注意する[1,2,4]。リバウンド現象の予防に、NO濃度を5ppmまでは2～5ppmの幅で、5ppm以下では1ppmの幅で漸減しながら中止する[2,5]。

NOを中止する際には、一時的に吸入酸素濃度を10～15％上げるなどの対処が有効である[2,4,5]。NO減量・中止に伴う肺高血圧の再増悪がないかの評価に血液ガス分析や心臓超音波検査が有用である。→ ❷ 9～11, 69　血液ガス分析におけるPaO_2の低下や肺胞気動脈血酸素分圧較差（$AaDO_2$）の増加、心臓超音波検査における三尖弁逆流症の流速上昇や短軸における右室による左室圧排所見の増悪などから肺高血圧の再増悪を類推できる。→ ❷ 11, 13, 30, 31, 122

4 フローセンサの劣化

窒素酸化物（NOx）が空気と接触すると硝酸・亜硝酸を産生し、金属腐蝕性を示す可能性がある[7]。人工呼吸器のフローセンサ → ❷ 27, 28, 118 の金属部分はNOによって故障する原因となり得る。キャリブレーションがうまくいかない状況ならば、フローセンサの交換を検討する。

引用・参考文献

1) Greenough A. "Respiratory support". Neonatal Respiratory Disorders. 2nd ed. Greenough A. ed. London, Arnold, 2003, 183-7.
2) Aschner JL, et al. "New development in the pathogenesis and management of neonatal pulmonary hypertension". The Newborn Lung:Neonatology Questions and Controversies. Polin, RA. ed. Philadelphia, Saunders, 2008, 260-7.
3) Barrington KJ, Finer N, et al. Nitric oxide for respiratory failure in infants born at or near term. Cochrane Database Syst Rev. 1, 2017, CD000399.
4) 鈴木悟."新生児一酸化窒素吸入療法".小児科の新しい流れ.柳澤正義編.東京,先端医療技術研究所,2005,137-41.
5) 豊島勝昭.新生児遷延性肺高血圧症.Neonatal Care. 23(5), 470-8.
6) 坂良逸,平清吾ほか.アイノフロー 一般名:一酸化窒素 吸入.Neonatal Care. 29(9), 2016, 798.
7) 加藤典夫,秦多計城ほか.一酸化窒素(NO)の物理化学的性状と取扱上の注意点.ICUとCCU. 18, 1994, 1014-46.

（豊島勝昭）

Q92 NO は呼吸器回路のどこに投与すればよいですか？

NO 投与システム

　一酸化窒素（NO）投与においては、NO と酸素とが反応して NO_2 が産生されないように、NO と酸素・水の接触時間を短くする必要がある[1]。→ Q 90, 91　したがって、患児の口元に近い吸気回路に NO を投与することが望ましい。NO は呼吸器流量に対して極めて微量であるため、微量流量計を用いて投与する。各施設で創意工夫しながら NO 吸入療法を施行してきたのが、わが国の新生児医療の歴史である。

　エア・ウォーター社および米国 IKARIA/INO 社はわが国での **NO 吸入療法** の開発を進め、2008 年 7 月に吸入用 NO 製剤「アイノフロー®吸入用 800ppm」を医薬品として、また NO ガス管理システム「アイノベント」を医療機器として、製造販売承認を取得した。→ Q 90, 91　2015 年から、アイノベントの後継機種としてアイノフローDS が導入されている（図1）。これらは保険適応のある NO 投与方法としてわが国の NICU において普及・定着してきた。

　アイノフローDS は人工呼吸器回路内に組み込むインジェクターモジュール（図2）で人工呼吸器の吸気流量を測定し、吸気流量のリアルタイムな変化に合わせて、呼吸波形にかかわらず患児の口元で一定濃度の NO を投与できるシステムである。投与したい NO 濃度を 0.1～80ppm の範囲で設定すると、設定濃度の NO を含む吸気ガスが

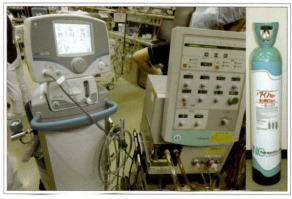

図1　アイノフローDS（左）とアイノフロー®吸入用 800ppm

キーワード

一酸化窒素（NO）吸入療法　　アイノフローDS　　アイノフロー®吸入用 800ppm

安定して患者に投与されるように自動調節される **(図3)**[1~3]。吸気ガスを持続的にサンプリングし、酸素、NO ならびに NO_2 の各濃度を電気化学的センサでリアルタイムに把握できる **(図4)**[1~3]。

アイノフローDS の NO 投与システムでは、NO 濃度が 100ppm を超えるような過剰

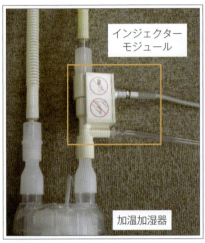

図2 インジェクターモジュール

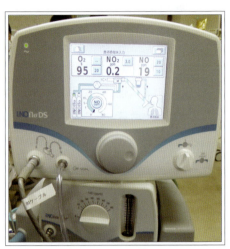

図4 アイノフローDS による O_2、NO_2、NO の吸入濃度モニタリング画面

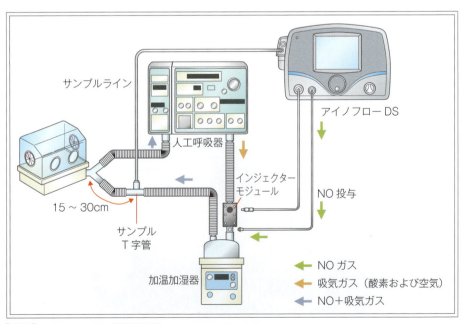

図3 アイノフローDS 接続方法図（添付文書を参考に作成）

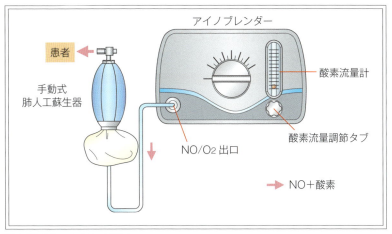

図5 手動NO投与方法図（添付文書を参考に作成）

投与状況になるとアラームが鳴った上でNO供給が自動停止する利点がある。一方、NO投与の自動停止により<mark>肺高血圧症</mark>が増悪しないように、手動NO投与システムを常に用意しておく必要がある（**図5**）。→ 🔵 53, 90

　アイノフローDSにより適切にNOガスを投与するためにはいくつかの注意点がある。アイノフローDSの使用前には、開始時接続漏れ検査、自動パージと投与性能確認テスト、非常時のバックアップ投与機能確認テストの3つの使用前点検が大切である。自動パージとは、前回使用後に残存しているNO_2やNOを回路内から除去することであり、使用開始時に過剰なNO_2やNOが投与されないようにするために必要である。バックアップ投与システムが稼働するかを投与開始後は確認できないので、非常時に備えた使用前点検が必要である。

　人工呼吸器からの吸気流量を正確に測定するため、湿度の影響を回避することを目的にインジェクターモジュールは加温加湿器の上流側の乾燥部位に挿入する。適切に吸気ガスを採取するためにサンプルT字管は患者Yピースの手前15〜30cmに接続する（**図3**）。人工肺サーファクタントなどの気管内への薬物投与時はモニタリングシステムに干渉する可能性があるため、サンプルライン接続部より患者側でのみ行う。

引用・参考文献

1）鈴木悟．"新生児一酸化窒素吸入療法"．小児科の新しい流れ．柳澤正義編．東京，先端医療技術研究所，2005, 137-41.
2）三上正記ほか．わが国におけるアイノベントの使用経験．臨床麻酔．33, 2009, 966-72.
3）坂良逸，平清吾ほか．アイノフロー　一般名：一酸化窒素　吸入．Neonatal Care. 29 (9), 2016, 798.

（豊島勝昭）

Q93 CLDの治療にはどのステロイド剤を使えばよいですか？

ステロイド（剤）の種類と特徴

慢性肺疾患（CLD）は、絨毛膜羊膜炎などによる胎内での炎症で肺胞マクロファージや多核白血球が活性化されたり、出生後の呼吸窮迫症候群に対する人工換気療法によって圧損傷、酸素毒性などにさらされたりすることが病因であるとされている[1,2]。→Q 23, 31, 53, 63, 77, 83, 85, 86, 94, 96, 125, 126 それに伴い、肺胞にサイトカインが放出され、繰り返し傷害が加わることで、組織の炎症、線維化が起こる。また、CLDの急性増悪期には、間質の浮腫が関与する。出生後のストレスに対して十分なステロイドが相対的に不足することも、二次的に肺障害を悪化させる原因となる。→Q 94, 95 そのためCLDの治療には、ステロイドの中でも抗炎症作用の最も強いグルココルチコイドが用いられる。→Q 95 各種ステロイドホルモン製剤の薬理作用の力価と半減期を表に示す。

グルココルチコイドには、全身の臓器を細胞分化・臓器成熟させる作用、多核白血球浸潤の抑制作用、炎症性サイトカインの産生抑制作用、肺サーファクタントと抗酸化物質の産生促進作用などがある。グルココルチコイドの代表であるデキサメタゾンは、以前は広く使用されていたが、2000年代になり、学童期の神経学的予後などに影響があるとの報告が続き、近年では、ヒドロコルチゾンが使用されるようになっている。→Q 94 生理的補充量として、1～2mg/kg/doseを投与する。長期投与で児が易感染状態になり得る危険や、副腎皮質機能を抑制する可能性があるため、ルチーン投与は施行しない。早産児に対するヒドロコルチゾン投与は、修正月齢18～22カ月の脳性麻痺と精神発達遅滞の発症頻度[3]、学童期の精神運動発達や脳構造（MRIで評価）[4]において対照群と有意差はないという報告や、学童期の記憶や海馬での代謝にも影響を与えていないとの報告があり[5]、中枢神経障害に対する副作用を軽減して、新生児の呼吸器疾患に有効である可能性が示唆される。しかし、この薬剤の真の有効性と安全性が確立されて臨床で広く使用されるまでには、さらに多くの検討が必要である。

また、わが国では、2006年から、超低出生体重児のCLD予防に対するフルチカゾ

↓ キーワード

| ステロイド | グルココルチコイド | デキサメタゾン |

表 各種ステロイドホルモン製剤の薬理作用の力価と半減期

製剤	力価		半減期（時間）
	グルココルチコイド活性	ミネラルコルチコイド活性	
ヒドロコルチゾン	1	1	1.5
酢酸コルチゾン	0.7	1	1.5
プレドニゾロン	4	0.8	3
酢酸フルドロコルチゾン	10	125	6
デキサメタゾン	25	0	6
ベタメタゾン	25	0	6
プロピオン酸フルチカゾン	60	0	4

※局所での抗炎症作用

ン吸入療法の多施設ランダム化二重盲検比較試験が行われ、在胎25〜27週の在宅酸素療法を必要とするような重症なCLDの発症を予防する効果があることが証明された。→ ◎ 94　海外での吸入ステロイドに対する大規模な比較試験では、CLDの発症率は減少しなかったが、全身へのグルココルチコイド投与の必要頻度を減少させる可能性が示唆されている[6]。この吸入ステロイド療法は、全身の副作用を最大限抑えつつ、CLDの発症を予防できる方法として注目されている。

引用・参考文献

1) Fujimura M, et al. Chorioamnionitis and serum IgM in Wilson-Mikity syndrome. Arch Dis Child. 64(10 Spec No), 1989, 1379-83.
2) Yoon BH, et al. Amniotic fluid cytokines (interleukin-6, tumor necrosis factor-alpha, interleukin-1 beta, and interleukin-8) and the risk for the development of bronchopulmonary dysplasia. Am J Obstet Gynecol. 177(4), 1997, 825-30.
3) Watterberg KL, et al. Growth and neurodevelopmental outcomes after early low-dose hydrocortisone treatment in extremely low birth weight infants. Pediatrics. 120(1), 2007, 40-8.
4) Lodygensky GA, et al. Structural and functional brain development after hydrocortisone treatment for neonatal chronic lung disease. Pediatrics. 116(1), 2005, 1-7.
5) Rademaker KJ, et al. Neonatal hydrocortisone treatment related to 1H-MRS of the hippocampus and short-term memory at school age in preterm born children. Pediatr Res. 59(2), 2006, 309-13.
6) Shah SS, Ohlsson A, et al. Inhaled versus systemic corticosteroids for preventing chronic lung disease in ventilated very low birth weight preterm neonates. Cochrane Database Syst Rev. (5), 2012, CD002058.

（戸津五月）

Q94 CLDの治療にステロイド剤を使用する際は静脈注射ですか？

ステロイド剤の投与経路

慢性肺疾患（CLD）→ Q 23, 31, 53, 63, 77, 83, 85, 86, 93, 96, 125, 126 の増悪時には、通常、ヒドロコルチゾン→ Q 93 の静脈注射が行われる。内服と比較して、血中濃度が安定し、効果の発現も早いためである。しかし、長期投与になる場合は、経口投与も可能である。東京女子医科大学母子総合医療センターでのヒドロコルチゾン補充療法の投与基準は、①酸素化の悪化（F_1O_2 0.1以上の上昇または頻回の無呼吸）、②胸部エックス線の肺水腫様変化（hazy lung）、③低ナトリウム血症（130mEq/L以下または5mEq/L以上の急激な低下）、④尿量減少（尿量1mL/kg/時以下が4時間以上持続）、⑤血圧低下（収縮期血圧40mmHg以下または前値より80％以上低下）、である。

同時に存在する合併症（貧血、動脈管開存症、感染、血液量不足など）の鑑別と治療を確実に行うとともに、上記の項目の中で2項目以上を認めた場合にヒドロコルチゾン1〜2mg/kg投与を考慮する。ルチーン投与は児が易感染状態になり得る危険や、副腎皮質機能を抑制する可能性があるため施行しない。

フルチカゾンは吸入で使用する薬剤である。わが国では、2006年から超低出生体重児のCLD予防に対するフルチカゾン吸入療法の多施設ランダム化二重盲検比較試験が行われた[1]。→ Q 93　そのときのプロトコールは、①自己膨張式あるいは流量膨張式バッグに、エアゾル噴霧器スペーサーを、薬液容器が垂直になるように装着する、②スペーサーを気管チューブに接続する、③フルチカゾンエアゾル1puff（50μg/dose）を噴霧し、ただちに3回マニュアルバギングして、気道内に投与する、であった。投与開始時期は生後24時間以内、投与間隔は12時間ごとで開始後6週間、抜管した場合はその時点で終了とする。

引用・参考文献
1) 平成18〜20年度厚生労働科学研究費補助金厚生科学基盤研究分野医療技術実用化総合研究「超低出生体重児の慢性肺疾患発症予防のためのフルチカゾン吸入に関する臨床研究」（主任研究者：田村正徳）．

（戸津五月）

キーワード　ヒドロコルチゾン　フルチカゾン　慢性肺疾患（CLD）

Q95 デカドロン®は使ってはいけない薬剤ですか？

ステロイド剤の副作用

グルココルチコイドには、全身の臓器を細胞分化・臓器成熟させる作用、多核白血球浸潤の抑制作用、炎症性サイトカインの産生抑制作用、肺サーファクタントと抗酸化物質の産生促進作用などがある。→ Q 93, 94 以前は、グルココルチコイドとして**デキサメタゾン**（デカドロン®）が広く使用されていた。→ Q 93 しかし、早産児の**慢性肺疾患**（**CLD**）に対するデキサメタゾン投与により、修正40週の脳の容積（MRIで評価）が減少する[1]、学童期の脳性麻痺や精神発達遅滞の割合が増加するなどの報告が多く見られた[2,3]。→ Q 23, 31, 53, 63, 77, 83, 85, 86, 93, 94, 96, 125, 126 また、デキサメタゾンに限らず、グルココルチコイド全身投与の副作用として、高血圧、高血糖、消化管出血・穿孔、易感染性、副腎機能の抑制、心筋肥厚、身体発育の抑制などが挙げられ、2002年に、American Academy of Pediatrics（AAP）とCanadian Pediatrics Societyは、「極低出生体重児へのCLDに対する予防・治療目的のルーチーンなデキサメタゾン投与は勧められず、コルチコステロイドは、重症例に対してのみ、レスキューとして短期少量投与を行うこと」を勧告した[4]。

動物実験では、デキサメタゾンに含まれる安定剤が神経細胞毒として働くために、同剤を含まないベタメタゾンの使用を勧めるものもあるが[5]、ヒトでのデータではないため、ベタメタゾンが安全であるとは言い切れない。

引用・参考文献
1）Parikh NA, et al. Postnatal dexamethasone therapy and cerebral tissue volumes in extremely low birth weight infants. Pediatrics. 119(2), 2007, 265-72.
2）Halliday HL, et al. Late (>7 days) postnatal corticosteroids for chronic lung disease in preterm infants. Cochrane Database Syst Rev. (1), 2009, CD001145.
3）Halliday HL, et al. Early (< 8 days) postnatal corticosteroids for preventing chronic lung disease in preterm infants. Cochrane Database Syst Rev. (1), 2009, CD001146.
4）American Academy of Periatrics, Committee on Fetus and Newborn & Canadian Paediatric Society, Fetus and Newborn Committee. Postnatal corticosteroids to treat or prevent chronic lung disease in preterm infants. Pediatrics. 109(2), 2002, 330-8.
5）Baud O, et al. Neurotoxic effects of fluorinated glucocorticoid preparations on the developing mouse brain: role of preservatives. Pediatr Res. 50(6), 2001, 706-11.

（戸津五月）

キーワード：デキサメタゾン　デカドロン®　グルココルチコイド

Q96 水分制限と利尿薬投与のどちらがよいですか？

慢性肺疾患児での栄養管理

慢性肺疾患（CLD）における肺浮腫は、主に肺血管内圧と透過性の上昇によって起こる。→ Q 23, 31, 53, 63, 77, 83, 85, 86, 93, 94, 125, 126　低酸素性の肺血管収縮と肺血管床の傷害が関連している[1]。

CLD児では、120mL/kg/日の水分投与でも、肺浮腫が進行し、呼吸状態の悪化が見られることがあり、100mL/kg/日程度まで水分制限を行わざるを得ないこともある。しかし、十分な栄養は、損傷を受けた肺胞の回復を促す意味で極めて重要である。また、低栄養状態は、免疫力の低下をもたらすばかりでなく、中枢神経系発達の長期予後にも悪影響を及ぼすことが知られている。

CLD児のエネルギー必要量は、通常の120kcal/kg/日では不十分で、140〜160kcal/kg/日が必要であるとされている。そのため、エネルギー供給を増加させる方法として、母乳栄養児であれば、HMS-2を用いた母乳強化、脂肪量の多い後乳を用いるなど、人工乳栄養児であれば、低出生体重児用ミルクの濃度を通常より濃くする方法もある。

しかし、投与カロリーの増加は、酸素消費量の増加と二酸化炭素排泄の増加を招き、予備能の少ない呼吸循環器系への負担を増加させる。代謝の面からは、呼吸障害のある時期は、たんぱく質、炭水化物よりも、脂肪添加の方が二酸化炭素の産生は少なく、望ましいと考えられる。脂肪の添加には、エネルギー効率のよい中鎖脂肪酸（MCTオイル）を使用する。

以上より、正常の血清電解質が維持でき、成長に必要なカロリーが供給できる範囲で、最小の水分制限を行うのが望ましいと考える。

新生児呼吸管理における利尿薬投与の意味

フロセミドはループ利尿薬で、ヘンレループの上行脚に作用し、Na^+-K^+-Cl^-共輸送系を阻害する。水分はNa^+とともに移動するため、Na^+の再吸収を阻害して、水の再吸収も少なくする。しかし、フロセミドには、単なる利尿薬としての効果とは別

↓キーワード

| 水分制限 | 利尿薬 | 慢性肺疾患（CLD） |

に、直接、肺の間質の水分を少なくする作用が認められる。これは、膠質浸透圧とリンパの流れを上昇させ、肺静脈抵抗を低下させて、間質の浮腫を軽減する作用による[2]。フロセミドの副作用としては、低ナトリウム血症、低カリウム血症、代謝性アルカローシスなどがあり、長期の使用で腎結石の発生などが認められる。

しかし、CLDやそのリスクがある早産児に対して、フロセミドをルチーン投与することに強いエビデンスはなく、長期的な予後を改善するというエビデンスもない[3]。

そのほかの利尿薬であるが、抗アルドステロン薬のスピロノラクトンは、K^+保持利尿薬であり、K^+を排泄させることなく利尿作用を示す。アルドステロンには、体内の水分を増やす働きがあり、この作用によって血圧が上昇する。アルドステロンを阻害して、水分、ナトリウムを尿中に排泄させる。しかし、早産児は元来アルドステロンに抵抗性のため、抗アルドステロン薬を使用すると、さらにアルドステロン分泌が刺激される。この過度のレニン－アンギオテンシン系の刺激は、将来の血圧調整に異常を来す可能性もあるため、早産児への抗アルドステロン薬投与は好ましくない。また、この薬も、長期的な予後を改善するというエビデンスはない[3]。

引用・参考文献

1）Martin RJ, et al. "Respiratory Problems". Care of the High-Risk Neonate. 5th ed. Klaus MH, et al., eds. Philadelphia, W. B. Saunders, 2001, 265.
2）Davis JM, et al. "Bronchopulmonaly dysplasia". Avery's Neonatology Pathophysiology & Management of the Newborn. MacDonald MG, et al., eds. Philadelphia, Lippincott Williams & Wilkins, 2005, 578-600.
3）田村正徳ほか編. 改訂2版 新生児慢性肺疾患の診療指針. 大阪、メディカ出版、2010, 152p.

（戸津五月）

Q97 鎮静したら抜管しにくくなりませんか？

これまでのエビデンスからの考察

短期的な人工呼吸管理期間に関しては、これまで報告されているエビデンスによると、鎮静薬の使用により人工呼吸管理期間が延長したとする報告が多い。→ Q 98 米国で行われた、在胎23週以上33週未満の呼吸管理を必要とした新生児を対象とした大規模な比較対照試験（NEOPAIN trial)[1, 2]では、人工呼吸管理期間がモルヒネ投与群では中央値7日（4〜20日）で、プラセボ群の6日（3〜19日）に比して有意に長いという結果であった。また、慢性肺疾患→ Q 23, 31, 53, 63, 77, 83, 85, 86, 93, 94, 96, 125, 126 やエアリーク→ Q 53, 124 の頻度に関しても、脳室内出血（IVH）や脳室周囲白質軟化症の頻度や生命予後に関しても、鎮静薬の使用による予後の改善は認められなかった。

したがって、人工呼吸管理の際にすべての症例に対して鎮静薬を使用することは現段階では推奨できないとされているが、下記に述べるような鎮静薬使用の適応症例においては、個々の状況によっては、鎮静薬を使用することで人工呼吸の効率を上げたり、エアリークやIVHなどの合併症を防ぎ、最終的には呼吸管理期間の短縮を図ることが可能だと考えられる。

新生児といえども、人工呼吸管理中には、やはり痛みや不安や不快を感じていると思われる。これらを鎮静薬の使用により軽減してあげること自体、児にとっては大きなメリットがあると思われる。さらに鎮静によって児のストレスを軽減することが、児の将来的な精神神経学的な予後を改善することが証明され、これらが、わずかな呼吸管理期間の延長をも凌駕する大きなメリットであるとされる日が来ることを期待したい。

人工呼吸管理中に鎮静を施行する適応

人工呼吸管理中に鎮静を行った方がよいと判断される場合には、以下のような状況がある。

①自発呼吸→ Q 44, 63 が多く、ファイティング→ Q 29, 43, 117 のために肺胞・気

キーワード　鎮静　鎮静薬　ファイティング

管・気管支に過剰な圧がかかり、エアリークを起こす危険性がある場合
② 自発呼吸が出ることにより胸郭が堅くなり（==胸郭コンプライアンス==が低下して）、人工呼吸器による換気圧がうまく伝わらない場合（人工呼吸器の圧の効率が悪くなり、肺胞の拡張を阻害してしまう場合）→ ◎ 18, 20, 118
③ ==気管・気管支軟化症==などで、自発呼吸が強いために気管・気管支の虚脱を招き、気道閉塞症状を招きやすい場合 → ◎ 128, 129
④ 児の不安が強く、自発呼吸や体動により人工呼吸管理が安全に行えない危険性がある場合
⑤ エアリークを起こしている場合
⑥ ==新生児遷延性肺高血圧症==を起こしている場合 → ◎ 90
⑦ 酸素消費量を減らして、呼吸・循環器系の負荷を最低限にしたい場合
⑧ 早産児において、生後早期などのIVHを起こしやすい時期に、血圧変動や循環状態の変動を最小限に抑えたい場合
⑨ 精神的なストレスによる、将来的な精神神経発達への悪影響を最小限にしたい場合

　これらの目的を持って鎮静を行う場合には、ファイティングによって呼吸器系へかかる圧の増大や血圧変動に伴う循環動態の変動を最小限に保つことで、エアリークやIVHなどによる肺および神経学的合併症の併発を予防し、これによって「急がば回れ」の言葉のように、最終的なアウトカムが良くなることが期待される。厳密な意味で鎮静の適応になるべき症例というものがあるはずであるが、その基準はまだ明確ではない。

　また、人工呼吸管理に際して鎮静薬を使用した場合には、鎮静深度の評価をRamsay sedation scoreやCOMFORT scaleなどを用いて随時行いながら投与量を微調節していき[3]、適確な血中濃度を得、かつ、次に述べるような副反応を注意・予防しながら、==抜管==に向けて早期からの減量や中止のプランニングを行っていくことが重要である。→ ◎ 71, 72　このことが、むやみに呼吸管理期間の延長を招かないための重要なポイントとなる。しかしながら、新生児、特に早産・低出生体重児においては、腎機能、肝機能、薬物動態の経時的な変化が複雑で、それらが十分解明されているとは言い難く、今後もその詳細なデータの集積が必要である。

鎮静薬の注意すべき副反応

　鎮静薬の副反応としては、何らかの血圧低下を伴う場合が多く、いずれの薬剤を使

用する際にも、鎮静後の血圧の低下には十分に注意を払う必要がある。また、気道分泌物の増加を伴ったり、消化器系への抑制作用を示したりするものもあるので、使用のタイミングについては検討していく必要がある。さらに、薬剤によっては痙攣様の発作を引き起こしたり、減量中や中止後に離脱症状を引き起こしたりするものがあり、中止後も注意深く状態を観察することが必要である。

引用・参考文献
1）Anand KJ, et al；NEOPAIN Trial Investigators Group. Effects of morphine analgesia in ventilated preterm neonates：primary outcomes from the NEOPAIN randomised trial. Lancet. 363(9422), 2004, 1673-82.
2）Bhandari V, et al；NEOPAIN Trial Investigators Group. Morphine administration and short-term pulmonary outcomes among ventilated preterm infants. Pediatrics. 116(2), 2005, 352-9.
3）伊藤裕司. 厚生労働科学研究研究費補助金「新生児・小児における鎮静薬使用のエビデンスの確立：特にミダゾラムの用法・用量，有効性，安全性の評価」（H17-小児-一般-004）平成17年度～19年度総合研究報告書. 2008年3月.

（伊藤裕司）

Q98 新生児の鎮静にはどの薬剤を使えばよいですか？

わが国の鎮静薬使用の現状

鎮静薬には、それぞれの効果発現までの時間、持続性、調節性、効果の切れやすさ、副反応の種類と程度、鎮静以外の薬理作用や、使用に際する簡便性などに関して、それぞれ特徴があるので、鎮静薬を選択する場合には、その目的や用途に応じて選択する必要がある。→ Q97　しかしながら、鎮静薬としてわが国で承認を得ている薬剤は比較的少なく、モルヒネ塩酸塩、フェンタニル、ミダゾラム、デクスメデトミジンなどであり、これらについても、新生児への投与に関しては、きちんとした用法・用量の設定が添付文書上は行われていないのが実情である。その他、新生児医療現場では、抗痙攣薬としてのフェノバルビタール、ジアゼパム、抱水クロラールなどが人工呼吸管理中に鎮静の目的で用いられている。

2006年に行ったわが国の新生児医療施設での鎮静薬使用の実態調査では、使用頻度が多い薬剤は、ミダゾラム、フェノバルビタール、モルヒネ塩酸塩、フェンタニルであり、正期産児ではミダゾラムが多く、早産児ではフェノバルビタールが最も多かった。その他の薬剤として抱水クロラール、ジアゼパムなどがあった[1]。

以下、モルヒネ塩酸塩、フェンタニル、ミダゾラム、フェノバルビタール、デクスメデトミジンについて説明する。

各鎮静薬の特徴

麻薬であるモルヒネ塩酸塩、フェンタニルは、鎮静作用とともに鎮痛作用を有しており、人工呼吸管理に痛みを伴う場合には有用である。また、ともに鎮痛・鎮静作用以外に血管拡張作用を有しており、肺高血圧症や後負荷不整合の状態に対する治療に用いられ、生体の酸素消費量を減少させる効果もある。特にモルヒネ塩酸塩は、その血管拡張作用を利用し、後負荷不整合を是正して脳室内出血（IVH）を予防する目的で、早産・低出生体重児の生後早期の鎮静・血管拡張薬として好んで使用される傾向がある。フェンタニルは肺高血圧症の予防や発作時に、作用発現が速く、かつ作用持続時間が短いために、短時間の鎮痛・鎮静を目的とした場合の使用に有利である。最

キーワード

鎮静　　鎮静薬　　モルヒネ塩酸塩

近は、持続投与の行いやすさなどの点から、小児領域でもレミフェンタニルの使用が増えてきているが、新生児での使用経験はまだ非常に少ない。ただ、これら麻薬の使用にあたっては、その手続きが煩雑であるため、施設によっては敬遠される状況にあるのは事実である。また、モルヒネ塩酸塩は消化管への抑制作用、胆汁分泌の抑制作用を伴っており、経腸栄養に関しては、やや不利である。一方、フェンタニルではこれらの腸管への影響は比較的少ないとされている。

　一方、ミダゾラム、フェノバルビタールは、鎮痛作用は有せず、鎮静作用および抗痙攣作用を有する。ミダゾラムは即効性があり、単回投与であれば作用時間が短く持続投与可能であるが、蓄積作用があることを念頭に置き、新生児での使用にあたっては減量・中止のタイミングに注意が必要である。また副反応としてのミオクローヌス様運動が出現するため、ボーラス投与は避けるべきだとされている。フェノバルビタールは即効性に乏しく、蓄積性があり、クリアランスも悪いため、長期間の鎮静には適しているが、投与開始時には効果発現を急ぐあまり過量投与にならないように注意する必要がある。ミダゾラムもフェノバルビタールも消化器系への抑制作用は比較的少なく、長期間の投与には有利だと思われる。ただし、ベンゾジアゼパム系やフェノバルビタール系の薬剤の持つ潜在的な神経毒性作用（神経細胞のアポトーシスを促進させる）を懸念する意見もあり、実際の臨床現場での影響がどの程度かについてはまだ明らかではなく、今後エビデンスを蓄積していくことが必要である。デクスメデトミジン（プレセデックス®）は、近年になり臨床に導入された鎮静・鎮痛作用を有する選択的α_2アゴニストで、神経末端のアドレナリン放出を抑制し、大脳皮質など上位中枢の興奮・覚醒レベルを抑える。この薬剤の特徴は、呼吸抑制作用が非常に少なく、鎮静中であっても刺激により容易に覚醒する点であるが、逆に、深い鎮静維持は、本薬のみでは困難な場合が多い。記憶や認知機能を障害しない鎮静薬であり、抗不安作用や鎮痛作用を有し、フェノバルビタール系の持つ潜在的な神経毒性作用は少ないとされている。

鎮静薬選択の指針

　鎮静全般を見ると、鎮静の有無による明らかな予後の改善については、はっきりとしたエビデンスが確立しているとは言い難い状態であるが、欧米での新生児の鎮痛・鎮静に関するコンセンサスでは、痛みや精神的負荷を伴うような処置（人工呼吸管理も含む）に対しては、何らかの鎮静薬や鎮静のための介入を行うことが推奨されてい

表 新生児人工呼吸管理中に使用する鎮静薬

薬剤名	用量	薬物動態
モルヒネ塩酸塩	0.05mg/kgを4~8時間ごとに静注（上限0.1mg/kg） 0.01mg/kg/時で開始して0.015~0.02mg/kg/時（最大0.03mg/kg/時）で維持	・肝臓で代謝 ・分布容積：小児で5.2［1.7~18.7］L/kg ・半減期：新生児で7.6［4.5~13.3］時間 ・クリアランス：新生児（生後1~7日）5.5［3.2~8.4］mL/分/kg、新生児（生後8~30日）7.4［3.4~13.8］mL/分/kg
フェンタニル	0.5~3.0μg/kgをゆっくり静注 0.5~2.0μg/kg/時で持続静脈内投与	・肝臓で代謝 ・分布容積：（0.05~14歳）15［5~30］L/kg ・半減期：小児（5カ月~4.5歳）2.4時間
ミダゾラム	在胎32週未満：0.03mg/kg/時 在胎32週以上：0.06mg/kg/時（ボーラス静注は避ける）	・肝臓で代謝 ・半減期：新生児4~12時間 ・クリアランス：新生児（在胎39週未満）1.17mL/分/kg、新生児（39週以上）1.84mL/分/kg
フェノバルビタール	小児での鎮静：2mg/kgを2~3回／日静注	・肝臓で代謝 ・分布容積：新生児0.8~1.0L/kg ・半減期：新生児45~500時間
デクスメデトミジン	小児での鎮静：0.5~1.0μg/kgを10分間で持続投与し、以後は0.2~0.7μg/kg/時で投与	・肝臓で代謝 ・半減期（成人）：2.39±0.71時間 ・クリアランス（成人）：35.47±11.95 L/時

（文献3ならびに添付文書より引用）

る[2]。その際に用いるべき薬剤としては、欧州では麻薬（モルヒネ塩酸塩、フェンタニル）を挙げており、神経毒性の点から現段階ではミダゾラムは避ける傾向にある[2]。

また、早産・低出生体重児の出生早期の管理において、後負荷不整合を是正しIVHを予防するという観点から、ミダゾラムよりもモルヒネ塩酸塩の使用の方が有利であったとする国内の報告もあり[4]、今後の検討が必要である。

現在のわが国の新生児医療現場においては、短期間の人工呼吸管理の際には特に鎮静薬は使用せずに（特に早産・低出生体重児においてはその傾向が強いと思われるが）、早期の抜管を計画するという施設が多いようである。→ 71, 72, 97　一方、超早産・超低出生体重児の生後数カ月間の呼吸管理においては、後負荷不整合の是正お

よびIVHの予防も兼ねて鎮静薬（モルヒネ塩酸塩）が使用される傾向にある。正期産児では、その症例の病態（新生児遷延性肺高血圧症→●90やエアリーク→●53, 124、心疾患）に対する治療目的で、積極的に鎮静薬が選択される。鎮静薬の適応・選択・投与法に関しては、各施設の鎮静薬に対する使用経験（慣れ）と体制（個々の薬剤へのアクセスしやすさ）などに影響されているが、今後は、エビデンスに基づいたある程度の標準化が必要だと思われる。具体的な用法・用量、薬物動態に関するまとめを**表**に示す[3]。

引用・参考文献

1）伊藤裕司．厚生労働科学研究研究費補助金「新生児・小児における鎮静薬使用のエビデンスの確立：特にミダゾラムの用法・用量，有効性，安全性の評価」（H17-小児－－般-004）平成17年度～19年度総合研究報告書．2008年3月．
2）Anand KJ ; International Evidence-Based Group for Neonatal Pain. Consensus statement for the prevention and management of pain in the newborn. Arch Pediatr Adolesc Med. 155(2), 2001, 173-80.
3）Taketomo CK. et al., eds. Pediatric & Neonatal dosage Handbook with International Trade Names Index. 20th ed. Hudson, Lexi-Comp, 2013, 204.
4）池上等，船戸正久ほか．超低出生体重児に対するIVH発症予防のための急性期循環管理法：塩酸モルヒネ持続療法の検討．日本周産期・新生児医学会雑誌．44(1), 2008, 62-7.

（伊藤裕司）

第4章

新生児呼吸管理における手技

1 マスク&バッグ
2 気管挿管
3 気管吸引
4 CPAP・DPAP の固定
5 気管チューブの固定
6 呼吸理学療法

Q99 新生児のマスク＆バッグは成人と同じですか？

新生児に対するマスク＆バッグ換気

　成人に対するマスク＆バッグ換気は、成人用バッグ（1〜2L）を用いて2人で行うことがより効果的だといわれている。→Q 100, 102　1人が頭部後屈－あご先挙上法（下顎挙上法であればさらに効率的で、頸椎損傷を疑う場合にも適応）で気道確保してマスクを顔に密着させ、もう1人がバッグを押す。→Q 100　1回について1秒かけて空気を送り込み、胸の上がりを確認できる程度の換気量で1分間に10〜12回換

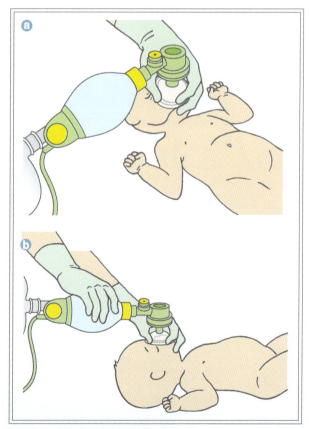

図1 バッグ＆マスク換気の方法
ⓐ 片方の手で児の下顎とマスクを固定する。
ⓑ 他方の手でバッグを加圧する。

↓キーワード

| マスク＆バッグ | sniffing position | IC クランプ法 |

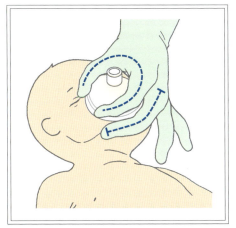

図2 ICクランプの方法
親指と人差し指でCの字を作り、マスクを顔に
密着させ、中指で下顎を軽く持ち上げる。

気させる（胸骨圧迫と同時に行う場合には、圧迫30回に対して換気を2回行う）[1]。

新生児に対するマスク＆バッグ換気は、成人の場合とは異なり、基本的には1人で行う。マスクは鼻と口とを覆い、眼にはかからないサイズを選び、片方の手で児の下顎とマスクを固定して他方の手でバッグを加圧する**(図1)**。親指と人差し指で作ったCの字でマスクを支えて顔に当て、中指で下顎を持ち上げるようにして密着させる（ICクランプ法）**(図2)**。成人で行うように下顎を中指から小指までの3本指を使って挙上（ECクランプ法）すると軟部組織を圧迫して気道閉塞を来す危険があるため注意する。肩枕を入れて児の頸部をわずかに伸展させ、sniffing position（匂いをかぐ姿勢）をとらせると気道確保しやすい。出生直後の呼吸開始時には20〜30cmH_2O以上の高い換気圧と長めの吸気時間を必要とする。その後の適切な換気は成人の場合と同様に軽く胸が上がるくらいを指標とする。過剰な換気は循環器系を圧迫するため逆効果であるとともに肺損傷の可能性も増大する。

マスク＆バッグ換気を開始するに当たって、パルスオキシメータを右手に装着（可能であれば心電図モニタ装着も検討）して心拍数の客観的評価を行う。心拍数の速やかな上昇は適切な換気が行われたことの指標となる。正期産児（および正期産に近い新生児）に対するマスク＆バッグ換気は空気を用いて開始し、パルスオキシメータのSpO_2値を参考に酸素投与のタイミングを検討する。酸素投与する際にはブレンダーを用いて、時間経過に合わせた目標SpO_2値を定め、30％程度の酸素濃度で開始し

表 目標 SpO$_2$ 値

出生後経過時間	SpO$_2$ 値
1分	60％以上
3分	70％以上
5分	80％以上
10分	90％以上

て、SpO$_2$ 値95％を上限に酸素投与が最小限になるよう努める**(表)**。ブレンダーを利用できない場合には自己膨張式バッグを使用して、リザーバーの有無により投与する酸素濃度を調節する。

換気は1分間に40〜60回の速さで行うが、胸骨圧迫と同時に行う場合には圧迫3回に対して換気1回を1分間に30サイクルの速さで行う（1回の換気は0.5秒）。またマスク＆バッグ換気が長時間に及ぶ場合には、腹部膨満を防ぐため経口的に6〜10Frのカテーテルを胃内挿入して開放にしたまま固定する[2]。

マスク＆バッグ換気を30秒間行っても効果がない場合には気管挿管を検討する必要があるが、あわてて気管挿管する前にマスクの密着、気道の閉塞、適切な換気圧、酸素濃度や流量などを再確認すべきである。なお適切なマスク＆バッグ換気を30秒間行っても心拍60回／分未満の場合には胸骨圧迫を併せて行う。

引用・参考文献

1) American Heart Association. "成人に対するBLS「バッグマスク」". BLSプロバイダーマニュアル. AHA2015ガイドライン準拠. 東京, シナジー, 2016, 25-7.
2) "新生児蘇生法の実際". 日本版救急蘇生ガイドライン2015に基づく新生児蘇生法テキスト. 細野茂春監修. 東京, メジカルビュー社, 2016, 36-6.

（星野陸夫）

Q100 新生児のマスク＆バッグにはどの器材を使えばよいですか？

新生児に対するマスク＆バッグに用いる器材とその長所・短所

　新生児に使うマスクは口と鼻を覆うが目にはかからないサイズを選ぶことが重要で、眼球を圧迫すると迷走神経反射による徐脈を来すだけでなく、眼球を損傷する危険がある（**図1**）。→ Q99　マスクの形状は丸型よりも鼻合わせ型（涙滴型）マスクのほうが密着させやすい。またクッション付きマスクを用いると顔面に密着しやすくリークが少ない。クッションにエアを入れて調整できるタイプの場合には、使用前に使いやすくリークの少ないエア量に調整することが大切である。

　バッグには自己膨張式バッグと流量膨張式バッグとがあるが、いずれも新生児の蘇生にはバッグ容量200〜750mLが適しているとされており、成熟新生児では最低450〜500mLが必要である。自己膨張式バッグはそれ自体の弾性で膨張するため空気（酸素）が流れていなくても使用でき、過剰加圧防止弁が付いているため指で弁を押さえるなどの操作をしない限り一定以上の高圧（多くの製品で30〜40cmH$_2$O）がかかることはない。そのため経験の少ない蘇生者でも比較的安全に使用できるが、閉鎖式酸素リザーバーを併用しないと90％以上の高濃度酸素投与を行うことができず、フリーフローの酸素投与には適していない（**図2**）。流量膨張式バッグはそのままで100％酸素投与を容易に行うことができ、熟練者であれば患児の肺の状態を手で感じながら換気したり呼気終末陽圧（PEEP）をかけながら使用したりできる。ただしマ

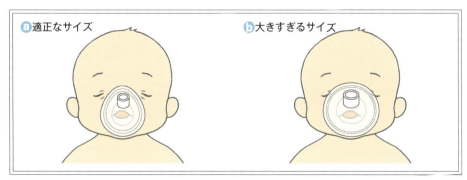

図1｜マスクのサイズと形状
マスクは鼻と口を覆うが眼にかからない大きさを選ぶ。鼻合わせ型（涙滴型）マスクの方が密着させやすい。

ⓐ 適正なサイズ　　ⓑ 大きすぎるサイズ

↓ キーワード

マスク＆バッグ　　マスク　　自己膨張式バッグ

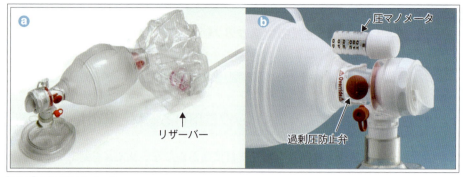

図2 自己膨張式バッグ
ⓐディスポ式自己膨張式バッグ（リザーバー・圧マノメーター付き：アンブ蘇生バッグ SPUR Ⅱ）　ⓑ自己膨張式バッグの過剰加圧防止弁（アイ・エム・アイ株式会社）

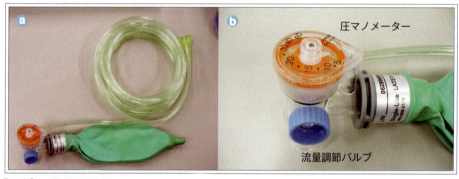

図3 流量膨張式バッグ
ⓐディスポ式流量膨張式バッグ（圧マノメーター付き）　ⓑ流量膨張式バッグの流量調節バルブ

スクの密着が不十分だとバッグが膨らまないためうまく換気できない。

　酸素流量は、成熟新生児であれば5～10L/分、低出生体重児以下であれば3～7L/分を流して、バッグに付属する流量調節バルブでバッグの膨らみ具合を調節しながら使う。一部の製品を除いて過剰加圧防止弁は付いていないので、安全のためにも圧マノメーターを併用することが望ましい **(図3)**。

　なお、どのマスクやバッグを使う場合でも、事前に装着して流量を流し手掌などにマスクを密着させ圧をかけて、換気圧やリークの有無など各部のチェックを忘れず行うことが大切である[1]。

引用・参考文献
1）"新生児蘇生法の実際". 日本版救急蘇生ガイドライン2015に基づく新生児蘇生法テキスト. 細野茂春監修. 東京, メジカルビュー社, 2016, 36-6.

（星野陸夫）

キーワード

流量膨張式バッグ

Q101 マスク&バッグせずに挿管した方がよいことがありますか？

新生児に対するマスク&バッグの適応と禁忌

　新生児の蘇生を行う場合、新生児蘇生法（NCPR）では、まず患児の保温と体位保持、気道確保および皮膚刺激（蘇生の初期処置）を行ったら、状態評価のために呼吸・心拍数をチェックする。その時点で、十分な自発呼吸が認められない（あえぎ呼吸も不十分な呼吸と判断）か、心拍数が100回／分未満だった場合には、直ち（蘇生開始から60秒以内）に**マスク&バッグ**による人工呼吸を開始する。→ Q 99, 100　マスク&バッグ換気を30秒間行っても、自発呼吸が十分ではなく心拍数が100回／分未満が続く場合には気管挿管を検討する必要があるが、新生児仮死の多くはマスク&バッグ換気までの蘇生処置で回復する[1]。

　しかしいくつかの特別な場合には、マスク&バッグ換気を行う前に気管挿管を検討すべきである。先天性横隔膜ヘルニアや先天性嚢胞性腺腫様形成異常（CCAM/CPAM）などの胸郭内占拠性疾患合併例では、マスク&バッグ換気を行うことで病変部の胸腔内占拠容積が大きくなり呼吸悪化を招くことがある。そのような疾患を合併した患児に人工呼吸を行う場合には、まず初めに気管挿管を検討する（CCAM/CPAMでは健側片肺挿管が望ましい）。その他、消化管閉鎖を伴う患児などにマスク&バッグ換気を行うと不必要な腹部膨満を招く可能性があるため、状況に応じて気管挿管を優先的に検討すべきである。例えば、先天性十二指腸閉鎖症では胃内減圧前の不用意なマスク&バッグ換気は嘔吐を誘発し、誤嚥の危険を増す。したがって胎児診断の詳細を事前に確認しておくことも、蘇生方法や機材の準備を行う上で重要である。

　なお、羊水混濁を伴って生まれた活気のない（力強い啼泣または呼吸、良好な筋緊張、心拍数100回／分以上の一つでも欠けた状態）新生児で、気管挿管して（または喉頭鏡直視下に）気管吸引することが気道開通の手段として有効と考えられる場合にも、マスク&バッグ換気の前に気管挿管する適応となるが、この方法に関するエビデンスはないため、NCPR2010からルチーン操作ではなくなった。

引用・参考文献
1) "新生児蘇生法の実際". 日本版救急蘇生ガイドライン2015に基づく新生児蘇生法テキスト. 細野茂春監修. 東京, メジカルビュー社, 2016, 36-6.

（星野陸夫）

キーワード　気管挿管　先天性横隔膜ヘルニア　羊水混濁

Q102 新生児の気管挿管にはスタイレットは使いませんか？

気管挿管に用いる器材と手技の実際

新生児の気管挿管→Q 101, 103, 104 はスタイレットを使わなくても多くの例で可能であり、スタイレットの誤使用による気道損傷→Q 29, 65 を避けるため積極的な使用を奨める報告は少ないが、挿管困難な例では使用をためらう必要はない。スタイレット使用の目的は、気管チューブに剛性と湾性とを与えることにある。スタイレットを使用する際は、気道損傷を防ぐため、①先端は気管チューブの先端から出さない、②挿管中にスタイレット先端がチューブ先端より先に進むことがないようにスタイレットを固定する（図）ように留意する。以下に、気管挿管に必要な器材と挿管手技について解説する。

1 挿管時に必要な物品 (表)[1〜3]

挿管時に必要な物品は、挿管のために必要な器具と、患者の状態を把握するモニタ類と、挿管の際に視野を確保するための吸引器具とに大別される。

①**喉頭鏡**（予備の電球*と電池）：使用前に必ず点灯を確認する。
　*ネジの緩みなどで接触不良や脱落の危険があるため、医療安全上、ファイバー式喉頭鏡を推奨する。
②**ブレード**：直型ブレードが望ましい。体重により No.1（正期産児）、No.0（低出生体重児）、No.00（超低出生体重児）

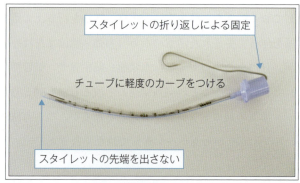

図 スタイレットを挿入した気管チューブ

キーワード

気管挿管　　喉頭鏡　　スタイレット

| 表 | 挿管に必要な物品 |

器　具	モニタ	吸　引
・気管チューブ ・喉頭鏡 ・フェイスマスク ・バッグ（自己膨張式または流量膨張式） ・酸素 ・聴診器 ・手袋 ・エアウェイ ・タオル ・テープ ・スタイレット ・ブレンダー	・パルスオキシメータ ・呼気二酸化炭素検出器 ・呼吸心拍モニタ ・圧マノメータ	・吸引カテーテル ・吸引器 ・吸引管 ・蒸留水 ・コップ

③**気管チューブ**：カフなしで先細りでない同一径のチューブ。体重により最適な径のものとその前後の太さのもの計3種類。内径2.0、2.5、3.0、3.5mmのチューブ。

④**スタイレット**：スタイレット使用時は気管チューブ先端から5mm程度引っ込め、決して気管チューブ先端からスタイレット先端が飛び出してはならない。

⑤**パルスオキシメータ**：一般的にはマスクとバッグを使用して十分酸素化を行い、徐脈のない状態で挿管を行う。→ ◎ 7, 12, 14

⑥**呼気終末二酸化炭素分圧モニタまたは検出器**：挿管の後、気管挿管か食道挿管かの確認に使用する。→ ◎ 15, 17

⑦**フェイスマスクと陽圧換気装置**：換気を行うため、顔の形状に見合ったサイズのフェイスマスクを用意する。==自己膨張式バッグ==では高濃度の酸素を投与するために酸素リザーバーを備えたもの、==流量膨張式バッグ==では圧マノメーターによる気道内圧のモニタが推奨される。→ ◎ 100

⑧**吸引チューブ**：口腔吸引用に成熟児では10Frまたはそれ以上のサイズのチューブを準備する。気管吸引のためには5Fr、6Fr、8Frの吸引カテーテルを用いる。

⑨**聴診器**：心拍数の確認と気管挿管の成否の確認のために新生児用を用意する。

2 挿管手技 1〜3)

挿管成功のポイントは、気道の解剖を理解して声門を直視できる姿勢を保持して喉頭鏡のブレードによる正しい喉頭展開を行い、喉頭の視野を妨げない気管チューブの挿入技術を習得することにある。詳細は参考文献に挙げる書籍に委ねる。

1）挿管に適した体位

新生児の挿管における基本的体位は、マスク&バッグ→❷ 99, 100 換気のときと同様に、平坦な面に正中位に頭部を置き、わずかに頸部を伸展する sniffing position →❷ 99 である。マスク&バッグを用いて十分な酸素化を行ってから挿管する。その際、肩枕を入れると気道が開通しやすい。一方、挿管時には肩枕を取り除き、後頭部に枕を移動したほうが伸展を維持しやすい。

2）喉頭鏡の使用法

喉頭鏡は左手で保持するよう設計されている。介助者に sniffing position をとった児の頭部を保持させ、舌の右側にブレードを滑らせ、舌を口の左側に寄せ、先端が舌の基部の向こうで喉頭蓋谷に位置するまでブレードを進める。次にわずかにブレードを持ち上げることにより声帯が声門の両側に逆位のV文字として直視される。この際、輪状軟骨を下方へ軽く圧迫することで視野が改善することがある。

3）気管チューブの挿入

視野を喉頭から外さないまま、右手に助手からCの屈曲の向きで気管チューブをもらい、水平面に位置しているチューブのカーブに沿って新生児の右口角からチューブを挿入する。ブレードに沿って中央から挿入を試みると喉頭の視野を邪魔するため、必ず右口角から角度をつけて挿入する。声帯が開いているときに声帯指標線が声帯の位置に入るまで気管チューブの先端を挿入する。→❷ 103, 104 挿管後、しっかり右手で口角にチューブを当てて保持し、ブレードを抜去する。その際、チューブを圧迫して内腔を塞がないように注意する。スタイレット使用時はスタイレットを抜き、バッグで換気を開始する。

また挿管手技中は新生児の口元に100％酸素のフリーフローを流しておくとともに20秒以内で挿管するのが理想である。患者の状態が悪化すれば挿管手技を中止して再度マスク&バッグ換気を行い、状態の改善を待って再度挿管を行う。

引用・参考文献
1）草川功．"気管挿管"．日本版救急蘇生ガイドライン2015に基づく新生児蘇生法テキスト．細野茂春監修．東京, メジカルビュー社, 東京, 2016, 98-108.
2）The American Academy of Pediatrics and American Heart Association．"気管挿管"．AAP/AHA新生児蘇生テキストブック．田村正徳監訳．東京, 医学書院, 2006, 5-1-5-42.
3）細野茂春．新生児の気管挿管法：介助法・正しい場所の確認、呼気CO_2検出装置を含む．周産期医学．39 (7), 2009, 941-6.

（細野茂春）

Q103 気管挿管が成功したことはどうしたらわかりますか?

気管挿管成功の確認方法

気管挿管の成功は3つのステップで確認が可能である。→ Q 101, 102, 104
Neonatal Resuscitation Programでは、心拍数の増加を確認することと二酸化炭素の検出が気管チューブの位置を確かめる第一の手段としている。しかし心拍数が維持されたまま挿管されることが多く、二酸化炭素検出器（呼気ガスディテクタ）のピットフォールも存在する。間違ってチューブが気管の代わりに食道に挿入された場合、チューブは人工気道として役立たないばかりか、喉頭の気道を閉塞するため、食道内にチューブが留置されていることはチューブがないことよりさらに悪いという認識を持つ必要がある。以下に、正しく気管挿管されたか確認する方法を解説する。

1 気管内に気管チューブが入っている徴候 [1〜3]

1) 直視下での確認

気管チューブの先端が声門の間を通過し、声帯指標線が声帯に位置することを直視下で確認するのが第一ステップとなる。→ Q 104

2) 臨床的判断

①心拍数と皮膚色の改善
②呼吸音が両腋下部肺野で同じ強さで聴取され、胃の上で減弱ないし聴取できない。
③換気とともに両側の胸郭が同時に対称性に上下する。
④換気による胃の膨隆を認めない。
⑤呼気時にチューブ内に水蒸気を認める。

3) モニタによる判断

①パルスオキシメータ → Q 7, 12, 14

SpO_2 および心拍数が上昇する。

②カプノグラフまたは比色法による呼気二酸化炭素検出器（呼気ガスディテクタ）
→ Q 15〜17

呼気中の二酸化炭素の検出は最も信頼の高い指標である。心拍出量が非常に少ない、もしくはない場合は呼気中に二酸化炭素が検出されないので注意が必要である。

キーワード

気管挿管　　呼気二酸化炭素検出器　　比色法

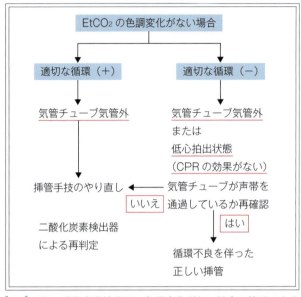

図 呼気二酸化炭素検出器の色調変化がない場合の管理のための臨床的アルゴリズム（文献3より引用改変）

呼気二酸化炭素検出器を用いると、正しい挿管および誤挿管の場合でも、いずれも臨床的判断より短時間に判断可能である。特に臨床的に誤挿管を判断することは、正しい挿管であるときの判断より有意に遅れる[4]。

2 食道内に気管チューブが入っている徴候[1〜3]

①挿管後の蘇生に対する反応が悪い。すなわち遷延する チアノーゼ またはチアノーゼの出現または徐脈が改善しないか心拍数が低下する。→ ● 4, 30

②二酸化炭素検出器で、呼気中の二酸化炭素が検出できない。

③聴診で肺野に良好な呼吸音が聴取できずに胃の上で空気音を聴取する。→ ● 55

④換気により胸郭の上下動が見られない。

⑤換気を行うと腹部の膨満が確認される。

⑥呼気時にチューブ内に水蒸気が見えない。

3 比色法による二酸化炭素検出の注意点[3]

多くの施設で呼気二酸化炭素の検出には比色法を用いた呼気二酸化炭素検出器（呼気ガスディテクタ）使用されている。ペディキャップ™（コヴィディエン ジャパン）、ミニ・スタットキャップ™（エム・ピー・アイ）とも対象は体重1kg以上とし、その判定は6回の呼吸を行った後、呼気を完全に吐ききった時点で、インジケー

表 比色法による二酸化炭素検出器での疑陰性・疑陽性の要因

偽陰性	偽陽性
・心停止	・胃内容
・超低出生体重児	・アドレナリン
・強度の気道閉塞	・その他の薬剤
・低二酸化炭素血症	・高湿度
・肺血流減少型の先天性心疾患	・片肺挿管
・重症心機能低下	
・静脈脱血→動脈送血（VA ECMO）	

（文献3より一部改変）

タペーパーの色と色調ラベルの色とを比較するとしている。**図**に二酸化炭素検出器の色調変化が見られない場合の管理のためのアルゴリズムを示す。また、**表**に比色法による呼気二酸化炭素検出器での疑陰性・疑陽性の要因を示す。

引用・参考文献

1）草川功．"気管挿管"．日本版救急蘇生ガイドライン2015に基づく新生児蘇生法テキスト．細野茂春監修．東京，メジカルビュー社，東京，2016, 98-108.
2）The American Academy of Pediatrics and American Heart Association．"気管挿管"．AAP/AHA新生児蘇生テキストブック．田村正徳監訳．東京，医学書院，2006, 5-1-5-42.
3）細野茂春．新生児の気管挿管法：介助法・正しい場所の確認，呼気CO_2検出装置を含む．周産期医学．39(7), 2009, 941-6.
4）Hosono S, et al. A role of end-tidal CO(2) monitoring for assessment of tracheal intubations in very low birth weight infants during neonatal resuscitation at birth. J Perinat Med. 37(1), 2009, 79-84.
5）Molloy EJ, Deakins K. Are carbon dioxide detectors useful in neonates? Arch Dis Child Fetal Neonatal Ed. 91(4), 2006, F295-8.

（細野茂春）

Q104 気管チューブの深さはどのように決めますか？

気管チューブの深さの目安と確認方法

気管チューブ→Q 102 の深さの確認は気管挿管→Q 101〜103 の確認と同時にステップごとに行う必要がある。最終的な客観的な確認は胸部エックス線撮影にて行う。

1 気管チューブのマークによる判断[1〜3]

1) 気管チューブの声帯指標線

挿管する際に、気管チューブの先端から1.5〜2cmにある太いマーク（**声帯指標線**）（図1）が声門に位置する深さで挿入を止めて固定する（図2）。→Q 103 このマークが声門を深く越える位置まで挿管すると、チューブ先端は気管分岐部を越え、**片肺挿管**となる。→Q 117 声帯指標線は気管チューブの内径が細いほどチューブ先端に近く位置する。

2) 口唇における気管チューブの先端からの深さ

気管チューブにはチューブに沿って先端からセンチメートル単位のマーク（図1）がついており、それによりチューブ先端からの距離を知ることができる。経口的な気管チューブの深さの標準すなわち口唇からの挿入長（cm）は、体重（kg）+ 6cm とされている。

2 臨床的判断[1〜3]

①呼吸音が両腋下肺野で均等に聴取できる。
②陽圧換気の際、胸郭に対称性の動きが見られる。

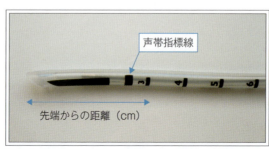

図1 気管チューブの声帯指標線と先端からの目盛り

キーワード: 気管挿管　声帯指標線　片肺挿管

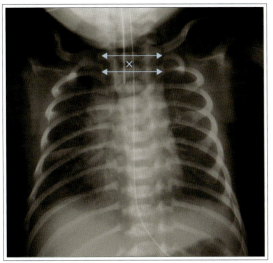

図2 胸部エックス線による気管チューブの位置確認
×の位置が適切な位置である。チューブ先端は頸部の屈曲のため第3胸椎レベルにある。

3 胸部エックス線[2]

　正しい挿管の客観的判断は、最終的には記録にも残るエックス線により行う。**図2**に示すように、正しい気管チューブの先端の位置は左右の鎖骨の先端を結ぶ中点と両側後側第二肋骨を結ぶ中点（第二胸椎の中央）との中間が望ましい（×の位置）。2点間を指標にした場合、撮影時のエックス線の入射角度に依存しない。その際、頸部の屈曲により正位より1椎体深く、伸展により1椎体浅くなるので、顎の位置の確認が必要になる。

4 ファイバースコープ[4]

　極めて稀な例として、気管食道瘻が存在すると、気管チューブが声門を通過するのを確認しても、瘻孔を通じて気管チューブが食道内に位置することがある。この場合は、緊急にファイバースコープを用いて確認する。マスク＆バッグ換気で胸郭の動きがあるにもかかわらず、また直視下で声帯のチューブの通過が確認されているのにもかかわらず、換気が行われない場合は本症を疑う。スタイレットタイプのファイバーが実用化され普及すれば、挿管の確認法も大きく変わってくると考えられる。

引用・参考文献
1）草川功．"気管挿管"．日本版救急蘇生ガイドライン2015に基づく新生児蘇生法テキスト．細野茂春監修．

エックス線写真　　ファイバースコープ　　気管チューブ

東京，メジカルビュー社，東京，2016, 98-108.
2) The American Academy of Pediatrics and American Heart Association. "気管挿管". AAP/AHA 新生児蘇生テキストブック．田村正徳監訳．東京，医学書院，2006, 5-1-5-42.
3) 細野茂春．新生児の気管挿管法：介助法・正しい場所の確認，呼気 CO_2 検出装置を含む．周産期医学. 39(7), 2009, 941-6.
4) Hosono S, et al. Sudden intractable respiratory failure in extremely low birth weight infants with H-type tracheoesophageal fistula. J Perinat Med. 30(3), 2002, 265-8.

（細野茂春）

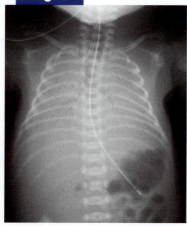

新生児呼吸器疾患画像クイズ
⑭　→回答は401ページへ

在胎24週6日、出生体重980g。Apgarスコア2点/6点で出生した新生児。母体発熱とnon-reassuring fetal statusのため緊急帝王切開で出生。羊水は混濁していた。出生直後から呻吟と陥没呼吸を認め、マスクとバッグで人工換気を行ったが胸上がりが悪くチアノーゼの改善がないため挿管し、人工呼吸を続け手術室でサーファクタントの投与を行った。手術室で採取した胃内羊水のステイブル・マイクロバブル・テストはweakで、白血球を多数認めた。生後1時間での胸部エックス線写真を示す。

©細野茂春

Q105 開放式気管吸引と閉鎖式気管吸引のどちらがよいですか？

閉鎖式気管吸引と開放式気管吸引

　気管吸引とは、気管内に挿入されているチューブを介して、チューブ内および気管内の異物である分泌物などを吸引することにより換気を改善することである。→Q106〜108　ここでは経口気管挿管されている新生児に対して行う気管吸引について述べる。

　「開放式」と「閉鎖式」とは、気管吸引の際に気管チューブが大気に「開放」されるかどうかである。開放式気管吸引とは従来の通り、気管チューブと呼吸器回路の間の接続を外し、吸引カテーテルを気管チューブ内に挿入することにより気道の異物を取り除く方法である。→Q106　一方、閉鎖式気管吸引は閉鎖式気管吸引カテーテル（トラックケアーなど：図）を気管チューブと人工呼吸器回路などの間にあらかじめ接続しておくことにより、気管チューブと呼吸器回路との間の接続を外すことなく気管吸引を行えるようにすることである。→Q107　実際の手技は別項で説明するが、必要な準備や手技が大きく異なる。開放式気管吸引と閉鎖式気管吸引との比較を表に示す。

　呼吸管理中の新生児を対象として気管吸引法を比較した研究によると、閉鎖式の方

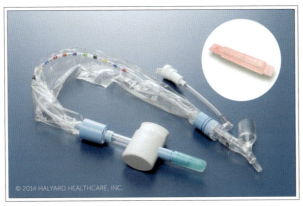

図　閉鎖式気管吸引カテーテル（Kim Vent　トラックケアープロダクツ）（ハリヤード・ヘルスケア・インク）

表 開放式気管吸引と閉鎖式気管吸引の比較

		開放式気管吸引	閉鎖式気管吸引
手技	難易度	容易	難しい
	所要時間	長い	短い
換気に与える影響	気道内圧	吸引時、換気が中断される	換気を保ったまま吸引が可能
	酸素濃度	酸素投与が中断される	吸引時、酸素投与可能
安全性	低酸素血症のリスク	高い	低い
	気道感染を有する児からの環境汚染のリスク[注1]	高い	低い
	計画外抜管のリスク	低い	高い
経済性	吸引カテーテル	安価	高価
	総合的な経済性[注2]	ほぼ同等？	ほぼ同等？

注1：気管吸引中に患児の咳嗽が誘発されると、児の気道内からの飛沫が環境中に飛散する。閉鎖式気管吸引カテーテルの場合は通常、咳嗽を誘発しやすい気管吸引時に気道飛沫が環境に飛散しない。

注2：吸引カテーテルの価格は異なるが、NICU での総合的な経済性にはほとんど差がないと報告されている[8]。

が吸引後の呼吸状態への影響や循環動態への影響、感染症予防、児の示す痛み・ストレス反応などにおいて開放式より優れているという報告[1〜4]や<mark>高頻度振動換気（HFOV）</mark>管理中は開放式気管吸引後の方が肺容量減少からの回復に時間がかかるという報告[5]など、閉鎖式気管吸引の優位性を示す報告がいくつかあるが、これらの報告はどれも症例数が少ない小規模のもので、エビデンスレベルが高い報告はない。→ ◎ 52〜60, 72, 121, 130　こうした小規模の報告をまとめたメタアナリシスの結果でも、閉鎖式気管吸引の方が短期的予後を改善する可能性を示唆してはいるが[6]、推奨を出すのに十分なエビデンスはない、また 28 週未満の極低出生体重児を対象とした検討も必要と結論付けている。その一方で、両者の呼吸循環に与える影響に差はないとする報告もあり[7]、いまだに両者の比較に明確な結論は出ていない。

ただ現状では、閉鎖式気管吸引システムは導入時の手間はあるものの慣れると簡便に気管吸引が可能なため、既に閉鎖式気管吸引システムが導入されて開放式気管吸引は補助的な位置付けとなっている NICU も多い。

引用・参考文献

1）Pirr SM, Lange M, et al. Closed versus open endotracheal suctioning in extremely low-birth-weight neonates : a randomized, crossover trial. Neonatology. 103(2), 2013, 124-30.
2）Acikgoz A, Yildiz S. Effects of Open and Closed Suctioning Systems on Pain in Newborns Treated with Mechanical Ventilation. Pain Manag Nurs. 16(5), 2015, 653-63.
3）堂園知恵ほか．新生児気管内吸引における閉鎖型サクションカテーテルの有用性の検討・第1報・SpO_2に及ぼす影響．Neonatal Care．11（10），1998，889-91.
4）Tan AM, et al. Closed versus partially ventilated endotracheal suction in extremely preterm neonates : physiologic consequences. Intensive Crit Care Nurs. 21(4), 2005, 234-42.
5）Hoellering AB, et al. Lung volume and cardiorespiratory changes during open and closed endotracheal suction in ventilated newborn infants. Arch Dis Child Fetal Neonatal Ed. 93(6), 2008, F436-41.
6）Taylor JE, Hawley G, et al. Tracheal suctioning without disconnection in intubated ventilated neonates. Cochrane Database Syst Rev. (12), 2011, CD003065.
7）Cardoso JM, Kusahara DM, et al. Randomized crossover trial of endotracheal tube suctioning systems use in newborns. Nurs Crit Care. 2015. doi : 10.1111/nicc.12170.［Epub ahead of print］
8）加藤文英．閉鎖式気管内吸引カテーテル．周産期医学．28（4），1998，504-8.

（五石圭司）

Q106 開放式気管吸引のチューブは何回使用できますか？

開放式気管吸引に必要な物品と手技

開放式気管吸引に必要な物品と手技について説明する。→ Q 105　施設によってさまざまな気管吸引方法が伝統的に行われており、決まった手技、教科書的な手技というものは存在しない。開放式気管吸引の一例を提示する。

1 必要物品

- 吸引チューブ：5～8Fr
- 清潔な処置用手袋：必ずしも滅菌である必要はない。
- カテーテル洗浄用滅菌水
- 吸引源および吸引源からの接続チューブ

2 手　技

- 十分に手洗いした後、右手に処置用手袋を着用する。
- 手袋内に吸引チューブを丸めて握り、そのまま保育器内に吸引チューブを入れる。
- 吸引チューブを吸引源からの接続チューブに接続する。
- 吸引チューブの根本を左手でクランプして吸引圧がかからないようにしつつ、患者の気管チューブへ吸引チューブを必要な長さまで挿入する。
- 吸引チューブのクランプを外して吸引を開始しつつ、吸引チューブを引き抜く。
- 気管吸引の操作は10秒以内とし、それ以上要する場合は操作をいったん中止して換気を行い、患児の呼吸状態が落ち着いてから再度行う[1]。
- 必要に応じて気管吸引前後に用手換気、あるいは人工呼吸器の設定を上げることにより呼吸状態の安定化を図る。

吸引チューブを挿入する際の長さの決定方法にはdeep法とshallow法の2種類がある。deep法とは吸引チューブが軽く当たった（通常は気管分岐部）ところで挿入を止め、少し引き抜いた上で吸引を開始する方法であり、shallow法は吸引チューブ先端が気管分岐部に達しない程度に挿入して吸引する方法である。新生児の場合、deep法の方が望ましいと思われる症例以外は気道の損傷を防ぐため、shallow法が推奨されている[2]。

↓ キーワード

気管吸引　　　開放式気管吸引　　　感染

開放式気管吸引の吸引チューブの使用回数

　使用した吸引チューブを消毒液の中に浸けて保存し、再度使用することは可能である。ただし、消毒液の管理や感染症のリスク、消毒液自体による気道刺激などを考慮する必要があり、吸引チューブを使い捨てにする場合と比較すると手技はやや煩雑になる。

　開放式気管吸引のチューブが何回使用できるかという点については明確なエビデンスは存在しない。しかし、感染予防あるいは医療安全の観点（消毒液の安全性、品質管理の問題、吸引チューブの汚染のリスク）から考えると、吸引チューブを再使用することは勧められないと筆者は考えている。

引用・参考文献

1）石川なつみ. "開放式気管内吸引". 新生児呼吸管理ステップアップ BOOK. 鈴木悟編. Neonatal Care 秋季増刊. 大阪, メディカ出版, 2005, 188-91.
2）Youngmee A, Yonghoon J. The effects of the shallow and the deep endotracheal suctioning on oxygen saturation and heart rate in high-risk infants. Int J Nurs Stud. 40(2), 2003, 97-104.

（五石圭司）

Q107 閉鎖式気管吸引の回路は何日使用できますか？

閉鎖式気管吸引に必要な物品と手技

閉鎖式気管吸引に必要な物品と手順について、新生児・小児用Y型トラックケアーの使用方法をもとに説明する。→ Q 105

1 必要物品
- 閉鎖式気管吸引カテーテル（トラックケアー：図1、2）
- カテーテル洗浄用生理食塩水
- 吸引源および吸引源からの接続チューブ

2 手 技

1）準 備

気管チューブのコネクタ（呼吸器回路との接続部）を外し、トラックケアーのYアダプタ部分を接続（図2）しておく。なお、トラックケアー本体は定期的に交換するが、Yアダプタは必ずしも定期的に交換する必要はない。

2）吸 引

吸引源からの接続チューブを接続し、コントロールバルブのロックを解除する。カテーテルを必要な長さまで挿入し、コントロールバルブを押して吸引しながらカテー

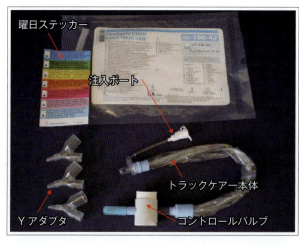

図1 トラックケアー一式

Yアダプタは気管内チューブのサイズに合わせて使用する。曜日ステッカーはトラックケアーを交換した日が分かるように、コントロールバルブの側面に貼付する。

キーワード

気管吸引　　トラックケアー　　閉鎖式気管吸引

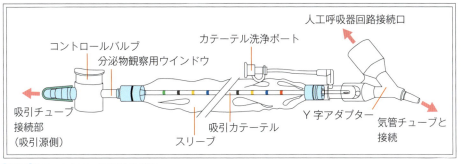

図2 トラックケアー各部位の名称

テルを引き抜く。吸引カテーテル挿入長は、shallow法に基づき決定する。トラックケアーには挿入長が分かりやすいように色分けして印が付けてある。あらかじめ患者ごとの吸引カテーテル挿入長を統一しておくことが望ましい。

3) 洗　浄

　カテーテル洗浄ポートに洗浄用生理食塩水を接続し、コントロールバルブを押して吸引しながら洗浄液を2～3CC程度注入し、カテーテルを洗浄する。その後、コントロールバルブは再度ロックしておく。吸引せずに洗浄用生理食塩水を注入したり、早めに吸引をやめたりすると、生理食塩水が気管内へ流入することがあるため、注意を要する。喀痰の性状は手元の分泌物観察用ウインドウで観察するが、喀痰量が少ない場合は観察は気管吸引時ではなく、カテーテル洗浄時に同時に観察する。

3 交換頻度

　閉鎖式気管吸引では、気管吸引カテーテルを含めた装置一式を呼吸器回路にあらかじめ接続して使用する。人工呼吸器関連肺炎の発症を減らす[1]、あるいは気道分泌物の細菌検出率を下げるといった報告もあり[2]、比較的清潔に維持できるとされている。→ Q 5, 113, 114　しかし、吸引カテーテル内にも時間とともに一定の割合で細菌は繁殖すること、また特に新生児用の吸引カテーテルは内径が細く、気道分泌物による閉塞が起こりやすいと考えられることから、定期的な交換は不可欠であり、トラックケアーの添付文書上では24時間以上の使用を禁じているため、破損や汚染を疑う所見がない限り、1日1回の交換が現実的かつ理想的であると思われる。

引用・参考文献

1) Zeitoun, SS. et al. A prospective, randomized study of ventilator-associated pneumonia in patients using a closed vs. open suction system. J. Clin. Nurs. 12 (4), 2003, 484-9.
2) 鮫島敦子ほか. 新生児気管内吸引における閉鎖型サクションカテーテルの有用性の検討(第3報)：気管内分泌物の細菌検出率に及ぼす影響. 日本新生児看護学会雑誌. 6, 1995, 57.

（五石圭司）

Q108 気管吸引は何時間ごとに行えばよいですか？

気管吸引のタイミングと吸引圧

結論から先に述べると、時間を決めて行う気管吸引が有用であるというエビデンスはない。→ Q 105〜107　むしろ不必要な気管吸引はデメリットが大きいと考えられる。

気管吸引自体は患者にとって、ある程度の侵襲を伴う操作であり、新生児、特に早産児の場合、低酸素血症や低換気、気道の損傷や攣縮といった呼吸器系への影響以外にも、脳圧の上昇、脳血流の低下、徐脈、嘔吐などを誘発する危険性がある[1]。一方、気管吸引が十分に行われていない場合、無気肺や下気道感染、気管チューブ閉塞などのリスク因子となる[2]。→ Q 113　そのため、必要十分な最低限の気管吸引を行うことが臨床現場では求められる。

気管吸引の頻度は一般的に、患者の背景、体重、基礎疾患、気道感染症の有無、喀痰の性状、咳嗽反射の有無、気管チューブの径などさまざまな要因が絡み合って患者ごとに大きく異なる。呼吸管理中の急性期の極低出生体重児の場合、12時間ごとの気管吸引でも安全である[3]、あるいは人工呼吸中の極低出生体重児の気管吸引の間隔が低頻度（8時間）でも、人工呼吸器関連肺炎、感染、再挿管、人工呼吸装着期間などの増加を認めず安全であるといった報告[4]がある一方、臨床現場では1時間に複数回の気管吸引を要する患者もしばしば経験する。むしろ、各種モニタ（経皮動脈血酸素飽和度：パルスオキシメータ→ Q 7, 12, 14、経皮酸素・二酸化炭素分圧：$tcPO_2$/$tcPCO_2$ モニタ→ Q 13, 14, 17, 31、人工呼吸器のグラフィックモニタ→ Q 18〜20, 69, 115 など）を活用して喀痰の貯留を見逃さないようにしつつ、吸引した喀痰の量や性状を観察して気管吸引の頻度をベッドサイドのスタッフが決める必要がある。気道内に喀痰が貯留した場合、SpO_2、$tcPO_2$の低下や$tcPCO_2$の上昇のほか、グラフィックモニタ上では一回換気量（Vt）→ Q 18, 25, 27, 45, 50 あるいは分時換気量（MV）→ Q 18, 25, 45, 51 の低下や気道抵抗（レジスタンス）→ Q 18, 20 の上昇、気道内圧曲線→ Q 29, 64 の基線の揺れといった所見が認められる場合がある。

↓ キーワード

気管吸引

引用・参考文献

1) Rieger H, et al. Effects of open vs. closed system endotracheal suctioning on cerebral blood flow velocities in mechanically ventilated extremely low birth weight infants. J Perinat Med. 33(5), 2005, 435-41.
2) 茨聡. 人工換気療法児の処置：吸引システムと吸引方法. Neonatal Care. 21 (12), 2008, 1309-11.
3) Wilson G, et al. Evaluation of two endotracheal suction regimes in babies ventilated for respiratory distress syndrome. Early Hum Dev. 25(2), 1991, 87-90.
4) Cordero L, et al. A comparison of two airway suctioning frequencies in mechanically ventilated, very-low-birthweight infants. Respir Care. 46(8), 2001, 783-8.

（五石圭司）

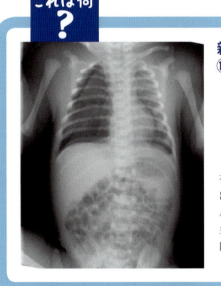

これは何？

新生児呼吸器疾患画像クイズ⑮ → 回答は401ページへ

在胎40週4日、頭位経腟分娩にて、出生体重3,364g、Apgarスコア8点/9点で出生した男児。出生直後より多呼吸、陥没呼吸、呻吟を認め、呼吸障害を主訴にNICUに入院した。

©西田浩輔、藤岡一路

Q109 CPAPとDPAPでは固定方法が違いますか？

CPAP/DPAPの固定方法

持続的気道内陽圧（CPAP）→ Q 33, 36, 37, 40～42, 83, 85 は回路内を定常流（constant flow）→ Q 26 が流れ、呼気弁を調節して呼気回路の抵抗として圧を発生させる従来型のCPAPである。一方、呼気吸気変換方式持続陽圧（DPAP）は専用のジェネレーターによるジェット流で陽圧を発生させ、吸気時には気道の圧変化を少なくし、呼気回路は抵抗なく大気に開かれ、呼吸仕事量を軽減するといわれている。→ Q 33～35, 38, 39, 110, 111　欧米では従来型CPAPをconstant flow CPAPといい、DPAPはvariable flow CPAPといわれている。いずれも経鼻式で使用され、プロングまたはマスクがインターフェイスとなって、鼻孔や鼻周囲の皮膚と接触する。→ Q 33, 40, 110, 111

一般的に定常流が流れるCPAPでは呼気回路に抵抗をつけているので、ジェット流を発生させるDPAPに比べ、気道陽圧や呼吸仕事量に関してプロングやマスクからのリークの影響を受けやすい[1]。CPAPとDPAPの固定方法には基本的に違いはないが、リークに対する対応で若干の違いがあり、CPAPでより強い密着性が求められる。→ Q 112

現在日本で使われているCPAPには、Hudson社カニューラ（インターメドジャパン）、バブルCPAP（Fisher & Paykel HEALTHCARE）、ベビーフロー®（Babylog専用デバイス、ドレーゲル・メディカルジャパン）、アトムCPAP鼻孔カニューラ（アトムメディカル）があり、DPAPには、メディジェット1000（イワキ）、Tkb Pneu-Moist DPAP system（東機貿）、インファントフローSiPAP（エア・ウォーター）があって、CPAP専用ドライバーとともに使用する。→ Q 36

プロングは、それぞれの回路の専用プロングからのストラップを左右に分け、後ろに回してマジックテープなどで固定し、ボンネット（伸縮性のある帽子）をかぶせて頭に向かうチューブをひもやマジックテープで固定する。

ここではインファントフローSiPAPの回路をNeoBar（NeoTech／メディカルプロジェクト）で固定する方法を紹介する。→ Q 33～36　図にNeoBar（A）、メディカル

キーワード
持続的気道内陽圧（CPAP）　　呼気吸気変換方式持続陽圧（DPAP）　　プロング

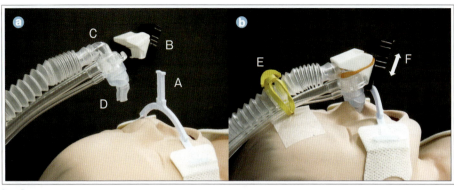

図 NeoBar による固定法

プロジェクト社製アダプター（B）、ジェネレーター（C）、プロング（D）を示す。ⓑ は NeoBar（A）にアダプター（B）を挿入し、ロックして装着したところである。アダプターとジェネレーターを輪ゴムで固定する。前額部にサージカルテープを貼り、ワンタッチ式結束ゴムバンド（E）で頭側に向かう回路を固定する。この方法にはいくつかのメリットがあり、まずはプロングが「中空に浮いたように」固定され、アダプターの位置を変更することで鼻への密着度をある程度調節できる点である（F）。また、頭部エコー検査が比較的容易に行える。さらに、気管チューブを NeoBar で固定して人工換気療法を行っている場合は、抜管後 DPAP へ移行する際にそのまま NeoBar を使用することができる。

引用・参考文献

1) Moa G, et al. A new device for administration of nasal continuous positive airway pressure in the newborn : an experimental study. Crit Care Med. 16(12), 1988, 1238-42.

（中島健夫）

Q110 DPAPにはプロングとマスクのどちらを使えばよいですか？

プロング・マスクの選択

呼気吸気変換方式経鼻式持続陽圧（nasal DPAP）は専用のジェネレーターによるジェット流で陽圧を発生させる。→ Q 33〜35, 38, 39, 109, 111　吸気時には気道の圧変化を少なくし、呼気回路は抵抗なく大気に開かれ、呼吸仕事量を軽減するといわれている。このジェネレーターと鼻孔のインターフェイスとなるのがプロングとマスクであり、その素材はシリコンで柔軟性があり、未熟な皮膚に対しても強い圧をかけずにフィットする。→ Q 33, 40, 109, 111　ジェット流が直接鼻腔に送られることを考慮すると、マスクよりプロングが効果的だと思われる。しかしながら、30週以下の早産児でプロングとマスクによるnasal DPAPを比較した結果では、nasal DPAP開始後72時間以内の再挿管の割合については、マスク群がプロング群より優れていたという報告もある[1]。

プロングについては図1に示すようにDPAPを装着した時に皮膚を圧迫しにくいように改良されており（インファントフローLP）、患児の鼻孔に適したサイズがあればプロングを使用するのが一般的である。プロングが鼻孔のサイズやその間隔に合わなければ、マスクを使用する。しかし、マスクはプロングと比較してよりしっかりした

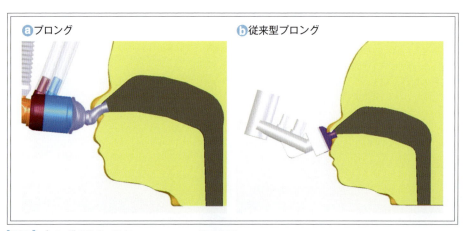

図1 プロングの改良（提供：エア・ウォーター株式会社）
鼻腔に挿入したプロングが皮膚を圧迫しずらいように改良されている。

↓ キーワード

呼気吸気変換方式持続陽圧（DPAP）　　プロング　　マスク

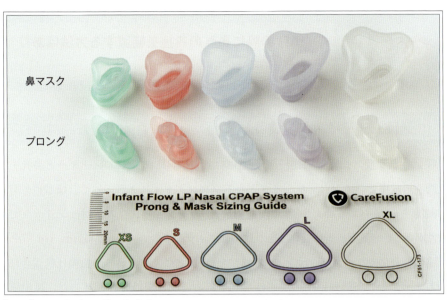

図2 マスクとプロングのサイズ（提供：エア・ウォーター株式会社）

　密着性が必要で、ずれやすく、圧の低下を招くことがある。一方、改良されたプロングでも鼻孔周囲の皮膚発赤・びらんや鼻中隔損傷の可能性があり、密着性やプロングの挿入角度の調節が必要である。プロングとマスクのどちらがより安全に、効果的に使えるかはそれぞれの患児によって、また、同じ患児でも治療の時期によって異なっている。

　図2に示すようにプロングとマスクにはXSからXLまで5種類の異なるサイズのものが用意されており、患児に適合したものを使用することが重要である。また、問題が生じたときは注意深い観察と細やかな対応をしつつ、交互に使用することを考慮すべきである。

引用・参考文献

1）Kieran EA, et al. Randomized trial of prongs or mask for nasal continuous positive airway pressure in preterm infants. Pediatrics. 130(5), 2012, e1170-6.

（中島健夫）

Q111 DPAPの際に鼻への負担を軽減する方法はありますか？

プロング・マスクの装着方法

呼気吸気変換方式経鼻式持続陽圧（nasal DPAP）はジェネレーターと鼻孔・鼻孔周囲の皮膚とのインターフェイスとなるプロングやマスクがあって、はじめて有効に機能する。→ Q 33〜35, 38, 39, 109, 110　プロングとマスクの素材はシリコンで柔軟性があり、未熟な皮膚に強い圧をかけずにフィットする。→ Q 33, 40, 109, 110　DPAP回路の軽量化やプロング・マスクの素材の改良などにより、鼻への負担は軽減されつつあるものの、実際の臨床の場では鼻孔やその周囲皮膚の発赤・びらん、鼻中隔損傷、DPAPによる呼吸管理が長期化した場合の鼻の変形などが問題となっている。

日本褥瘡学会による褥瘡の定義では「身体に加わった外力は骨と皮膚表層の間の軟部組織の血流を低下、あるいは停止させる。この状況が一定時間持続されると組織は不可逆的な阻血性障害に陥り褥瘡となる」とあり、英語では pressure ulcer と言われているとおり、鼻の発赤・びらんや鼻中隔損傷はプロングやマスクの圧迫による褥瘡と捉えることができる。DPAPが有効に働くためには、ある一定の圧力が必要であり、ある意味では避けられない問題である。早産児の未熟な皮膚自体が褥瘡のハイリスクであり、褥瘡の増悪因子としては全身状態の悪化、低栄養、浮腫、局所感染症があり、呼吸障害のある早産児にはよく見られる合併症である。

褥瘡の予防としては、原因を除く意味で減圧につながる方法として、①圧がかかりにくいようにDPAP装置の固定方法を工夫する（→ Q 109 図）、②それぞれの患児に適したサイズの鼻プロングを使用する（→ Q 110 図2）、③定期的にDPAPの装着を中断する、④プロングとマスクを交互に使用する、⑤プロングと皮膚の間にクッションとなるものを入れる。鼻孔の形状に合わせて穴を開けたハイドロコロイドテープをプロングとの間に入るように貼付する、といった方法がある。その他、減圧以外に局所処置として、定期的にDPAP装置を外して鼻孔や鼻中隔のマッサージを行ったり、創面保護を目的に白色ワセリンなどの油脂性基剤軟膏や抗菌薬含有軟膏を塗布する[1]。

引用・参考文献
1）日本皮膚科学会．褥瘡診療ガイドライン．日本皮膚科学会雑誌．121 (9), 2011, 1791-1839.

（中島健夫）

キーワード
呼気吸気変換方式持続陽圧（DPAP）　　鼻中隔損傷　　褥瘡

Q112 皮膚にやさしいテープは剥がれやすくないですか？

気管チューブの固定

　医療用テープが「皮膚にやさしい」とは、低刺激性で、通気性（透湿性）、柔軟性、伸縮性があり、そして剥がす時に角質層がなるべく失われないことである。それらの性質を有するポリウレタン不織布を基材とし、アクリル系の粘着剤を使用したテープが広く医療用として使用されている。また成人用に気管チューブ固定用のテープが「気管チューブの固定方法の効率化と確実な固定性を発揮する低刺激性定型テープ」（トレキテープ™）として販売されている。

　一方、新生児の気管チューブの固定については、計画外抜管を避けるため、皮膚にやさしいというよりは、どうしても確実な固定法が選択される。→ Q 16, 19, 115, 116 そのため、綿を基材として、合成ゴムを粘着剤とした粘着性弾性包帯（エラテックス®、エラスチコン®）を使用することが多いようであり、それぞれの施設がその固定法に工夫を凝らしているのが現状である。強い粘着性のため、この弾性包帯テープを剥がす時は特に注意が必要である。また、固定場所が口周囲であり、唾液や口腔内分泌物により、湿潤・汚染すると粘着力を維持するのが困難になることがある。特に、口腔内分泌物が多い場合は頻回の貼り替えが必要となり、患児にとっては大きな

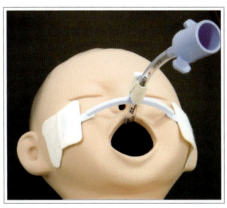

図1 NeoBarを使った皮膚にやさしい気管チューブの固定法

キーワード

気管チューブの固定　　NeoBar

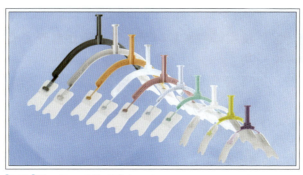

図2 NeoBar のサイズ（株式会社メディカルプロジェクト）

負担となる。

　テープのみの固定法ではなく、NeoBar（NeoTech／メディカルプロジェクト）を使った比較的皮膚にやさしい気管チューブの固定法がある (**図1**)。→ ● 109　NeoBar はバーの両端にハイドロコロイドゲルを使用した接着テープがついており、皮膚への影響が少ないと考えられている。気管チューブの挿管後、患児に適合するサイズを選択して、接着テープを頬に付け、しばらく（60秒ほど）保持して確実な接着を確認する必要がある。また、接着させる皮膚面はできるだけ乾燥させる必要がある。この方法では口周囲から離れた位置に接着部位があり、口腔内分泌物による湿潤・汚染などの影響が少なく、気管チューブの位置変更の際も比較的容易で患児に対する負担が少ない。NeoBar 突起部への気管チューブの固定には粘着性弾性包帯テープを使用する。NeoBar を使った固定法では腹臥位の時に下になったバーの端が押されて顔の向きを変えるたびにバーの正中が左右に偏移するので注意が必要である。そのためにも患児に適合するサイズ (**図2**) を選択することが重要である。

（中島健夫）

Q113 呼吸理学療法は新生児にも安全に行えますか？

新生児に対する呼吸理学療法のガイドライン

　新生児に対する呼吸理学療法は1970年代から実施されており、有効性については多数報告がなされている。→ Q114　その中には、呼吸理学療法を実施することにより引き起こされたと思われる脳障害や肋骨骨折などの合併症も報告されている。そこでわが国では、2003年に新生児に対する呼吸理学療法の有効性、危険性、問題点や不明点を明らかにするために「NICUにおける呼吸理学療法ガイドライン（第1報）」が作成された[1]。さらに7年後の2010年には、新生児に対する呼吸理学療法の手技や手順についてまとめたガイドライン（第2報）が報告された[2]。第1報では、軽打法や振動法による肋骨骨折、肋骨骨膜下出血、脳障害として脳空洞症や低酸素脳症などの合併症発生やそのリスクが高いことが明らかにされた。よって、軽打法の施行や振動法をルチーンで施行することを控えるように勧告されている。また、第2報では、呼気圧迫法（squeezing）の有効性と安全性が報告された。新生児に対する呼吸理学療法の手技は、重力を利用した体位排痰法と組み合わせることで、さらに効果が期待できる。→ Q114

　NICUにおける呼吸理学療法においても、器具を使用しながら実施する機会が増えてきている。表1に使用する器具と手技を示す。今後、これらの機器を用いた新児呼吸理学療法の効果や、最も効果的な方法、疾患や病状に合った機器の設定方法などが報告されるであろう。

呼吸理学療法の適応

　呼吸理学療法の目的は、換気の改善・促進による無気肺ならびに気道分泌物貯留の予防と改善などである。→ Q5, 114　その結果、酸素化や換気の維持改善が可能となり、挿管期間の長期化および抜管後の再挿管の予防が期待できる。呼吸理学療法の適応となる疾患は、慢性肺疾患（CLD）であり、その中でもCLD Ⅰ型・Ⅲ型では、過膨張肺や無気肺が発生しやすく、理学療法の適応となることが多い。→ Q23, 31, 53, 63, 77, 83, 85, 86, 93, 94, 96, 125, 126　先天異常疾患では、自発運動の低下や長期臥床

キーワード

呼吸理学療法　　呼吸理学療法ガイドライン　　無気肺

表1 呼吸理学療法の手技と器具

体位変換（positioning）	一定時間ごとに体位（仰臥位、側臥位、腹臥位）変換を行い、排痰、換気の改善を促す。
排痰体位 （drainage position）	分泌物貯留部位、無気肺の発生部位を高位にした体位を取り、換気を改善し、重力を利用しながら排痰を促す。
呼気圧迫法 （squeezing）	分泌物が貯留し、無気肺が存在する肺野にあたる胸壁に児の呼気時に圧迫を加え、呼気流速を増大させ排痰を促す。さらに、呼気の圧迫を開放することにより起こる胸腔内圧の低下（陰圧）を利用して換気を増大させる。
バッグ加圧（bagging）	バッグ加圧により分泌物で閉塞した気道を開通させ、換気を促す。
吸引（suctioning）	吸引チューブの挿入は、気管分岐部より上位にとどめ、shallow法を用いる。吸引時間は短時間（10秒以内）で実施する。
器具：気道陽圧システム （PAPS）	EzPAP（スミスメディカル・ジャパン）を使用する。持続気道内陽圧（CPAP）システムであり、呼気時に陽圧（PEEP）をかけることで換気を改善させ、排痰を促す。非挿管例に使用しやすい。
器具：肺内パーカッション換気（IPV）	パーカッションベンチレーター（パーカッショネア・ジャパン）を用いる。エアロゾール吸入を60〜300回／分の波動で肺内に送り込む。肺内を直接パーカッションし、換気の改善および排痰を促す。挿管例に使用しやすい。

により、分泌物の貯留や無気肺を発生しやすい。周術期においても、鎮静薬の使用や肢位の拘束により分泌物の喀出には不利な状態になる。→ 97, 98　先天性心疾患においても、肺血流量の増加に伴う分泌物の増加や心拡大により肺が圧迫されて発生する受動性無気肺などが挙げられる。

　新生児に対する呼吸理学療法の目的は、大きく分けると呼吸器合併症の改善と予防になるが、児にとって苦痛にならない適切な介入を実施するには、ミニマルハンドリングの考え方を忘れてはならない。そのため、児の状態変化を観察し、適切な時期に適切な量、強さでの介入を行うことが必要である。

呼吸理学療法の効果と注意点

　人工呼吸管理中の新生児と乳児を対象としたシステマテックレビューで解析されている論文では、軽打法・振動法より、呼気圧迫法の方が無気肺の改善効果が高い[3]、呼気圧迫法により経皮酸素分圧、経皮酸素飽和度が改善し、介入後25分が経過してもその効果は継続した[4]などと報告されている。しかしながら、呼気圧迫法には気道閉塞のリスクがあり、呼気終末陽圧（PEEP）管理が必要である。→ 33, 45, 46, 69

表2 呼吸理学療法施行を慎重に検討する病態

- 頭蓋内出血 48 時間以内
- 新生児遷延性肺高血圧症（PPHN）など血行動態が著しく不安定な状態
- 極低出生体重児の急性期（生後 72 時間以内）
- 呼吸窮迫症候群（RDS）発症 24 時間以内
- 重症低体温
- 未治療の緊張性気胸
- 肺出血
- 出血傾向のある児（血小板減少、血液凝固異常など）
- 骨形成不全
- 気管支の攣縮が誘発されやすいとき（気道過敏性の亢進状態）

また、圧迫時の圧にも依存すると考えられ、合併症を起こさない手技の獲得が必要である。

人工呼吸管理中の体位変換や分泌物の吸引などは必須である。分泌物の貯留や無気肺の発生に対して実施するバッグ加圧、呼気圧迫法、機器や器具を使用して実施する呼吸理学療法では、児の病態やリスクを慎重に検討する必要がある **(表2)**。呼吸理学療法には適応や効果に限界がある。児に大きなストレスをかけないように細心の注意を払うことで、呼吸理学療法は新生児に対しても安全に実施することが可能である。

引用・参考文献

1) 田村正徳ほか．NICU における呼吸理学療法ガイドライン．日本未熟児新生児学会雑誌．15（1），2003，149-57.
2) 田村正徳ほか．NICU における呼吸理学療法ガイドライン（第2報）．日本未熟児新生児学会雑誌．22（1），2010，139-49.
3) Hough JL, et al. Chest physiotherapy for reducing respiratory morbidity in infants requiring ventilatory support. Cochrane Database Syst Rev. 2008 ; (3) : CD006445.
4) Giannantonio C, et al. Chest physiotherapy in preterm infants with lung diseases. Ital J Pediatr. 36, 2010, 65.

（本田憲胤）

Q114 排痰を促すにはどちら側を上にしたらよいですか？

排痰を促すための重力

　新生児における呼吸理学療法の目的の一つに、分泌物貯留の改善や予防（排痰）が挙げられる。気道分泌物の移動には、①重力、②気道の開通、③換気（呼気量、呼気流速）が重要であり、分泌物貯留部位を高位にする排痰体位は、全てに対して有効な手技である。→ Q 5, 113　特に、人工呼吸管理中は、気管チューブ留置による刺激や強制吸気の影響で分泌物の産生量が増加し貯留しやすくなるため、呼吸理学療法による排痰の促進は非常に重要である。排痰を促す姿勢（排痰体位）を図1に示す[1]。排

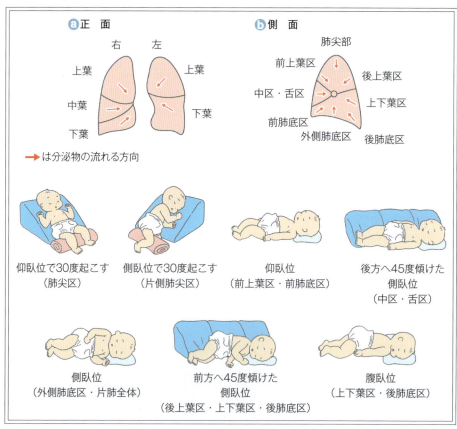

図1　新生児の排痰体位（文献1より引用改変）

キーワード

呼吸理学療法　　排痰体位　　気道分泌物

排痰体位の考え方は、分泌物が貯留する肺野を高位にし、重力を利用して分泌物を中枢気道へ移動させることである。分泌物の量が多い場合や粘稠度が高い場合には、重力の影響を大きく受けるため、分泌物が貯留する部位を高い位置に置くことは重要である。同時に、排痰体位と**呼吸理学療法**を併用することでさらに排痰効果が大きくなる。→ ◎113 下部に位置する肺ほど、重力の影響で上部からの重量を受けて圧排され、肺胞の拡張が制限される[2]（**図2**）。肺毛細血管透過性が亢進する疾患などであればさらに肺胞の伸長は制限され、換気量の低下は顕著となる[3]。圧排された肺胞とは、胸腔内圧変化に伴う肺胞の収縮・拡張が制限され、換気が減少することを意味し、分泌物の移動を抑制する要因となる。

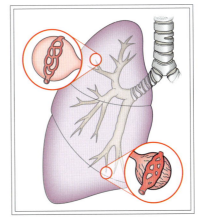

図2 肺の上部と下部（仰臥位の場合は胸側と背側）における肺胞と肺胞周囲の毛細血管の違い

気道分泌物の吸引と分泌物の移動

　気道内の分泌物は、吸引カテーテルに接触しないと吸引ができない。吸引カテーテル挿入時の先端位置は、気管分岐部より中枢部に位置することから、吸引するためには分泌物をこの位置まで移動させる必要がある。吸引回数を減らし、吸引時間を短くするためにも、分泌物をできる限り中枢部に移動させておくことが重要である。

引用・参考文献
1）木原秀樹．"新生児における呼吸理学療法：その有効性と注意点"．新生児呼吸管理のすべて（セミナーテキスト）．大阪，メディカ出版，2006，45-78．
2）Frownfelter DL. et al. Chest Physical Therapy and Pulmonary Rehabilitation : An Interdisciplinary Approach. 2nd ed. Chicago, Year Book Medical Pub, 1987, 48-54.
3）Gattinoni L, et al. What has computed tomography taught us about the acute respiratory distress syndrome? Am J Respir Crit Care Med. 164(9), 2001, 1701-11.

（本田憲胤）

第5章

新生児呼吸管理におけるトラブル・合併症

1 人工換気中のトラブル
2 人工換気の合併症

Q115 気道閉塞と計画外抜管はどうしたら区別できますか？

気道閉塞と計画外抜管の鑑別

気道閉塞→ Q 19, 53, 118 と計画外抜管→ Q 16, 19, 116 の鑑別に必要な臨床所見ならびに状況は、何となく皮膚色が悪い、換気効果が十分でない、SpO₂→ Q 12, 14, 30, 31 が低下した、急に声が聞こえるようになったなどさまざまで、医療スタッフが異常に気付き、対応について相談されることは多い。

1 身体所見からの鑑別（表）

身体所見のみではっきりと鑑別できる場合はそれほど多くない。いったん抜管し、新しい気管チューブを用いて再挿管すれば解決するものの、気管挿管が難しい症例では児への負担も大きく、躊躇してしまう場面にしばしば遭遇する。→ Q 101〜104 再挿管を前提に、喉頭鏡で直視下に気管チューブ位置を確認するのが確実である。

1）皮膚色の変化

皮膚色の変化で確定するのは難しい。しかしながら、呼吸器設定条件や吸入酸素濃度（F_iO_2）が高い場合には、計画外抜管では徐々に皮膚色が悪化することが多い。
→ Q 23, 46, 69

2）胸郭の動き

気道閉塞の場合、動きが低下するかやや膨隆し、自発呼吸が十分にある症例では不規則呼吸が見られる。計画外抜管の場合、動きが減少するか、抜管へ向かっている児では自発呼吸が不規則に多くなり、陥没呼吸と無呼吸が入り混じることもある。

| 表 | 気道閉塞と計画外抜管の鑑別

	気道閉塞	計画外抜管
全身皮膚色	さまざま	低下する
吸気時の胸郭の動き	弱いまたはやや膨隆	減少、呼吸器非同調、陥没呼吸・無呼吸の増加
腹部膨満	不変	時間とともに増大
声漏れ	なし	時にあり
経皮二酸化炭素値	しばしば上昇	さまざま

↓ キーワード

気道閉塞　　計画外抜管　　グラフィックモニタ

3）腹部膨満

気道閉塞では起こりにくく、計画外抜管では徐々に増大することがある。

4）吸気時の声漏れ

新生児で使用している気管チューブはカフ付きではないので、気管との間隙にリークが見られる。→ 16, 19, 20, 28, 118　気道閉塞では変化は起こりにくく、計画外抜管では吸気時も声が聞かれることがある。

2 各種モニタ変化とその組み合わせによる鑑別

単独のパラメータでは、何らかのイベントの発生は推測できても、両者を鑑別するのは難しいことが多い。どのパラメータでもトレンドグラムが表示されていれば、後方視的に時期を推定することは可能だと思われる。→ 21

1）呼気二酸化炭素分圧モニタ（カプノメータ）または呼気ガスディテクタ → 15, 17

このパラメータのみで両者を鑑別するのは難しい。新生児では、気管チューブからのリークにより $EtCO_2$ 値が低下する可能性がある。

2）SpO_2

それまでの人工呼吸器設定によるが、F_IO_2 が低い条件下では、気道閉塞の場合は徐々に低下し、計画外抜管では極めて不安定になるか、一時的にいったん低下することが多い。

3）経皮酸素・二酸化炭素モニタ → 13, 14, 17

気道閉塞の場合は徐々に $tcPCO_2$ の上昇が見られ、計画外抜管では自発呼吸がある場合は変化が乏しいか、徐々に上昇することもある。→ 44, 63　後方視的にはトレンドグラムで発生した時期を推測することが可能である。

4）Oxy CRG（心拍、呼吸、SpO_2 トレンドグラム）

気道閉塞の場合、心拍数の上昇とともに SpO_2 トレンドが徐々に低下するのを確認できることがある。二酸化炭素の貯留により自発呼吸が惹起され、呼吸数が増加することもある。計画外抜管の場合、それまでの呼吸数が急に増加または低下し、心拍数の変動とともに SpO_2 の急激な変動が同時に観察され、何らかのイベントが発生していると推測できることがある。

3 グラフィックモニタによる鑑別

人工呼吸器の気道内圧、回路流量をリアルタイムに測定し、グラフィック表示しながら機器の作動を制御することが可能になってきた。→ 29, 64　基本波形として気道内圧、流量、換気量（流量を積分したもの）の3つが挙げられる。

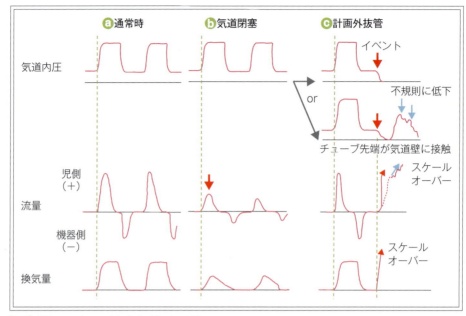

図 グラフィックモニタによるパターンの違い

　新生児の人工換気では従圧式が用いられるので、肺コンプライアンス→⦿ 18, 20, 118 の大小で換気量は左右されるが、最大吸気圧→⦿ 45, 46, 69 は維持されて換気が行われている。流量は回路内を流れるガスの量を表している。プラス側は呼吸気から児に向かう流量、マイナス側は児の肺のリコイルによって生じる機器側への流量を示す。換気量波形は、基線から上側の数字が換気量を示す。新生児の場合は気管チューブの脇からのリークがあるため、吸気量と呼気量は同一にはならない。

　グラフィックモニタによる気道閉塞と計画外抜管の鑑別を図に示す。→⦿ 18～20, 69 気道閉塞では気道内圧の変化は乏しいが、流量、換気量ともに減少し、完全閉塞では、後二者の波形は見られなくなる。一方、計画外抜管では、本来の気道以外の場所にどのような状況でチューブの先端が置かれているかがポイントとなる。喉頭周辺や食道内などでは波形が変わる。完全に児からチューブが離れれば気道内圧は消失し、流量、換気量はスケールオーバーとなる。その他の状況では、呼気の検出が極めて少ないか、見られないのが特徴である。

引用・参考文献

1) Veldman A, Trautschold T, et al. Characteristics and outcome of unplanned extubation in ventilated preterm and term newborns on a neonatal intensive care unit. Paediatr Anaesth. 16(9), 2006, 968-73.
2) 近藤乾. 呼吸管理中のグラフィックモニタリング. 周産期医学. 39 (4), 2009, 501-5.

（側島久典）

Q116 計画外抜管を減らす方法はありますか？

計画外抜管の原因分析

　総合的かつ客観的な解析結果を自施設の状況と対比して考えることが有用である。1950年から2012年までの計画外抜管に関するシステマティックレビュー[1]では、<mark>計画外抜管</mark>の頻度、リスク因子、再挿管率、予後、予防について分析している。→ Q 16, 19, 115　非ランダム化研究にはNewcastle-Ottawa scaleによる質的評価を行い、新生児呼吸管理を対象とした192件から基準に該当する15件が抽出された（11件は前方視的コホート研究、3件は後方視的コホート研究、1件は前方視的・後方視的研究。このうち3件は方法論的に優れていた）。

1 自施設での発生頻度の把握

　発生回数/100挿管日（あるいは％）で見ると、最近5年では0.56～5.3回/100挿管日、1.28～58％と幅がかなりあった。予測因子を挙げ、予防策（対応策）を検討して実施した上で自施設の発生頻度を確認することも、発生減少につながる可能性がある。

2 計画外抜管を予測する因子[3]

　リスクファクターとして、先述のシステマティックレビュー[1]では、以下の順に列挙して解説している。

①児の落ちつきのなさ、興奮（restlessness/agitation）

　全体の62％（報告により13～89％）の児で何らかの咳発作の最中に計画外抜管が発生するか、自分で引き抜くという結果となった。

②気管チューブの固定不具合 → Q 112

　固定のゆるさ、あるいはテープの濡れによる接着力の低下で発生していた。全体の31％がこれに該当した（14.9～37.5％）。

③気管チューブの操作中

④ベッドサイドでの患児への処置中

⑤カンガルーケア中

⑥身体抑制

キーワード

計画外抜管　　気管チューブの固定　　PDCAサイクル

これらのほかに、計画外抜管の既往（47％）、人工呼吸器からの離脱に向けた時期（44.4％），勤務交代時が計画外抜管に影響する因子として挙げられている。

防止への工夫・予防策[1]

1 気管チューブ固定法

　気管チューブをいかに固定するかがポイントとなる。チューブを固定するテープや器具の選択が検討事項として挙げられる。

　計画外抜管のインシデントレポートの分析では、不適当な固定方法に加え、児の分泌物や唾液が極めて多く、固定テープが濡れることで皮膚と気管チューブとの接着力が低下してゆるみ、剥がれやすい状況にあることが原因として最も指摘されていることである[1]。両頬を基礎として口をまたいでバーを装着し、これに気管チューブを固定する方法は、頬の皮膚への粘着度や安定度が問題となるが、常に顔の面に対して同じ位置を保持できるので、余分なトルクが気管チューブにかかりにくい。頬での皮膚接着面積が比較的多く必要となる。

2 身体抑制

　本方法に影響する因子が多く、抑制すれば単純に計画外抜管が減少するといった研究結果は得られていない。抑制方法が適切ではなく計画外抜管に至っている可能性が高く、児が落ちつかないときには有効な結果が得られるかもしれない[1]。

　児の大きさによって、計画外抜管のリスクや頻度は異なる。出生直後の重症時では児の自発運動は比較的少ない。頭部を大きく左右に振ることによって口角での固定に大きなトルクがかかると抜管に至ることがあるため、頭部を固定するとともに、気管チューブが頭部の動きに応じて、口角の固定位置を保ったまま移動するようにすると安全である。

　低出生体重児では挿管管理が長期に及ぶと、経腸栄養および経静脈栄養のカロリーが高くなり、体重増加が十分見られるようになる。この時期には上肢の動きも多くなり、手掌が気管チューブに触れた場合には把握反射が生じ、握って抜管に至ることもある。成熟児では浅い日数でもこのようなことが発生するため、紐などによる上肢の抑制が行われることもある。たとえ結び方に注意を払っても、瞬時に加わる力で尺骨骨折、橈骨骨折を起こすことがある。幅がある紐を用いるとともに、手首を締めつけないよう結び方に注意する。

3 鎮　静

　適切な鎮静によって計画外抜管が減少したという報告は見られず、事象が増加しなかったという報告にとどまっている。→ ◎ 97, 98　鎮静に使用された薬剤は、フェノバルビタール、ベンゾジアゼピン、モルヒネ塩酸塩である。急性期を過ぎても挿管呼吸管理が必要で、児の自発運動が極めて多い場合には、鎮静薬の使用が考慮されるかもしれないが、鎮静の度合いを測定・評価する方法をスタッフが教育されていない場合は鎮静を推奨しないという報告が多い。

4 看護師と患者比率（nurse-to-patient ratio）の見直し

　1人の患者に対し、1人の看護師によるケアの種類が22を超えると、計画外抜管のリスクが上昇するという報告がある。

5 看護の質の改善プログラム[2]の遂行

　rapid-cycle PDSA（plan、do、study、act）の実行によって計画外抜管発生が減少したという報告がある（わが国ではPDCAサイクル〔plan：計画、do：実行、check：評価、act：改善〕で知られる）。

　スタッフ教育にあたり、まず計画外抜管に関与している生理的・環境的因子を伝えた上で、例として以下のようなステップを紹介する。

①挿管児のポジションを変換する際の標準的な手順を教育し実行する。
②毎週、気管チューブ固定位置についてアセスメントを行う。
③気管チューブ固定位置について、スタッフ間で直接の確認を行う。

　上記3点についてPDSAサイクルが行えるようになったら、

④気管チューブの移動の場所決めの過程をチェックし、患児に異常がなくても、気管チューブ位置に関するどんなに細かなことでも情報も入手する。
⑤気管チューブの再固定を行う。
⑥エックス線検査時の頭部位置を標準化する。

引用・参考文献

1）Silva PS, et al. Unplanned extubation in the neonatal ICU : a systematic review, critical appraisal, and evidence-based recommendations. Respir Care. 58(7), 2013, 1237-45.
2）DeJonge MH, White M. A comparison of two methods of oral endotracheal tube stabilization in neonatal patients. J Perinatol. 8(6 Pt 1), 1998, 463-5.
3）Powell BM, Gilbert E, Volsko TA. Reducing Unplanned Extubations in the NICU Using Lean Methodology. Respir Care. 61(12), 2016, 1567-72.

（側島久典）

Q117 気道内圧上限アラームが鳴ったらどうすればよいですか？

気道内圧上限アラームの原因と対処法

　気道内圧上限アラームが鳴るということは、気道内圧が気道内圧上限アラーム設定値より上昇した状態である。→Q 29, 64　放置すると肺の圧損傷を起こす可能性がある。→Q 22, 125　従圧式換気の場合、気道内圧上限アラームが鳴ると、人工呼吸器はそれ以上、気道内圧を上げないために一回換気量を減らすように働く。→Q 18, 25, 27, 45, 50　それにより分時換気量が減り、分時換気量下限アラームも同じタイミングで鳴ることが多い。→Q 118

1 原因

1）患児側の原因

　肺コンプライアンス→Q 18, 20, 118 の低下や気道抵抗→Q 18, 20 の上昇が考えられる。具体的には、気管チューブの先当たり、屈曲、喀痰による気管チューブ閉塞や、一時的な気管攣縮、気管狭窄の可能性などがある。また、気管チューブの位置が深くなりすぎ、片肺挿管に陥っている場合もある。→Q 104

2）人工呼吸器側の原因

　呼吸器回路が外側から何かに挟まれていたり、呼吸器回路内部に水や分泌物が貯留したことによる閉塞が考えられる。また、圧センサチューブの屈曲、圧センサチューブ内への水分の貯留により気道内圧がきちんと測れていないことがある。→Q 27　そのほかには、自発呼吸→Q 44, 63 のタイミングと人工呼吸器からの送気が合っていない、つまりファイティング→Q 29, 43, 97 を起こしている可能性がある。その場合には、患児の吸気努力を感知するトリガーの感度を調整したり、自発呼吸をより生かした換気モードへ人工呼吸器の設定を変更する必要がある。→Q 44, 130

2 対処法（図1）[1]

　まず、患児のバイタルサイン（SpO$_2$、心拍数、呼吸数）、努力呼吸の有無を確認し、異常があれば用手換気に切り替える。→Q 2　喀痰が多ければ気管吸引を行う。→Q 105〜108　吸引時の痰が硬い場合には、加温加湿器の設定を変更して加湿を強化する。→Q 66〜68, 120, 121　それでも、喀痰による気管チューブ閉塞が解除でき

⬇ キーワード

気道内圧上限アラーム　　気管チューブの閉塞　　ファイティング

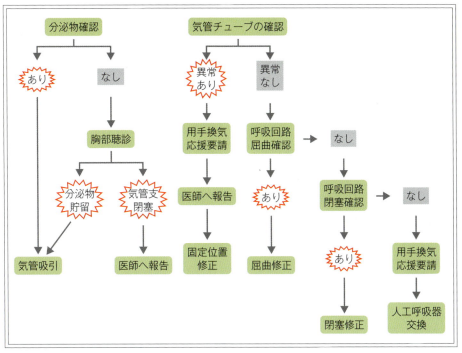

図1 気道内圧上昇アラーム対応の流れ（文献1より引用作成）

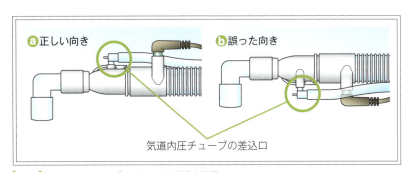

図2 圧センサチューブの正しい取り付け位置（文献2より引用作成）

ないときには、気管チューブの入れ替えが必要である。気管チューブの位置異常が疑われる場合は、エックス線による位置確認も検討する。

　人工呼吸器にテスト肺をつなぎ、呼吸器回路の屈曲はないか、圧センサのチューブ閉塞はないかを確認する。日頃から、圧センサチューブに水などが入らないよう、チューブ差込口が常に上側に位置するように注意する**（図2）**[2]。必要に応じ、患児に合った換気モードへの変更・トリガー感度の調整を行う。

> **匠限定 アラームの自動設定**
>
> 　人工呼吸器の機種によっては、患児の換気設定などを基にアラーム値が自動で初期設定されるようになっている。よって、人工呼吸管理開始時に必ずしもアラーム値を設定・変更する必要はない。開始時に必要な手技を終え、落ち着いた頃に患児のアラーム設定値をすべて確認する。この便利なアラームの自動設定は、初回のみ有効な機種が多く、その後、換気設定を変更してもアラーム設定値には反映されないので注意が必要である。また、あくまで推奨値なので、場合により患児の状態に見合ったアラーム値の検討を行う。

引用・参考文献

1）野口裕章．事例で学ぶ人工呼吸器アラーム対応．東京，学研メディカル秀潤社，2015，62．
2）医薬品医療機器総合機構．PMDA医療安全情報 No.11．人工呼吸器の取り扱い時の注意について（その2）．2009．https://www.pmda.go.jp/files/000145062.pdf
3）沢田健．"換気圧低下アラームが鳴ったらどうすればよいですか"．新生児呼吸管理なるほどQ&A．長和俊編．大阪，メディカ出版，2010，257-60．

（仲條麻美）

Q118 分時換気量下限アラームが鳴ったらどうすればよいですか？

分時換気量下限アラームの原因と対処法

患児が十分に換気できていない可能性がある。従圧式換気では、気道内圧上限アラームや呼吸器回路リークアラームが同時に鳴ることもある。→Q117

1 原因

原因の追求前に、患児の様子を確認して安全を確保する。人工呼吸器と患児のどちらの要因でアラームが発生しているか不明な場合、用手換気に切り替えて人工呼吸器をテスト肺につなぎ、動作に問題なければ人工呼吸器が要因である可能性が低くなる。

1) 患児側の原因

肺コンプライアンス→Q18, 20 の低下や分泌物による気道閉塞→Q19, 53, 115 で気道抵抗→Q18, 20 が上昇し、気道内圧上昇アラームも同時に鳴っている状態が考えられる。人工呼吸器は、今以上に気道内圧を上げないために一回換気量→Q18, 25, 27, 45, 50 を減らすように働く。よって、分時換気量→Q18, 25, 45, 51 が低下し、分時換気量下限アラームが鳴ることが多い。また、気管チューブが細くリークが多い場合や、過鎮静などにより自発呼吸が低下している場合もある。→Q16, 19, 20, 28

2) 人工呼吸器側の原因

呼吸器回路の接続部のゆるみや破損、フローセンサの異常などが考えられる。

2 対処法（図1）[1]

まず患児のバイタルサイン（SpO_2、心拍数、呼吸数）、努力呼吸の有無、自発呼吸の有無を確認し、異常がある場合には用手換気に切り替える。用手換気でも改善しないときは、喀痰による気管チューブ閉塞、気管チューブ位置異常、計画外抜管の可能性があるため、気管吸引をしっかり行い、呼気ガスディテクタで換気を確認する。

人工呼吸器にテスト肺をつなぎ、呼吸器回路の接続不良や破損によるリークがないかを確認する。ウォータートラップは、呼吸器回路に再装着する際にリークが起こりやすく、患児の呼吸に影響を与え得るインシデントが多発する箇所である。そのため、ウォータートラップには「ガスリーク注意」「空気漏れ注意」といった注意喚起のラベルを貼ることが推奨されている（図2）[2]。フローセンサによる分時換気量測定

キーワード

分時換気量下限アラーム　　気管チューブのリーク　　気道閉塞

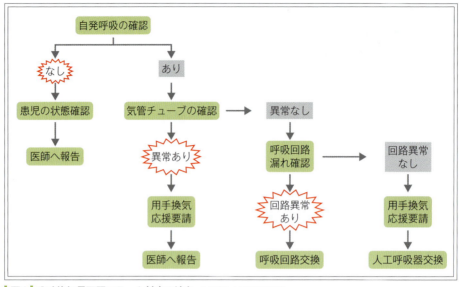

図1 分時換気量下限アラーム対応の流れ（文献1より引用作成）

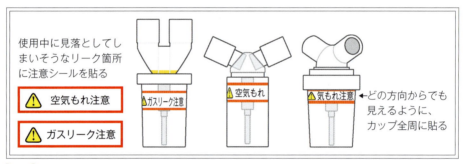

図2 ウォータートラップからのリーク予防（文献2より引用作成）

不良の異常が疑われれば、センサの校正・交換を行う。→ ◎ 27, 28

　このほかにも、アラーム設定値が患児の換気量ぎりぎりの状態であれば、患児に必要な換気量以上にアラームが設定されていないか確認する。必要な換気量が維持できない場合は、患児の呼吸状態を評価して原因に対処するか、設定の変更を検討する。

引用文献

1）野口裕幸．事例で学ぶ人工呼吸器アラーム対応．東京，学研メディカル秀潤社，2015, 26.
2）医薬品医療機器総合機構．PMDA医療安全情報 No.7．人工呼吸器の取り扱い時の注意について（その1）．2009．https://www.pmda.go.jp/files/000143605.pdf
3）仲條麻美．"新生児用人工呼吸器の回路 人工呼吸器回路の組み立てを学ぼう"．ここからはじめる！新生児の呼吸管理ビジュアルガイド．大阪，メディカ出版，2016, 82-90.

（仲條麻美）

Q119 供給ガス圧低下アラームが鳴ったらどうすればよいですか？

供給ガス圧低下アラームの原因と対処法

　供給ガス圧低下アラームが鳴るということは、酸素・圧縮空気のどちらか、もしくは両方ともの人工呼吸器への供給圧が低下した状態である。

1 原因

　酸素・圧縮空気の供給を行う医療ガス配管設備のアウトレットにホースアセンブリが接続されていない。あるいは、接続されてはいるが、ホースアセンブリが破損していたり、人工呼吸器との接続に緩みが生じ、供給ガスが漏れていることが考えられる。また、病棟内の配管設備の異常により、酸素・圧縮空気の供給が途絶える場合もある。

2 対処法

　患児の状態を確認し、酸素ボンベからのガス供給による用手換気に切り替える。その上で、ホースアセンブリは接続されているか、破損はないか、人工呼吸器との接続部分に緩みはないかを確認する。ホースアセンブリに破損や緩みが見つかった場合、修理のために人工呼吸器の交換が必要である。これらの対処後も、供給ガス圧低下アラームが作動する時は医療ガス配管設備に問題がある場合が考えられる。アウトレットの供給圧に異常がないかなど点検を要するため、病院の設備担当者に連絡をする。またその際、アラームが発生しているのはその患児だけか、一部の病棟エリアか、病院全体なのかも慌てずに把握する必要がある。

（仲條麻美）

キーワード

医療ガス配管　　用手換気　　保守点検

Q120 加温加湿器のアラームが鳴ったらどうすればよいですか？

アラームのさまざまな原因

　加温加湿器はアラームの宝庫である。→ Q 66〜68, 121　さまざまな原因でアラームが作動し、時に患者の緊急的な危険を知らせる重要な役割を果たす。加温加湿器では、特に温度上昇による気道熱傷を防ぐことが大切である。アラームの原因には、加温加湿器本体の故障に加え、ヒューマンエラーや人工呼吸器の制御の影響もある。ここでは、Fisher & Paykel Healthcare 社製加温加湿器 MR730 および **MR850** について説明する。→ Q 66, 68

　加温加湿器のアラームが作動したり、異常を発見したら、まずは用手換気に切り替えて患者の安全を確保し、原因を発見して対処することが望ましい。加温加湿器は、**温度センサ**やエレクトリカルアダプターの断線や接続部の接触不良をアラームで知らせる。→ Q 66, 67, 121　温度センサの劣化による温度制御不良により過温アラームや低温アラームが作動することもある。MR730 では、**ヒーターワイヤー**の ON/OFF スイッチを OFF にするとアラームが鳴る。→ Q 121　MR730 は、たびたびヒューズ切れを起こすことがあり、アラームとエラー表示で知らせる。ヒューズ切れはエレクトリカルアダプターの故障も併発していることが多いので要注意である。ヒータープレートはバネ状になっており、上下に可動する。この可動が繰り返されるために起こった内部の接触不良はアラームとエラー表示で知らせる。温度センサやエレクトリカルアダプターは交換で対応できるが、本体の故障では臨床工学技士やメーカーに解決を依頼する。

アラームが作動しない異常の見極めとアラームへの対応

　加温加湿器のアラームが作動しなくても、**加温・加湿**状態が異常である場合がある。→ Q 5, 65　①**チャンバー**→ Q 66〜68, 121　の水が温まっているか（ヒータープレートは 100℃ にも達する能力があるため、チャンバーの底の金属部分は火傷するほど熱く、水温は 50℃ 以上にもなるので熱く感じる）、②チャンバー内に**結露**→ Q 19, 66, 67, 121　があるか、③吸気回路が温まっているか、④吸気回路や口元に結露が発生し

キーワード

加温加湿器　　　過温アラーム　　　低温アラーム

ているかを視覚や触覚で確かめ、加温加湿器が正常に作動しているかを確認しなければならない。

加温加湿器が正常に見えても、正常に作動していない場合の故障の原因として多いのは、温度センサの劣化である。水温が低かったり、ヒーターワイヤーが温まっていないこ

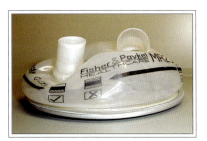

図 チャンバーの空焚きによる変形

とが多い。また、温度センサが呼気回路に組み込まれていると、口元回路付近で温度低下するため、ヒーターワイヤーが強く作動する。すると、吸気回路は乾燥状態になり、患者への送気温度は50℃にも達することがある。すぐに用手換気に切り替えて回路を正常に組み立て、温度が安定してから装着する。

最近は、定常流が流れない（少ない）人工呼吸器が多い。→ ◎ 26 特に新生児では吸気流量が少ないために、ヒーターワイヤー優位の制御となり、吸気回路が常に熱い状態となる。気管からのリークが増加したり患者から回路を外すなどの操作を行ったりすると、一気に熱い吸気が流れ、過温アラームが作動する。→ ◎ 16, 19, 20, 28, 118

チャンバーへの給水では自動給水が推奨されているが、給水ボトルが空になってもアラームで知らせる機構は有していない。チャンバーが空焚きになると水を媒介できないためヒーターワイヤーだけで温度を保とうとするが、吸気流量に対して追従できないと低温アラームが作動する。ヒーターワイヤーだけで温度を維持できてしまうと異常が発見できないが、吸気回路が熱い状態になるため、吸気流量の変化で過温アラームが作動することもある。また、空焚きによってチャンバーが変形することもある（図）。また、加温加湿器は電源ノイズに弱く、この電源ノイズの原因で口元温度が60℃にも上昇する異常過温を起こすこともある[1]。このように原因が特定しにくい過温アラームも発生するため注意する。

低温アラームは、人工呼吸器の吸気回路と呼気回路を逆に接続したために作動する。先に述べたように、非定常流式の人工呼吸器では吸気回路が熱い状態になっているため、MR850では一時的な高温制御の対処としてスタンバイモードになり加温を停止し、低温アラームが作動する。この場合は、電源の再投入で対処する。

引用・参考文献
1）松井晃ほか．シリンジポンプのノイズによる人工呼吸器用加温加湿器の異常加温に関する検討．医科器械学．65 (5), 1995, 251-55.

（松井　晃）

チャンバー　　　ヒーターワイヤー　　　温度センサ

Q121 呼気回路が曇らなくなったらどうすればよいですか？

呼気回路の結露の意義

吸気ガスは加温加湿器によって加温・加湿され、呼吸器回路に運ばれる。→ Q 66〜68, 120　吸気回路には温度低下を防ぐためにヒーターワイヤーが挿入されており、結露の発生を防ぐ役割を果たす。→ Q 120　しかし、呼気回路には通常ヒーターワイヤーが挿入されていないため、結露が発生する。→ Q 19, 66, 67, 120　したがって、加温加湿器が正常に作動しているかは、呼気回路の結露で判断することができる。

加湿不良の吸気ガスで換気を行うと、1時間でも粘膜繊毛運動の機能不全を起こし、10時間以内に細胞損傷を引き起こすため（図)[1]、早急に対応しなければならない。しかし、肺胞内の状態はブラックボックスであるため、その悪化に気付くことが難しい。したがって、視覚、触覚を使って、常に加温・加湿状態を確認する。

呼気回路に結露が発生しない原因

呼気回路に結露が発生しない原因として、加温加湿器の故障やヒューマンエラー、人工呼吸器の換気制御が挙げられる。故障では、温度センサの劣化が一番の原因である。→ Q 120　設定通りの温度が表示されていても、チャンバーの水温が上昇せず、吸気回路は冷たいままである→ Q 66〜68, 120　この場合には温度センサの交換を行うが、温度センサを交換してもアラームが作動せず、ヒータープレートやヒーターワイヤーが温まらない場合には本体の故障であるため、加温加湿器を交換するなどの対応を行い、臨床工学技士やメーカーに点検を依頼する。ヒューマンエラーでは、人工呼吸器への吸気回路と呼気回路の誤接続が挙げられる。この場合、口元温度は上昇しないため低温アラームが発生する。→ Q 120

人工呼吸器おける加湿不良は、重症な呼吸不全に対する高頻度振動換気（HFOV）→ Q 52〜60, 72, 130　による換気において発生しやすく、高い平均気道内圧（MAP）→ Q 46, 58, 69 や 100cmH_2O を超える高い振幅（アンプリチュード）→ Q 56 に設定した場合に起こる。ピストン式の HFO 器→ Q 57 であるハミング V → Q 130 やカリオペαでは、MAP を維持するために呼気から温度上昇し乾燥したガス（熱くなった

キーワード

| 加温加湿器 | 誤接続 | 故障 |

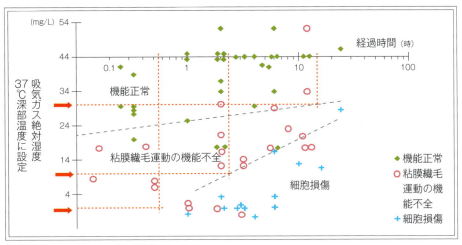

図 吸気ガスの絶対湿度と粘膜組織の関係（文献1より引用改変）

ピストンにより加温されている）が口元に向かって送気されているため、温度センサに影響し、加温加湿器が正常に動作しなかったり、吸気ガスと呼気ガスが混合されて湿度低下を起こす。このような場合には、チャンバーコントロールをプラスに設定する。それでも、加湿不良が継続する場合は、MR730ではヒーターワイヤーをOFFモードにし、水温だけで加温加湿器を制御させる[2]。

近年の人工呼吸器は、新生児においても非定常流式人工呼吸器が増加している。非定常流式の人工呼吸器を新生児に用いると、<mark>一回換気量</mark>が少なく、呼気時に流れるガスも少ないため、チャンバーから運ばれる水分も少なくなる。➡ Q 18, 25, 27, 45, 50 そして、外気の影響を受け、吸気回路に結露が多量に生じ、絶対湿度が低下する場合がある。その結果として、呼気回路に付着する結露も少なくなる。したがって、患者に十分な水分が運ばれているか（理想的な吸気ガスが運ばれているか）を呼気回路の結露では判断できない。

加温加湿器は、人工呼吸器の種類（吸気時、呼気時のガスの制御方法の違い）、換気モード、呼吸器回路の違い（リユーザブルかディスポーザブルか）、室温、空調、保育器（閉鎖型保育器では器内温度、開放型保育器では輻射熱）、光線治療器の輻射熱などのさまざまな影響により、一定の加温・加湿状態を保つことができず、目標とする理想ガスが設定通りに送気されていない[3]。また、メーカーが推奨する口元温度40℃、チャンバーコントロール−3℃に設定しておけばよいということはない。したがって、分泌物の量や粘稠度から常に理想の吸気ガスを求めて加温加湿器の設定を変

更する必要がある。

>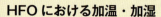
> ### HFOにおける加温・加湿
> 　HFOVで換気を行うと、送気されるガスの温度が上昇してしまうことがある。ガス温度が上昇すると、水を加温しなくてもチャンバー出口温度が設定温度に上昇するため、絶対湿度が上昇しないまま口元に運ばれ低加湿となる。MR850のオートモードでは、チャンバーのヒーターが働いていないと認識すると、自動的に水温を上げ加湿不足を補う機構がある。また、チャンバー出口温度のセンサ部分に流量を測定する機構があり、4L/分を境に、ローフロー制御とハイフロー制御を切り替える。HFOVでは、吸気と呼気がミキシングされ乱流となり低流量として測定されるため、ローフロー制御となり加湿不足に陥る。このような場合は、マニュアルモードのHC設定で調節する。
> 　ピストン式のHFO人工呼吸器では、ピストンの温度が上昇する。ピストンで温められた呼気ガスが吸気ガスとミキシングされながら口元温度センサに届くと、温度センサが温められ、ヒーターワイヤーが働かなくなる。ヒーターワイヤーが働かないため吸気回路に結露が生じ、絶対湿度が低下する。時に、チャンバー出口の温度センサにたどり着くと、チャンバーの水も加温されず、乾燥した危険な吸気ガスになる。気管からのリークが多くなると、呼気ガスが口元に届き、呼気ガスを再呼吸することになる。相対湿度100％のガスを供給するために、呼気回路には必ず結露が生じていることが必要である。MR850では、マニュアル設定にてHC設定を変更し、口元コネクターに結露が生じるようにしよう。

引用・参考文献
1) Williams R, et al. Relationship between the humidity and temperature of inspired gas and the function of the airway mucosa. Crit Care Med. 24(11), 1996, 1920-9.
2) 松井晃. "加温加湿器". 新生児ME機器サポートブック. 大阪, メディカ出版, 2006, 179-97.
3) 松井晃. "加温加湿器". 完全版 新生児・小児ME機器サポートブック. 大阪, メディカ出版, 2017, 272-90.

（松井　晃）

Q122 人工換気を開始したら血圧を測定するのはなぜですか？

人工換気が循環動態に与える影響

1 胸腔内圧の影響

呼吸障害の主たる病態は、PaO_2 →Q 11, 13, 30, 31 が低い低酸素血症と $PaCO_2$ →Q 22, 25, 45 が高い高二酸化炭素血症であり、人工換気の目的の一つはこれらを改善することである。PaO_2 を上昇させるのは、吸入酸素濃度（F_IO_2）→Q 23, 46, 69 と平均気道内圧（MAP）→Q 46, 58, 69 である[1]。MAPとは呼吸周期を通じての気道内圧の平均のことで、最大吸気圧（PIP）→Q 45, 46, 69、吸気時間（Ti）→Q 24, 46、呼気終末陽圧（PEEP）→Q 33, 45, 46, 69、換気回数（RR）→Q 25, 69 に影響される。

通常、仰臥位で安静にしている患者では、胸郭への血液還流は、末梢静脈圧と平均胸腔内圧の差で決まる[2]。→Q 29, 58 自発呼吸では、吸気時に胸腔内が陰圧となり、肺胞が拡張するため、それと共に吸気に静脈還流量が増加する。→Q 44, 63 人工呼吸では、吸気時に一定の圧をかけてガスを送り込むため、胸腔内は陽圧の状態となる。もし人工呼吸器によって、MAPが上昇すれば、平均胸腔内圧は上昇し静脈還流が障害される。その結果、心拍出量が減少し、血圧低下を起こす可能性がある。また、胸腔内圧の上昇は、肺血管抵抗にも影響を及ぼす。陽圧換気によって肺胞内圧が上昇すると肺血管を圧迫するため、肺血管抵抗は上昇し、右室から血液を送り出しにくくなり（右室後負荷が増大し）、心拍出量が減少するために低血圧となり得る。

これらの陽圧換気による心臓への悪影響は、MAPを下げることで改善できるが、当然、その代わり肺気量は低くなる。

また、高頻度振動換気（HFOV）→Q 52〜60, 72, 121, 130 で管理する場合は間欠的強制換気（IMV）→Q 33, 43 よりMAPが高くなるため、血圧への影響を及ぼしやすいことに注意が必要である。そのため、呼吸器設定をHFOVモードに変更したときにも血圧のモニタリングは必要である。またHFOVでPaO_2 が低下する要因の一つは、この低血圧による循環血液量の減少（酸素供給量は心拍出量により規定されるため）である。

キーワード

| 血圧 | 胸腔内圧 | 動脈血二酸化炭素分圧（$PaCO_2$） |

静脈還流の減少は脳や全身の血液うっ滞を招くため、頭蓋内出血、全身浮腫の増悪を起こすことがあり、これらの合併症やリスクを伴う児に人工呼吸管理を行う際には、そのことを考慮した慎重な循環管理が必要である。

2 $PaCO_2$ の影響

$PaCO_2$ 上昇を伴う呼吸障害では、IMVで呼吸管理を行う場合には換気回数などを、HFOVを用いる場合には振幅圧（**アンプリチュード**）を調整することで、換気調節を図る。→ ◯ 56 その際に、人工呼吸管理を始める前後で $PaCO_2$ が大きく変動することがある。血圧は心拍出量と血管抵抗の積で規定されるが、$PaCO_2$ は血管抵抗に関与する。人工呼吸管理前に $PaCO_2$ が上昇している状態では、それにより延髄の血管収縮領域が刺激され、末梢血管抵抗を増加させるため、血圧が上昇する方向へ $PaCO_2$ が作用している。しかし、人工呼吸管理を開始し、換気不全が解消され、むしろ過換気な状態になると、$PaCO_2$ の正常レベル以下への低下によって、延髄の血管収縮領域の緊張性活動が減少するため、末梢血管抵抗が低下し血圧は低下する[3]。

また $PaCO_2$ の低下は呼吸性アルカローシスを招くが、アルカローシスも心拍出量の低下を起こす可能性があるため、これも血圧を低下させる因子として作用する[4]。

このように、人工換気開始後の換気変化は血圧の変動に大きな影響を与える可能性があるため、換気が安定することを確認しながら、一定間隔での血圧測定を行うことが求められる。

引用・参考文献
1) 仁志田博司. "呼吸器系の生理と臨床". 新生児学入門. 第4版. 東京, 医学書院, 2012, 261-8.
2) West JB. "人工換気の生理学的効果". ウエスト呼吸生理学入門. 疾患肺編. 堀江孝至訳. 東京, メディカル・サイエンス・インターナショナル, 2009, 204-10.
3) Berne RM, et al. "循環力学". カラー基本生理学. 坂東武彦ほか監訳. 東京, 西村書店, 2003, 201-52.
4) Carlo WA. "補助換気療法". イリスク新生児の臨床. 藤村正哲訳. 東京, エルゼビア・ジャパン, 2005, 299-324.

（古川陽介）

Q123 緊張性気胸を診断するにはエックス線写真が必要ですか？

緊張性気胸の臨床像

　緊張性気胸では、胸腔内で空気が漏出し続けるために、胸腔内圧の上昇、肺の虚脱、縦隔の圧排や偏位、肺血管抵抗の上昇が起こる。→ Q 29, 58, 122　その結果、中心静脈圧が上がり、静脈還流量は減少し、心拍出量も低下する[1]。臨床所見としては、突然の血圧低下、徐脈、酸素化・換気悪化など、バイタルサインの急激な増悪を認める。

　その他に身体所見として、患側の胸腔拡大、呼吸音の減弱、心音の最強点が健側に偏位するなどがあるが、初期段階では気づきにくい。→ Q 3　呼吸窮迫症状がある場合には気胸は常に疑う。→ Q 124

緊張性気胸の診断法、対処法

　診断にはエックス線写真が必要であるが、緊急時には光透過試験（トランスイルミネーション）が有用である。部屋を暗くし、トランスイルミネーターを患側の胸壁に当てると胸郭全体が明るくライトアップされて見えることで診断できる。ただし、皮下浮腫が強い場合や正期産児で皮下組織が厚い場合はトランスイルミネーターによる診断が難しいこともある。トランスイルミネーションは補助的な手段であり、比較的短時間に画像を見ることができる体制がとれている病院で、正期産児の場合では、あせることなくエックス線検査を行うことを奨める。早産児では逆にトランスイルミネーターでの診断も比較的容易であり、心停止に近い状況であれば、エックス線検査の前に処置を行ってもよいと思われる。

　緊張性気胸は単純エックス線検査を行えば容易に診断することができる。エックス線写真で患側胸腔内への空気貯留や横隔膜の下方偏位、患側肺の虚脱、縦隔の偏位、心陰影の圧排を認めた場合には、緊張性気胸と診断する（図）。縦隔側胸腔内に貯留した空気は、気縦隔、心嚢気腫との鑑別も必要になることがあり、その際には正面像だけでなく側面像や側臥位正面（デクビタス）像での撮影も行う。

　緊張性気胸の治療は、緊急時の穿刺であれば、翼状針か留置針を挿入し脱気を行

キーワード

緊張性気胸　　エックス線写真　　トランスイルミネーション

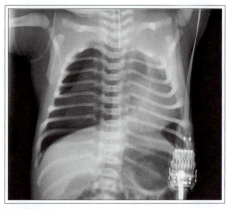

図　緊張性気胸
肺野の透過性の左右差や肺紋理の減少または消失が見られる。

う。胸腔ドレーンを留置し持続吸引を行う場合は8〜10Frのトロッカーカテーテルを使用する。持続吸引は5〜10cmH$_2$Oの陰圧をかける。合併症として乳び胸や肺実質の損傷、感染症などに注意する。

引用・参考文献
1）Gomella TL. "Pneumothorax". Neonatology. 7th ed. Gomella TL, et al., eds. New York, McGraw-Hill, 2013, 478-84.

（古川陽介）

Q124 気胸と気縦隔はどのように見分けるのですか？

エアリークの種類

エアリークは新生児の1〜2％程度に発症するとされている。→Q53 エアリークによる呼吸障害を呈する児は全体の0.05〜0.07％とされており[1]、エアリークが起こっても無症状の児が多い。ただし緊張性気胸の場合には、SpO_2低下、血圧低下や徐脈などが出現し、緊急に適切な対処が必要となる。→Q123 特に早産・低出生体重児、呼吸窮迫症候群→Q6、胎便吸引症候群→Q86、人工換気などがリスクとなる。

エアリークは空気の漏出部位により、気胸、気縦隔（縦隔気腫）、間質性肺気腫、心嚢内気腫、気腹、皮下気腫に区別される（図1）。

気胸と気縦隔が区別しにくい理由として、胸部エックス線写真が仰臥位で撮影されることが挙げられる。仰臥位で撮影するとガスは患児の胸腔内の前方に位置することになる。そのため、内側気胸では胸腔の前方に、気縦隔では心陰影に沿って前縦隔に、空気が貯留する。

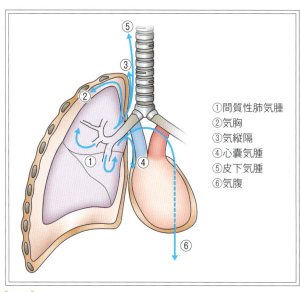

図1 エアリークの種類

①間質性肺気腫
②気胸
③気縦隔
④心嚢気腫
⑤皮下気腫
⑥気腹

キーワード
気胸　エアリーク　気縦隔

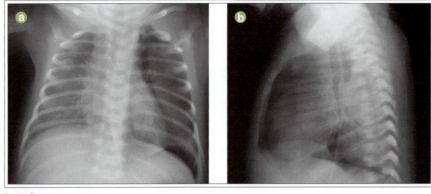

図2 気胸（左側）

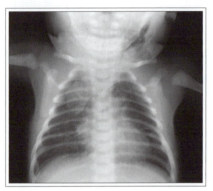

図3 angel wing sign

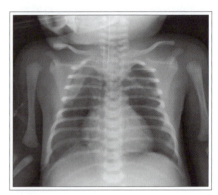

図4 spinnaker sail sign

気胸と気縦隔の見分け方

1 気　胸

　新生児の肺は水分の含有量が多く、肺が縮みにくいという特性がある。仰臥位の状態では水分を含んだ肺は肺門を中心に外後方に回転しようとする力が働き、気胸があるとガスは縦隔に沿って貯留する[2]。エックス線画像では縦隔や心陰影の辺縁に沿って透亮像が見られる（図2）。側面像では、胸郭の前方に透亮像が見られれば、縦隔気腫と鑑別できる（図2-ⓑ）。

　無症状であれば治療は不要であり、慎重に経過観察とする。症状があればSpO₂を保てるよう適宜酸素投与を行う。高濃度酸素投与による nitrogen washout は、症状が改善するまでの期間に差がなかったとする報告もあり、推奨されない。特に早産児では未熟児網膜症のリスクにもなることから避けるべきである。→ 23, 31　緊張性気胸もしくは呼吸障害が強い場合には胸腔穿刺かドレーン留置を行う。

2 気縦隔

　縦隔内に貯留した空気により胸腺が持ち上げられ、胸腺の輪郭が明瞭になる所見を認める。天使の羽が広がっている形に似ていることから、両側の所見が angel wing sign **(図3)** と呼ばれ、片側ではヨットの帆の形に由来して spinnaker sail sign **(図4)** と呼ばれている。臥位正面像の写真では、この所見があることで気縦隔と診断する。気縦隔は通常、自然軽快するため、治療は不要である。

引用・参考文献

1) Jeffer AW, et al. "Acute respiratory disorders". Avery's Neonatology. 7th ed. Macdonald MG. ed. Philadelphia, Lippincott Williams & Wilkins, 2015, 411-63.
2) 藤岡睦久. 新生児肺疾患の画像診断上の Pitfall：Air leak. 日本小児放射線学会誌. 14 (2), 1998, 4-90.

（古川陽介）

Q125 圧損傷と容量損傷はどう違うのですか？

容量損傷とは？

　過度の吸気圧、過度の吸気時間による末梢気道および肺組織の過伸展による損傷は圧損傷（barotrauma）→ Q 22 と呼ばれてきたが、最近では容量損傷（volutrauma）→ Q 24, 64 として認識されるようになってきた。過度の吸気圧、過度の吸気時間による末梢気道および肺組織の過伸展による肺胞上皮や肺毛細血管内皮細胞の損傷を指す（high volume injury）。

　呼吸窮迫症候群を発症し、サーファクタント補充療法後に平均気道内圧（MAP）12cmH₂Oで6時間、間欠的強制換気（IMV）で人工換気を行った山羊新生仔の肺組織標本を図1に示す。→ Q 82～86　このように、数時間の人工換気で、未熟な肺は障害を受けることが分かる。

　血管内皮細胞の損傷は肺間質への血漿成分の漏出を招き、肺胞上皮の損傷により、肺サーファクタントの活性阻害物質である血漿成分（アルブミン、フィブリノゲンなど）の肺胞腔への漏出を来す。肺胞腔へ漏出したフィブリノゲンは、組織トロンボプラスチンによりフィブリンへと変化し、肺硝子膜（hyaline membrane）を形成し、ガス交換を障害する。

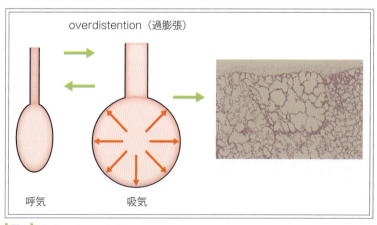

図1　high volume injury

キーワード

圧損傷（barotrauma）　　容量損傷（volutrauma）　　慢性肺疾患（CLD）

また、血管内皮細胞の障害に伴う組織因子（tissue factor）の発現による凝固亢進と、その際に産生されたトロンビンやXa因子がプロテアーゼ活性化型受容体（protease activated receptors；PARS）に結合して、組織因子のさらなる産生、トロンボモデュリンの産生低下、プラスミノーゲン活性化抑制因子（plasminogen activator inhibitor-1；PAI-1）の産生亢進を誘導することから凝固亢進の状態になり、全身性に血管内微小血栓を生じる。また、血管内皮に好中球を呼び寄せる接着因子を多量に発現するために、好中球からの顆粒球エラスターゼや活性酸素により血管内皮障害は進行し、最終的には多臓器不全を引き起こすとも考えられている**(図2)**。

　予防としては、過剰な吸気圧、吸気時間を避けるために、換気モニタなどを用いて圧・時間を設定し、これらの障害を予防する必要がある。すなわち、圧量曲線（PVループ）→ Q 64 にて beaking がなくなるように、不必要な最大吸気圧（PIP）→ Q 45, 46, 69 を下げることが必要である。また、フロータイム波形にて、不必要な吸気時間を短くする必要があり**(図3)**、そのことにより慢性肺疾患を予防できる。→ Q 23, 31, 53, 63, 77, 83, 85, 86, 93, 94, 96, 126

　ある程度の高二酸化炭素血症は、血中 pH が正常であれば容認し、人工呼吸器の設定の上昇を避ける必要がある（permissive hypercapnia）[1, 2]。→ Q 22

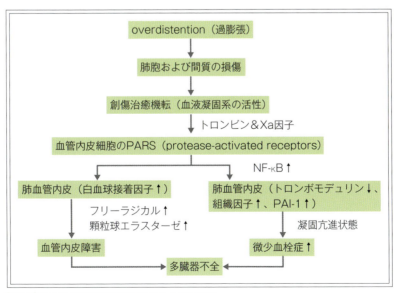

図2 肺の過伸展が多臓器不全をもたらす機序

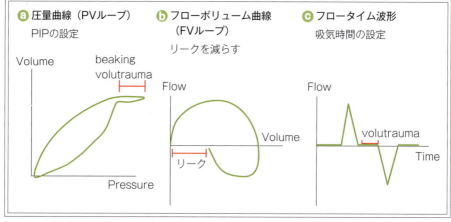

図3 過度の吸気圧、過度の吸気時間を避けるモニタ設定

引用・参考文献

1) Ventilation with lower tidal volumes as compared with traditional tidal volumes for acute lung injury and the acute respiratory distress syndrome. The Acute Respiratory Distress Syndrome Network. N Engl J Med. 342(18), 2000, 1301-8.
2) Slutsky AS, Tremblay LN. Multiple system organ failure. Is mechanical ventilation a contributing factor? Am J Respir Crit Care Med. 157(6 Pt 1), 1998, 1721-5.

（茨　聡）

Q126 気道内圧が低いほど肺損傷が少なくなりますか？

low volume injury とは？

気道内圧→Q 29, 64 を必要以上に下げた場合、特に呼気終末陽圧（PEEP）→Q 33, 45, 46, 69 を下げすぎた場合に肺胞虚脱が生じ、肺損傷を来すと考えられており、low volume injury（atelectrauma）→Q 64 と呼ばれている。周期的な過伸展と虚脱（cyclic opening and closing）によって生じるずり応力（shear stress）による末梢気道や肺胞の損傷で、これにより血管内皮や肺胞上皮に障害を生じる。

肺胞マクロファージ stretching により、サイトカイン（IL-8、IL-6、TNF-α など）が放出され、好中球の肺への集積などの炎症機転の進展が生じ、好中球から活性酸素や顆粒球エラスターゼが放出され、肺損傷が進行する病態だと考えられている。この状態がさらに進展すれば全身性炎症反応症候群（SIRS）に至り、多臓器不全に陥ることになる（図）[1]。予防としては、呼吸窮迫症候群→Q 6 に対しては、早期の人工肺サーファクタントの投与であり、適切に末梢気道や肺胞を開く適切な呼気終末陽圧（PEEP）の設定や高頻度振動換気（HFOV）などの open lung approach を行うことにより、慢性肺疾患を予防できる。→Q 52～60, 72, 121, 130

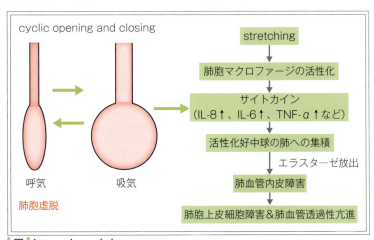

図 low volume injury

引用・参考文献

1) Slutsky AS, Tremblay LN. Multiple system organ failure. Is mechanical ventilation a contributing factor? Am J Respir Crit Care Med. 157(6 Pt 1), 1998, 1721-5.

（茨 聡）

キーワード: atelectrauma / 慢性肺疾患（CLD）/ low volume injury

Q127 抜管後の閉塞性無呼吸にはどう対応したらよいですか？

抜管困難症の鑑別と対処法

　胸腔内外移行部よりも上部の気道（主に上気道）と下部の気道（下気道）とでは呼吸相により気道の変化が異なる。解剖学的な上下気道の線引きと胸腔内外移行部は厳密には異なるが、ここでは話を分かりやすくするために上気道、下気道という用語を用いる。上気道は、吸気時には陰圧により気道壁が内側へ引き込まれるため内腔が狭小化し、呼気時には呼気により気道内に陽圧が生じ内腔が広がる。それに対して下気道は、吸気時には胸腔内の陰圧により気道が外側へ牽引され内腔が広がり、呼気時には胸腔内の陰圧が解除され本来の形に戻る。強い呼気の場合、胸腔内は陽圧となり気道を圧迫するため下気道内腔は狭小化する（図1）。喘鳴は気道狭窄の結果であるので、病変の部位により喘鳴の生じる相が異なる。→ Q 3　すなわち、上気道病変では吸気性喘鳴、下気道病変では呼気性喘鳴となる。胸腔内外移行部の病変では両方の特徴が同時に見られることがあり、固定性狭窄では往復性喘鳴となる（表1）。

　抜管困難の原因を表2に示す。→ Q 71, 72, 97　気管チューブによる物理的損傷による後天性のものが多いが、別の疾患が原因になっていることもあり、喉頭気管気管支鏡による精査が必須である。頻度が高いのは気管チューブの物理的刺激による喉頭浮腫（図2）および声門下狭窄である。軽症例ではボスミン®やデカドロン®の噴霧吸入や経鼻式持続的気道内陽圧（nasal CPAP）→ Q 33, 36, 37, 40〜42, 83, 85, 109　や

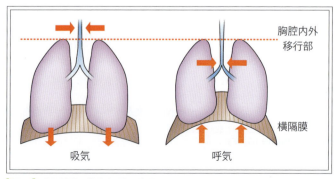

図1　呼吸運動に伴う気道の変化

キーワード

閉塞性無呼吸　　抜管困難症　　喉頭浮腫

表1 喘鳴の鑑別

吸気性喘鳴	上気道病変
呼気性喘鳴	下気道病変
往復性喘鳴	固定性狭窄 胸腔内外移行部の病変

表2 抜管困難の原因疾患

後天性	・喉頭浮腫 ・声門下狭窄 ・壊死性気管・気管支炎 ・気管肉芽
先天性	・後鼻孔閉鎖 ・咽頭の虚脱（咽頭軟化） ・舌根沈下 ・喉頭軟化症 ・腫瘤性疾患（甲状舌管嚢胞など） ・血管腫

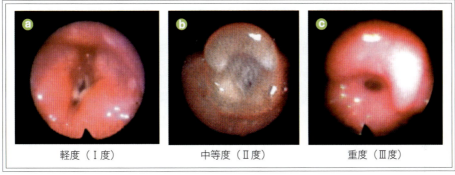

図2 喉頭浮腫
ⓐ軽度（Ⅰ度）：披裂部のみの変化で、声門裂に病変が及んでいないもの
ⓑ中等度（Ⅱ度）：声門裂にも変化が及んでいるが、構造は保たれているもの
ⓒ重度（Ⅲ度）：気管チューブの通り道があいているだけで、構造が崩れているもの

HFNC → 40〜42 などによる対応が可能であるが、中等症以上では再挿管が必要となる。その際はステロイド軟膏を塗布した気管チューブを挿管し、3日後に再度抜管する。それでも抜管できない場合は、体重増加500gごとなど目安を決めて、計画的に抜管に挑戦していく。最終的に抜管不能であれば気管切開を施行し、局所の安静を保ち、治癒機転に期待する。抜管にこだわりすぎて挿管が長期化すると気道損傷が不可逆的となり将来的に気管切開からの離脱も困難となるため、重症例では気管切開に踏み切るタイミングを逸しないことが何よりも重要である。→ 73〜76, 129

引用・参考文献
1）長谷川久弥. 新生児気道病変の管理. 日本未熟児新生児学会雑誌. 18（1）, 2006, 29-37.
2）長谷川久弥. 乳幼児の内視鏡：上気道病変. 呼吸. 34（1）, 2015, 56-64.

（鶴田志緒、長谷川久弥）

Q128 気管・気管支軟化症は予防できますか？

気管・気管支軟化症の原因・病態・予後

気管・気管支軟化症をさまざまな病態で起こる。→Q129 病態を理解し、病態に応じた管理を行うことが重要である。気管・気管支軟化症の発症そのものを完全に予防することは困難であるが、致命的な発作の回避や、軟化症の進行を防止することは可能である。

1 病態

気管・気管支軟化症は気道が脆弱なため、呼気時に気道内腔を保持できないために生じる閉塞性気道病変である。気管・気管支は馬蹄形の軟骨からなる軟骨部と薄い平滑筋が横走する膜性部から構成され、通常、軟骨部と膜性部の比率は4〜5：1程度になっている。気管・気管支軟化症はさまざまな原因によって生じるが、小児ではこの膜性部／軟骨部の比率が大きくなっているため脆弱性が増している場合が多い（**図1**）[1]。

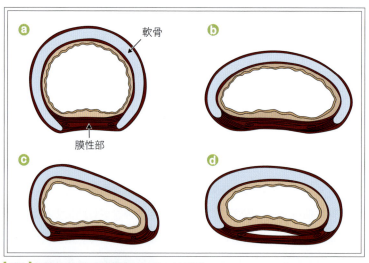

図1 気管軟化症の気管断面（文献1より引用）
- ⓐ 正常気管。軟骨部と膜性部の比率は4〜5：1
- ⓑ 原発性気管軟化症。軟骨部と膜性部の比率は2〜3：1
- ⓒ 2次性気管軟化症。無名動脈による外部からの圧迫
- ⓓ 気管食道瘻による気管軟化症

↓ キーワード

気管・気管支軟化症　　壊死性気管・気管支炎　　dying spell

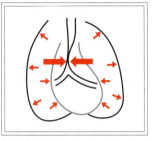

図2 dying spell

表 dying spell の起こりやすい状況

1. つぶす力が強い場合
   ①本人の強い啼泣
   ②外からの強い圧迫（squeezing など）
2. 支える力が弱い場合
   ①呼吸器を外している場合
   ②気管内吸引

2 臨床症状

　気管・気管支軟化症の臨床症状としてよく見られるものとしては、啼泣時の<mark>チアノーゼ</mark>→ 4, 30、持続する<mark>喘鳴</mark>→ 3, 127、犬吠様咳嗽、繰り返す呼吸器感染などが主なもので、重症例では dying spell と呼ばれる回復困難な無呼吸、チアノーゼ発作が見られる。dying spell は、啼泣などをきっかけに中枢側の気道が先につぶれてしまい、胸腔内が高い陽圧となったまま呼気ができなくなり、呼吸停止、心停止に至る重篤な発作である（**図2**）。dying spell を起こした場合には通常の蘇生行為では回復困難な場合が多く、閉塞に打ち勝つくらいの極めて高い圧で強制換気を行うか、閉塞部位を越えるように気管チューブを深く挿入し、閉塞の解除を試みる。最重症の発作では、蘇生行為を行っても救命困難な場合や、救命できたとしても重篤な後遺症を残す場合もある。dying spell は気道をつぶす力と支える力のバランスが崩れることによって起こる。バランスの崩れやすい状況を理解し、バランスが崩れないように管理することが重要である（**表**）。

　これらの症状以外にも、人工呼吸器からの離脱困難、<mark>抜管困難</mark>などを繰り返す場合には、気管・気管支軟化症をはじめとする気道病変の存在を疑う必要がある。→ 127

3 気管・気管支軟化症を合併しやすい基礎疾患

1）先天性心疾患

　原因となる心疾患は大きく2つに分けられる。1つは血管輪（vascular ring）などの異常血管によって気道が圧迫される場合であり、もう1つは心室中隔欠損、動脈管開存症などの左右シャントによる<mark>肺高血圧症</mark>のため、肺動脈、左心房などにより気道が圧迫される場合である。→ 53, 90　異常血管の代表的なものは、血管輪、pulmonary artery sling、無名動脈起始異常（aberrant innominate artery）、右鎖骨下動脈起始異常（aberrant right subclavian artery）などがある。ほかに、大動脈縮窄症、離

断症など大動脈を修復した術後に、下行大動脈と肺動脈との間に気管支が挟まれ、気管支軟化症を発症する場合もある。

2）食道閉鎖

食道閉鎖の中で最も頻度の高い Gross 分類 C 型食道閉鎖などでは、下部食道と気管の間に気管食道瘻が存在する。根治手術が終わった後でも、気管食道瘻があった付近では気管軟骨部に対する膜性部の比率が高くなるため、気管軟化症を合併しやすくなる。気管食道瘻付近の気管膜性部は丘のように盛り上がり、その中に気管食道瘻痕を認める特徴的な形状を呈するが、軟化症の範囲は限局的な場合が多い。

3）壊死性気管・気管支炎（NTB）

NTB は NICU において大きな問題となってきている疾患である。MRSA 感染症などを契機に気道の壊死性病変が起こり、重症な例では穿孔を来すこともある重篤な疾患である。NTB では気管・気管支の軟骨が障害を受け、気道保持が困難となり気管・気管支軟化症を起こす場合と、修復過程において気管・気管支狭窄を起こす場合とがある。気管チューブに沿って起こることも多く、抜管困難の原因となる場合もある。超低出生体重児では気道の脆弱性、抵抗力の弱さなどから特に重症化しやすく、また病変が広範囲に及ぶ場合もあり、感染後に呼吸状態の急激な悪化を呈した例や抜管困難例では念頭に置く必要がある。軟化症や狭窄部位が限局している場合には、この部位を気管チューブが越えるかどうかで換気状態が著しく変化する。長期呼吸管理となることが多く、管理に難渋する場合も多く見られる。

●

努力呼吸を続けているだけでも、気管・気管支軟化症を発症、増悪させる要因となるため、呼吸努力を減らすような管理を心がけることも重要である。

引用・参考文献
1）Holinger, LD. et al. Pediatric Laryngology and Bronchoesophagology. Philadelphia, Lippincott-Raven Publishers, 1997, 187-96.
2）長谷川久弥．新生児気道病変の管理．日本未熟児新生児学会雑誌．18（1），2006，29-37．
3）長谷川久弥．新生児の気道病変．日本小児科学会雑誌．111（5），2007，649-58．
4）長谷川久弥．乳幼児の内視鏡：気管・気管支病変．呼吸．34（2），2015，172-9．

（長谷川久弥）

Q129 気管・気管支軟化症は治療できますか？

気管・気管支軟化症に対する治療[1, 2]

気管・気管支軟化症の原因が異常血管などによる外部からの圧迫の場合には、これらの原因を取り除く外科的手術が第一選択となる。→ Q 128 しかし、これらの治療を施し、外部からの気道圧迫の原因を取り除いても、すでに気道そのものの変形を来しているような場合、もしくは外部からの圧迫ではなく、気道そのものが病変を持っている場合には気道そのものに対する治療が必要となる。

1 high PEEP 療法

気管・気管支軟化症の保存的治療法として、high PEEP 療法がある。high PEEP 療法は呼気終末陽圧（PEEP）をかけることにより、呼気時における気道の虚脱を防ぎ、有効な換気を維持する方法である。→ Q 33, 45, 46, 69 PEEP 圧は通常5〜10cmH$_2$O 程度で行うが、肺血流の減少しているタイプの心疾患では、より低い PEEP 圧しかかけられない場合もある。PEEP 圧の設定では、気管支ファイバースコープで観察しながら、PEEP 圧を変化させ、虚脱が防げる圧を設定する。安静が得られず、high PEEP のみでは十分な効果の得られない場合には、鎮静薬や場合によっては筋弛緩薬を併用する。→ Q 97, 98 high PEEP 療法は、少ない侵襲で気道を維持し、気道を開存させたまま成長させることにより、最終的には治癒させることも可能である。また、気管・気管支壁が虚脱によってお互いに接触することによって二次的に生じた浮腫や肉芽に対しても有効である。→ Q 75 欠点としては、治癒までに長期間の呼吸管理を必要とすること、併用する薬剤の副作用などの問題があり、症例に応じて、他の治療法との併用も考慮する必要がある。

2 大動脈胸骨固定術（aortopexy）

大動脈を前方に牽引し、胸骨に固定する方法である。大動脈前壁に糸をかけ、胸骨に縫着することにより、大動脈と結合組織で結ばれている気管も前方へ引っぱられ、気管の虚脱を防ぐことができる（図1）[3]。同様に肺動脈をつり上げる方法もある。これらの治療は、範囲の限局した気管軟化症には有効であるが、範囲の広いものや気管支軟化症には効果が十分でない場合が多い[4]。引き上げる方向や強さの決定には、術

キーワード

気管・気管支軟化症　　high PEEP 療法　　大動脈胸骨固定術

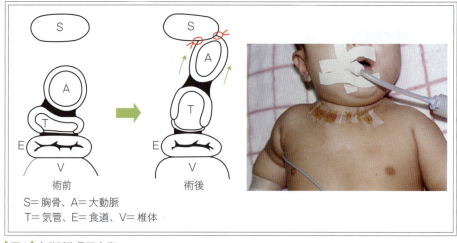

図1 大動脈胸骨固定術（文献5より引用改変）

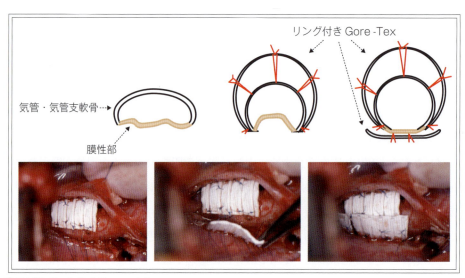

図2 気管・気管支外ステント術

中気管支ファイバースコープが有用である。首からのアプローチでも可能なため、傷が目立ちにくい、縦隔炎などの合併症を起こしにくいなどの利点がある。また、異物を留置しないため、長期的な予後に関する懸念が少ないのも利点である。

3 外ステント術（図2）

　保存的管理の困難な気管・気管支軟化症に対し、現時点で最も効果が高いと考えている治療法が外ステント術である。自験例では、外ステントとしてリング付き人工血管を用いている。気管支外壁を人工血管に固定し、内腔を広げる手術である。開胸手

術であるが、固定場所の決定や引き上げる強さなどの微妙な調節が必要で、術中の気管支ファイバースコープによる観察が必須である。外ステント術により気道の閉塞状態が解除され、気管支ファイバースコピー、3DCTなどで形態的改善が確認される。外ステント術は気管、肺外気管支の軟化症の治療としては極めて有用であるが、病変が肺内気管支や胸腔外の気管へ及ぶ場合には他の治療法を選択する必要がある。剥離を広範囲に行いすぎると気管壊死などの重篤な合併症を起こす可能性もあるため注意が必要である。外ステント術では取り付けた人工血管はそのまま残しておくため、気道の成長に対する影響が危惧されるが、最長10年の経過を経た段階においての検査では、成長を阻害していないことを確認している。

4 内ステント術

ステントを用いて気道を開存させる方法としては、外ステント術のほかに内ステント術がある。気道の内ステント術に用いているステントは、① Palmaz stent（血管用、ステンレス製）、② Dumon stent（気道用、シリコン製）、③ Luminex stent（胆管用、ナイチノール製）などである。内ステント術は、どのステントを用いても、肉芽、出血などの合併症率が極めて高く、長期的な予後も未だ不明であり、保険適応されていないものでは家族の経済的負担も大きいことから、現段階では他の治療法が選択できる場合には安易に内ステント術を行わず、内ステント術以外の選択が困難な例に限って施行するべきと思われる。

5 気管切開

気管・気管支軟化症の管理中、気管切開が必要となるのは以下の2つの場合である。→ 73〜76

①病変部が胸腔内外に及び、外ステント術の適応とならない場合
② high PEEP療法などで長期に及ぶ人工換気を必要とする場合

前者の場合、気管切開チューブによる内ステント効果と声門下の閉塞性病変に対する気道確保を目的として行われる。→ 74, 75 壊死性気管・気管支炎（NTB）などでは、広範囲に軟化症を起こしている症例も少なくなく、市販の気管切開チューブで対応困難な場合もある。→ 128 また、気管軟化症の症例では、丸い気管切開チューブを扁平化した気管に挿入するため、気管切開チューブ下に肉芽を形成する場合も少なくない。こうした既製の気管切開チューブでは管理困難な児の管理を目的とした気管切開チューブとして、長さ可変式シリコン製気管切開チューブ（アジャストフィット NEO、富士システムズ）**(図3)** が市販され、難治性気道病変の児の管理に威力

気管切開チューブ

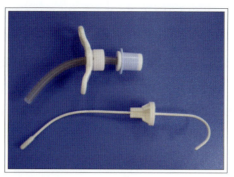

図3 アジャストフィット NEO
（富士システムズ株式会社）

表 気管・気管支軟化症の治療法の選択

保存療法	軽症例、肺内気管支病変、形態異常ほか
大動脈胸骨固定術	定術限局性病変（食道閉鎖術後など）
外ステント術	胸腔内肺外病変
内ステント術	上記治療困難および適応外の場合
気管切開	壊死性気管・気管支炎（NTB）ほか

を発揮している[5]。また、病変が気管分岐部を越えるような重症な NTB では、さらに特殊な Y 字チューブによる治療を必要とする場合もある。

治療法は単独ではなく、組み合わせて行う場合もある。治療法の選択としてはおおよそ表に示すような適応で行っている。

引用・参考文献

1) 長谷川久弥．新生児気道病変の管理．日本未熟児新生児学会雑誌．18 (1)，2006，29-37.
2) 長谷川久弥．新生児の気道病変．日本小児科学会雑誌．111 (5)，2007，649-58.
3) 木村健．気管軟化症：大動脈胸骨固定術による外科治療．小児外科．17，1985，939.
4) Hagl S, et al. External stabilization of long-segment tracheobronchomalacia guided by intraoperative bronchoscopy. Ann Thorac Surg. 64(5), 1997, 1412-20.
5) 長谷川久弥．細径気管支鏡開発の歴史と小児気道病変の診断と治療．日本小児呼吸器学会雑誌．26 (1)，2015，35-51.

（長谷川久弥）

第6章

新生児用／在宅用人工呼吸器徹底比較

1 新生児用人工呼吸器徹底比較
2 在宅用人工呼吸器徹底比較

Q130 どの人工呼吸器を準備したらよいですか？

人工呼吸器を準備、選択するにあたり、巻末の付表①「新生児用人工呼吸器徹底比較」の仕様表を参考にしてもらいたい。ここでは仕様表の補足となる各機種の差異と、それをもとに考え得る実際の臨床現場での人工呼吸器の選択例を述べる。

人工呼吸器の機種間差

1 基本モードと各種パラメータ設定

多くの機種で持続的気道内陽圧（CPAP）、間欠的強制換気（IMV）、同調式間欠的強制換気（SIMV）、吸気同調式人工換気（PTV）［or A/C］が可能であり、フローセンサを搭載した機種では、これに圧支持換気（PSV）やその他の補助的モードが可能となる機種が多い。SIMV に PSV［or PS］を独立した圧で設定可能な機種が、近年では多く見られるようになった。また、新生児用人工呼吸器には高頻度振動換気（HFOV）機能が搭載された機種が多数存在するが、HFOV に関しては別に項目を設けて説明を加えることにする。その他の呼吸モードには APRV や NAVA などがあるが、ここではその詳細は割愛する。

各種パラメータの設定では、呼気終末陽圧（PEEP）、最大吸気圧（PIP）は $1cmH_2O$ が設定の最小単位となる機種が多いが、**ハミング X** では PEEP が $0.5cmH_2O$ 単位で、**Babylog 8000 plus** ならびに **Babylog VN500** では $0.1cmH_2O$ 単位での設定が可能である。PIP の設定値は絶対値による設定と PEEP にどれだけの圧を加えたか（above PEEP）を設定する場合とがある。呼吸回数と I/E 比の設定は、換気回数と吸気時間（Ti）、Ti と呼気時間（Te）または換気回数と I/E 比の組み合わせなど機種によって異なる。換気回数を直接入力する場合には Ti を独立して設定することで自動的に Te が決定される機種が多いが、**サーボ i** だけは I/E 比との組み合わせであるため、I/E 比を変化させないで換気回数を減じると、結果的に Ti が意図せずに長くなる場合があるので注意を要する。Ti と Te を設定する機種では、この両者の設定により自動的に換気回数が決定されることとなる。

SIMV にはトリガーウインドの設定方法として、固定時間方式と可変時間方式とがある。固定時間方式ではトリガーのタイミングのばらつきが少ない反面、同期しない

キーワード

SLE 2000　　SLE 5000　　ハミング X

強制換気の頻度が高くなる。一方、可変時間方式ではその逆で、基本的にSIMV回数設定内であれば、すべの自発呼吸がトリガーされるが、強制換気の入るタイミングにばらつきが多くなるという欠点がある。

2 トリガー感度とリーク補正

超低出生体重児のような極めて小さな患者を対象とする場合、トリガー感度は鋭敏であるに越したことはないが、その一方で、カフなし気管チューブを用いることによるリークの影響も考慮しなければならない。トリガー方式にはフロートリガーと圧トリガーの二種類があり、一般にフロートリガー方式の方が感度としては鋭敏である。しかし、チューブリークが存在する場合、リーク補正機能がなければ自発呼吸があっても感知しなかったり、逆に偽トリガーのために異常な多呼吸を惹起したりする要因ともなり得る。トリガー感度は絶対値では−0.2L/分などと表示されるが、これはリーク補正機能のない機種ではリークのためにフロー基線が上昇してしまった際に、その分の調節として用いられる。つまり、トリガーの感度を調節しているのではなく、リークの補正をマニュアルで行うためにトリガー感度の設定がなされる場合がある。この点において、例えば**Babylog 8000 plus**、**Babylog VN500**ではリークによるフロー基線の変動を自動補正する機能が優れているので、リーク率で40％程度まであればこの自動補正機能により対処が可能とされている。しかし、50％を超えるリーク率で正常作動が保証される機種は存在せず、リーク率の高い場合には気管チューブの径を上げたり、または圧トリガー方式に変更したりするなどの対処が必要となる。

PSVのターミネーションにおいても同様に、リーク補正は重要な役割を担っている。PSVは吸気時フローのピークを100％とした場合、ピークの何％かにフローが低下したと人工呼吸器が判断したときに吸気から呼気に転じる（＝ターミネーション）。しかし、このときにリークによるフロー基線がターミネーション感度を上回ってしまうとターミネーションされず、最大吸気時間まで呼気に転じることができないことになってしまう。このため多くの機種ではターミネーション感度調節が必要となるが、**Babylog8000 plus**、**Babylog VN500**ではリーク補正機能が優れていることから、ターミネーション感度は15％に固定されていても問題なく作動する。

3 無呼吸時のバックアップ機能

低出生体重児では呼吸中枢の未熟性から容易に無呼吸に陥るため、バックアップ機能は新生児用の人工呼吸器では重要である。

PSVなどにおいて無呼吸に陥った場合の人工呼吸器側の挙動としては、大きく二種類に大別される。一つは、バックアップ換気回数があらかじめ設定されており、その回数以下の場合にはバックアップ換気回数に従った強制換気が自動的に行われる方式である。もう一つは、自発呼吸モードと無呼吸モードとを完全に切り替える方式である。

　Babylog 8000 plus、**Babylog VN500**、**SLE 2000**ではPSVやA/C（**SLE 2000**ではPTV）の場合には、バックアップ換気回数を下回った分は強制的に換気が行われる。PSVをSIMVと組み合わせることで最低限の換気回数が設定できるタイプの機種も、これとほぼ同様の挙動を示す。ただし、**Babylog**シリーズでは、無呼吸時の強制換気時の吸気時間は肺コンプライアンスによっては短縮してしまい、設定した最大吸気時間ではバックアップされないことが多く、その使用例が制限されてしまう。一方、PSVやPAVを完全な自発モードで作動させることのできる機種も存在する。**ファビアン HFO**や**サーボi**（オートモード）では自発呼吸モードのPSV圧とは別にPIPが設定できることから、無呼吸時のバックアップが期待できる。さらに**Puritan Bennett™ 840**のバックアップモードでは、自発呼吸モードのPSV圧とはまったく別にPIP、TiのみならずF_IO_2の別設定も可能である。また、**ステファニー**では自発呼吸時にはPAVにより換気するが、無呼吸モードが作動するとその後に自発呼吸が回復してもバックアップ換気はあらかじめ設定されたバックアップ時間作動した後、その回数を徐々に減じながら自発呼吸モードに切り替わる機能を有している。**SLE 5000**や**BearCub 750 PSV**のPSVでは、個別にバックアップ設定はできないが、無呼吸時には設定した最大吸気時間でバックアップが働くため、吸気時間の設定を長めに設定することで無呼吸が頻発する早産児の管理で有用な場合がある。

　上記に挙げた呼吸モードや人工呼吸器以外においても無呼吸時のバックアップ設定が可能な機種もあるが、自発呼吸が回復したときにバックアップ換気が自動的に終了できない場合や、自動的にバックアップ換気が終了できる場合でもその条件が非常に高い機種が存在する。これらの機種は超低出生体重児などの覚醒した状態で、長期にわたる呼吸管理を必要とし、繰り返される無呼吸やチューブ当たりへの対応が求められる現場では使用できないことが多い。

　このようにPSVモード一つをとっても、機種によってさまざまな差異が見受けられる。ここで自発呼吸が出た場合に無呼吸時の強制換気が自動的に終了する機種を中心にPSVに関する設定の違いを機種別にまとめて**表**に示す。

Babylog 8000 plus　　　ステファニー　　　サーボi

4 従圧式人工呼吸器における換気量保証・制限機能

　新生児領域における人工呼吸器は従圧式が主流であり、従量式人工呼吸器は用いられなかったが、従来式の従量式人工呼吸器ではなく、従圧式だがフローセンサにより換気量を測定し、その上で一回換気量（Vt）を保証・制限する機能を持った人工呼吸器が近年登場してきている。一回換気量（または分時換気量）を供給するが、設定された気道内圧上限に制限されるPRVC（**サーボi**、**Avea**、**ステファニー**など）、一回換気量を保証するVG（**Babylog 8000 plus**、**Babylog VN500**、**ファビアンHFO**など）やTTV（**SLE 5000**）などが挙げられるが、各機種によってその仕組みが異なっていることを確認する必要がある。また、**Babylog VN500**のように最低限の分時換気量を保証するMMVモードを搭載する機種もある。こうした機能には肺の過膨脹によるvolutraumaの軽減や、一定の換気量を保証することによる肺リクルートメントの改善効果が期待される。しかし、低出生体重児・新生児への実際の臨床応用の際には、その最低設定値やリーク存在下における精度にも注意しながら使用する必要がある。自発呼吸が強く、設定換気量を容易に超える場合などには圧サポートがなくなり、チューブCPAPになってしまうこともその例の一つである。

HFOVにおける機能の機種間差

　機種によって駆動方式や用語が異なるため、ここで整理していく。

1 HFOV方式

　HFOVは国産のピストン方式が有名であるが、それ以外の機種ではさまざまな駆動方式が採用されている。HFOVの方式は大別すると、①ピストン式、②ダイアフラム方式、③バルブ方式、④その他に大別される。これらの方式によって得られるHFOVの波形も異なってくる。ピストン式ではHFOV波形は完全なサインカーブを描く。この他、**SLE 2000 HFO**のスピニングジェット方式も回転する軸からジェット流を発生させているためにサインカーブとなる。一方、バルブ方式を採用している**SLE 5000**と**ステファニー**は基本的に矩形波となっており、メーカー的にはこちらの方が換気量を得やすいとしているが、臨床的な優位性に関しては疑問の残るところである。また**ステファニー**では設定によりI/E比を選択可能でサインカーブにも設定することができる。

　HFOVとしての有用性に関しては、これには種々の見解があるものの、HFOVの機能としてだけ考えるとやはりピストン式が優れていることに関しての異論はないとこ

表 PSVに関する設定（人工呼吸器機種別比較）

	モード名	ターミネーション感度	立ち上がり時間
Babylog 8000 plus	PSV	固定15%	flowで調節
Babylog VN500	PSV	固定15%	0.01秒刻み、もしくはflowで調節（0～最大吸気時間まで）
SLE 5000	PSV	可変offもしくは0～50%	波形を見ながら調節（20段階）
BearCub 750 PSV	PSV	固定10%	flowで調節
サーボi	CPAP + PS（+バックアップ）	可変1～70%	0.01秒刻み 0～0.20
ハミングX	CPAP + PS（+バックアップ）	可変10～90%	0.01秒刻み 0.10～最大吸気時間まで
Puritan Bennett™ 840	CPAP + PS（+バックアップ）	可変1～80%	波形を見ながら1～100%
ファビアンHFO	CPAP + PSV（+バックアップ）	可変5～35%	flowで調節

※ Babylog VN500のSPN-CPAP/PSVモードではバックアップ設定があり、他機種のPSVと同様に無呼吸時にはその設定圧にて強制換気となる。ただし、強制換気から自動的にPSVへ復帰する設定も可能だが、復帰条件によりその使用が制限される。

ろであろう。しかし、低出生体重児の管理では、ピストン式以外の方式でも十分に換気が得られる場合が多いのも事実である。その一方で、機種によっては低い肺コンプライアンスの児や成熟児では十分な換気が得られない、いわゆる「パワー不足」となる機種もあり、その選択に注意が必要となる（メーカー推奨の適応体重以下の児でも十分な換気が得られないことは多く経験する）。

2 平均気道内圧と振動数・振幅の設定

平均気道内圧（MAP）は、HFOV単独、すなわちCPAP + HFOVの場合はMAPとPEEPが一致するので問題は生じないが、従来型人工換気（CMV）を併用する場合には、MAPは設定値ではなく、CMVも加えた文字通りの平均圧の測定値が表示される機種もあり、その解釈に注意が必要である。

振動数は多くの機種では推奨される振動数を設定しており、実際の使用に際しても

無呼吸（強制換気）時の吸気時間	無呼吸（強制換気）時の吸気圧	手動換気時の吸気時間	リーク補正機能
設定吸気時間が最大だが、肺のコンプライアンスに依存し、短縮あり	PSV 設定圧にて	ボタンを押し続けた時間で最大5秒	あり
設定吸気時間が最大だが、肺のコンプライアンスに依存し、短縮あり	PSV 設定圧にて	ボタンを押し続けた時間で最大5秒	あり
設定吸気時間	PSV 設定圧にて	設定吸気時間	あり
設定吸気時間	PSV 設定圧にて	設定吸気時間	なし
バックアップ設定による	バックアップ設定（個別に設定）	設定吸気時間もしくはボタンを押し続けた時間で	なし
設定吸気時間	PSV 設定圧にて	設定吸気時間	あり
バックアップ設定による	バックアップ設定（個別に設定）	設定吸気時間もしくはボタンを押し続けた時間で	オプションによる
設定吸気時間	バックアップ設定（個別に設定）	設定吸気時間～30秒の間で設定可能	あり

各機種において通常は推奨される振動数を用いることとなる。ただし、一般的に同一の振幅設定の場合、振動数が低くなるほど換気量が大きくなる傾向があるため、人工呼吸器本体のパワーが足りない場合には振動数を下げることで換気を確保するという設定方法も考えられる。逆に CO_2 のコントロールに微調整を要するような場合には高振動数の方が振幅の微調整を行いやすい場合がある。振動数を変化させる例として、体重が極めて小さい超低出生体重児において低い振幅の設定で管理を行うとき、振幅の調節だけでは目標の換気量が得られにくい場合や、振幅が極めて低い際に徐脈を繰り返してしまう場合などがあり得る。これらの場合では、振動数を高めることで、振幅の調整がしやすく、安定した換気が得られることを経験する。ただし、振動数を変化させることは振幅の大幅な変動を来す恐れがあるため、その設定変更に際しては十分に理解した上で行う必要がある。

振幅の設定は、機種によってさまざまである。ピストン式ではストロークボリューム（SV）（mL）で設定し、口元における圧の振幅であるアンプリチュード（Amp）（cmH₂O）が測定値として表示される。一方、SLEシリーズ、Babylog VN500、ステファニー、ファビアンHFOでは口元の圧振幅自体で振幅を設定するようになっており、またその用語もSLEシリーズではdp、Babylog VN500ではΔHF振幅圧、ステファニーではPosc、ファビアンHFOではAmpが用いられ、単位はいずれもcmH₂Oである。Babylog 8000 plusではこれらとまったく異なる設定を要する。Babylog 8000 plusでは振幅の設定は基本的に振動数の変化によって行い、例えば換気量を上げたいときには振動数を下げ、換気量を抑えたいときには振動数を上げるというような使い方をする。Babylog 8000 plusにもAmpの設定が可能であるが、これは上述のAmpとは単位自体が異なり、相対値であるパーセント表示となる。

HFOVにおける付属の新しいモードとして、Babylog VN500、ファビアンHFOでは換気量を保証し、振幅値が変動するHFO + VGモードが搭載された。安定した換気量が得られ、酸素化の安定も期待される。しかし、気道分泌物が貯留した場合や気道抵抗が高くなった場合などには高い振幅値のまま換気を続けるため、振幅値の上限の設定と児の観察に注意を要する。また、肺気腫病変を合併する呼吸管理では高振幅が気腫病変の悪化を来す恐れも懸念され、その適応に関しては議論の余地があると思われる。

3 換気量の測定

現在、口元フローセンサによってHFOV時の換気量を実測できる機種は多い。ただし、その呼称は機種によりさまざまで、例えばBabylog 8000 plus、Babylog VN500ではVTHf、SLE 5000、ファビアンHFOではVte、ステファニーではVoと呼ばれ、単位はいずれもmLである。

実際の臨床現場における人工呼吸器の選択

以上、人工呼吸器の概要に関して述べてきたが、完璧な人工呼吸器はいまだ存在せず、その時々に応じて適切な機種を選択するしかないのが現実である。以下に想定し得る臨床場面において適していると考えられる人工呼吸器を挙げる。

1 超低出生体重児の入院時から急性期管理

このような場合は、極めて小さな自発呼吸を感知できるトリガー感度と、持続強制換気で対処困難な場合にHFOVへ適宜変更可能な機種が望まれる。この条件を満た

すのは、Babylog VN500、Babylog 8000 plus、SLE 5000、ステファニー、ハミングX、ファビアンHFOなどが考えられる。

2 超低出生体重児の慢性期呼吸管理

長期的な呼吸管理が求められる場合、一回換気量を極力抑えながら、無呼吸に対して適切な肺リクルートメント改善機能を有した機種（十分なバックアップが得られる機種）が有利であり、呼吸モードとしてはSIMV + PSV、PSV、PAVを有する機種が適していると考えられる。先に述べたように機種によりバックアップへの対応が異なることが、その選択の判断となろう。ただし、慢性肺疾患の急性増悪時にはHFOVも試みる価値があるので、上記の機能に加えてHFOV機能も搭載されていれば、やはり使いやすいということになる。

3 1,000〜1,500gを超える低出生体重児の呼吸障害

基礎疾患の合併を認めない場合は、一過性多呼吸または通常の呼吸窮迫症候群が考えられるが、在胎週数や全身状態によっては比較的早期に抜管が可能な場合多いと思われる。人工呼吸器の選択は難しくはなく、新生児用の人工呼吸器であれば、どの機種でも十分対応が可能となることが多い。

4 成熟児の重症胎便吸引症候群、先天性横隔膜ヘルニア、dry lung症候群などの極めて重度な呼吸障害

こうした重症例では低い肺コンプライアンスでも十分な換気量を維持できるピストン式のHFOVを準備しておくと安心であるが、必ずしも「重症」イコール「HFOV」が正しい選択とはならない。その一つに、気道抵抗が高いときにはHFOVでは十分に換気効果が得られないことが想定される。例として、胎便吸引症候群で胎便による気道閉塞を来している場合や気道病変を合併した症例では、HFOVによる換気が有効でないことは決して少ないことではない。気道抵抗の上昇がないかを確認した上で、従圧（従量）換気が望ましいか、HFOVが望ましいかを考えていく必要がある。

5 超早産児における呼吸管理の使用例

超早産児を例として、著者の施設での人工呼吸器の選択状況について述べるので参考にしていただきたい。まず、入院時、急性期の管理ではSIMVモードより開始しているが、Babylog VN500を第一選択としている。これは、先に述べたように細かい圧設定ができること、少ない換気量の児にも対応していること、また、従圧換気で対応できない場合にHFOVの選択ができることなどが挙げられる。また、above PEEPが10cmH$_2$O以下で管理できるような場合には気管吸引によるSpO$_2$や心拍の低下を極

力少なくするために VG モードも使用している。急性期離脱後に呼吸状態の悪化を認めた場合には HFOV を使用することが多い。HFOV の選択ではコンプライアンスが極めて低下している例ではピストン式の HFOV を用いることもあるが、超早産児の体重では多くの機種で十分に対応は可能である。急性期以降や HFOV 離脱後で抜管までの間は**ステファニー**の PAV や **SLE 5000** の PSV を使用することが多い。これは、自発呼吸を認める時の圧サポートを最小限に抑えつつ、無呼吸などバックアップが必要なときに十分な圧や吸気時間によるリクルートメントが可能な呼吸器を選択した結果である。そのため、当院では無呼吸時のバックアップが不十分となりかねない機種の慢性期での使用頻度は少ない。

　これはあくまでも当院にある限られた人工呼吸器の中から選択した使用例であって、その施設の治療方針や所有する各人工呼吸器の台数によって大きく変わることが考えられる。

●

　現在、新たな呼吸モードやグラフィックモニタを搭載し、換気状態をはじめとした多くの呼吸管理状況をデータとしてわれわれに提供してくれる機種が次々と登場している。しかし、どんな素晴らしい人工呼吸器を使用していても、それを使うわれわれが十分にその機種の特性や動作を理解しなければ、宝の持ち腐れとなろう。巻末の人工呼吸器機種別仕様表などを参考に、今、使用している機種が有効に活用できているかどうか、もっと違った使い方があるのではないかなどを考えてもらい、人工呼吸器の選択に役立てていただければ幸いである。

参考文献
1）網塚貴介."Q119 どの人工呼吸器を準備したらよいですか？" 新生児呼吸管理なるほど Q&A. 長和俊編. Neonatal Care 春季増刊. 大阪, メディカ出版, 2010, 288-96.

（池田智文）

Q131 在宅人工換気にはどの人工呼吸器を準備したらよいですか？

在宅人工換気に用いる機器とその選択

小児の在宅人工換気（HMV）では20年前まで、20kg（小学校1年生の体重に相当）もあるコンパニオンをバギーに積んで移動していた。バッテリー駆動は1時間に満たず、屋外の移動は至難の業であった。Puppy-2の登場後、小児のHMVは劇的に進歩した。ここ数年、ハイスペックな上にグラフィックモニタが搭載されており、リーク補正なども可能で、集中治療の現場でも使用できる機種が多数登場している。しかしながら、生活のツールとしての在宅用人工呼吸器に求められるのは堅牢性、軽量、長時間駆動バッテリー、操作性であろう[1]。

HMVには気管切開下に行う人工呼吸療法（TPPV）とマスクによる人工呼吸療法（NPPV）がある。小児のHMV用人工呼吸器もTPPV専用機種、NPPV専用機種、NPPV・TPPV両用機種の3つに分かれる。TPPV専用機種は、ダブル回路（アクティブ回路）＋呼気弁を使用したHMV機種で、**HT70 plus**、**Puppy-X**、**LTV®1150**などがある。カタログ上はNPPV対応可能とうたっているものの、NPPV専用機種のような自動リーク補正機能を有しておらず、基本的には気管切開下に行うTPPV専用機種と考える[1〜3]。NPPV専用機種はシングル回路（パッシブ回路）と呼気ポートを利用し、マスク換気に適したリーク補正機能を有するHMV機種である。**Vivo40**[4]、**BiPAP A40**[5]、**クリーンエア VELIA**[6]、**NIPネーザル®V-E**[7]などがある（クリーンエア VELIAとNIPネーザル®V-Eの基本設計は同じである。ただし、NIPネーザル®V-Eには圧規定換気でありながら目標一回換気量を維持するiVAPSモードが搭載されているが、クリーンエア VELIAには搭載されていない）。NPPV・TPPV両用機種は、呼気ポートや呼気弁を用いて自動リーク補正によってNPPVが行えるとともに、TPPVとして従圧式換気（PCV）と従量式換気（VCV）による各種換気モードを有する。まさに高性能・多機能HMV用人工呼吸器で、**Vivo50/60**[8]、**トリロジー100 plus/200 plus**[9]、**Puritan Bennett™ 560**[10]、**Monnal T50**[11]、**クリーンエア ASTRAL**[12]などがある。

小児のHMV用人工呼吸器にはいずれの機種も長所・短所がある。堅牢である点で

キーワード

| HT70 plus | Puppy-X | LTV®1150 |

はLTV®1150、HT70 Plusをおいてほかはない。いずれも耐振動・衝撃規格（MIL-STD810E）、航空機搭載機器規格（RTCA/DO-160）に準拠しているため、ドクターヘリや航空機を使った患者搬送および災害地での使用が可能である。ただし、LTV®1150は軽量だがバッテリー駆動時間が短い（外付けバッテリーは5時間稼働可能）[3]。一方、HT70 plusは災害時の悪路、空路でも汎用できる堅牢性がある。防滴構造のため直接水がかからなければ、入浴中も使用可能である。またHT50の欠点であった呼気フロー測定が可能となった。しかし重量は6.9kgとHMV用人工呼吸器としては最も重く、日常の外出には適さない[1]。

軽量という点ではクリーンエアASTRALがその筆頭である。重量は3.4kgで移動時の医療従事者や介護者の負担が軽減できる。内蔵バッテリーだけで8時間駆動可能で、かつ小児から成人までの幅広い換気をサポートできる。ASTRALで特筆すべきは、日中、睡眠中、外出時、リハビリテーション時など異なる呼吸器設定が可能な点である。あらかじめ追加プログラムを設定しておけば、換気中でも患者ホーム画面からプログラムの変更が可能である。多くのHMV用人工呼吸器で主・副のような2種類の設定を設けることが可能であるが、ASTRALは同時に4つの設定が可能である[12]。また、クリーンエアVELIAに搭載されていたiVAPSに加えて、auto-PEEP機能も持つ[6, 12]。Puppy-Xも重量3.8kgと軽量である。操作もシンプルで、生活ツールとしての小児用HMV人工呼吸器としては十分なスペックを要する。ただし、すべての制御が吸気側で行われており、実際の児の呼吸を反映していない。また、呼気をモニタリングしないことにより安全性が担保されない。

トリロジー100 plus/200 plus、Monnal T50、Puritan Bennett™ 560、Vivo50/60は高機能でかつ軽量（約5kg）である。いずれもNPPV・TPPVに使用でき、SIMV、A/C、プレッシャーサポートなどのモードを有し、目標一回換気量を設定して圧制御を行う機能も有する。外付けバッテリーの併用で半日駆動が可能となった。国内で特に普及しているトリロジー100 plus/200 plusはPCV・VCV、TPPV・NPPVの全ての換気モード、換気方式で、パッシブ回路・アクティブ回路が使用できる。特に、TPPVでもパッシブ回路が使用できるのが特徴である。メーカーのうたうモードの全てがTPPV、NPPVで使用可能である。AVAPSという目標一回換気量を設定し圧規定換気を行う機能も有し、気道抵抗に応じて呼気陽圧（EPAP）を調整するauto-EPAP（AE）機能も有する。また、国内に多数の販売拠点を有することから、アフターサービスの対応に優れる。一方、気管切開下のTPPVでもパッシブ回路が使用できるが、

この場合、気管切開チューブ直上に呼気ポートなどの付属品が並ぶため重くなり、気管切開チューブの計画外抜管につながるリスクがある[9]。**Monnal T50** は流量測定に優れ、温度や気圧の影響を受けないため航空機での使用に適する。また、新生児用回路も使用でき、優れた吸気トリガーを有するため、体重の小さい乳児の使用に適する。一方、小児で汎用される SIMV は PCV では使用できない。さらに NPPV においても呼気弁を使用するため、NPPV でも呼気ポートのないインターフェイスを用いる必要がある[11]。**Puritan Bennett™ 560** は、リーク補正機能に優れ、PEEP の安定性も良く、吸気トリガーの感度が良い。強力なブロアーにより高流量の吸気流量を生み出し、吸気の立ち上がりが速いため急性期の疾病にも使用できる。また、優れた呼気弁の制御機能を持つため、気管軟化症などの気道病変の PEEP 維持に有効である。また、呼気のフローセンサの感度に優れ、小児の少ない換気量の変化も捉えることができる。販売拠点が少ないという欠点があるが、2 台の人工呼吸器のレンタルが可能である。複数の回路の使用ができるが、あまりに複雑で多機能を十分生かせないのが欠点である[10]。

HMV を使用するに当たっての注意点

1 機械は壊れるものと認識すること

小児の HMV 用人工呼吸器は多機能、軽量を実現し、バッテリー駆動時間も飛躍的に延びた。しかしながら、常にトラブルは付き物である。プログラムエラー、バッテリートラブル、加温加湿器を使用した場合に呼気弁に水滴が付着することでエラーが発生するトラブル、タービンが突然停止する致命的なトラブル、主設定が勝手に副設定になるトラブルなど、挙げたら切りがない。HMV 用人工呼吸器も機械でありトラブルは付き物であるとの認識を持つ必要がる。また、基本的にはバッテリーなどは純正の物を使用するように心がける。当院では市販のバッテリーを使用したために、自家用車で移動中に発火し車が全焼するというトラブルもあった。

2 同じモードでもメーカーごとに名称が異なる

患者呼気の換気量をモニタリングして、希望する適切な一回換気量に近づくように吸気圧を自動調整する機能がある。この機能の名称は各メーカーでばらばらで、混乱を招いている。例えば、TgV（target volume、目標換気量）：**Vivo** シリーズ[4,8]、AVAPS（average volume assured pressure support）：**BiPAP** シリーズ・トリロジーシリーズ[5,9]、iVAPS（intelligent volume assured pressure support）：［ReSMed 社製品］NIP

ネーザル®V-E[7]・クリーンエア ASTRAL[12] などである。また日本語名も、補償、保証、保障などメーカーによりばらばらである。

3 紛らわしい表記

小児のHMVで使用される二相性陽圧換気モードを Bilevel-PAP (bilevel positive airway pressure) と呼ぶ。一方、同じ二相性の換気モードである **BiPAP** はフィリップス・レスピロニクスの登録商標である。さらに紛らわしいのは、集中治療の場で使用されるドレーゲル・メディカル社 **Evita**®シリーズでは、二相性の陽圧換気モードを BiPAP と呼ぶ。カルテを見ると、これらを混同して記載していることが多い。そもそも、似たような名称を個別ばらばらにメーカーが呼称していることが混乱の原因だと言える。

4 メーカーのいう機能が実際に使えないことがある

HT70 plus、**Puppy-X**[1,2] は NPPV でも使用できるとされているが、自動リーク補正機能が劣ったり、機能がなかったりするため、実際には NPPV で使用するには難がある。前述のように **Monnal T50** は、PCV では SIMV が使用できない[11]。また、AVAPS-AE は**トリロジー**では小児でも使用可能であるが[9]、**BiPAP A40** では小児への使用は禁忌である[5]。

5 同じ疾病でも呼吸器の相性は異なる

小児の HMV では患者家族の横のつながりが強い。すると、同じような呼吸器の使用を好む傾向がある。疾病、障害名が同じでも呼吸の病態生理は異なる。すなわち、呼吸器の相性も異なれば、設定も異なる。医療従事者は冷静に児に合った呼吸器、モード、設定を選択する必要がある。

6 その他、安全上留意すべき点

例えばシングル回路（パッシブ回路）を使用する場合、呼気ポートを塞ぐと呼気が呼出できないため、布団などが掛からないようにする。また、パッシブ回路で表示される一回換気量は計算値から求めた呼気の一回換気量である。患者の体重が小さいとリークも含め非常に少ない換気量となるため、低一回換気量アラームを OFF にせざるを得ない。この時、気管切開チューブから呼吸器回路が外れたり、予定外の気管切開チューブの抜去が発生しても、送気流量を上げることで圧は上昇してしまい警報は作動しない。また、HMV 用人工呼吸器ごとに安全上留意すべき点がある。繰り返し述べるが、機械には必ず故障が付きものである。小児の HMV に関わる医療者は、医療安全情報、禁忌事項に十分目を配る必要がある。

引用・参考文献

1) コヴィディエン ジャパン株式会社．HT70 Plus 取り扱いマニュアル．
2) オリジン医科工業株式会社．Puppy-X 取り扱いマニュアル．
3) パシフィックメディコ株式会社．LTV®1150 取扱説明書．
4) チェスト株式会社．Vivo40 操作マニュアル．
5) フィリップス・レスピロニクス合同会社．BiPAP A40 取り扱いマニュアル．
6) フクダ電子株式会社．クリーンエア VELIA 取扱説明書
7) 帝人ファーマ株式会社．NIP ネーザル V 医療者設定ガイド．
8) チェスト株式会社．Vivo50 操作マニュアル Doc004978 Jag-2e．
9) フィリップス・レスピロニクス合同会社．トリロジー100 plus/200 plus 取り扱いマニュアル．
10) コヴィディエン ジャパン株式会社．Puritan Bennett™ 560 取り扱いマニュアル．
11) アイ・エム・アイ株式会社．Monnal T50 取り扱いマニュアル．
12) フクダ電子株式会社．クリーンエア ASTRAL 取扱説明書．

（渡部晋一）

付表❶

新生児用人工呼吸器徹底比較 ⓒ池田智文
- 人工呼吸器機種別仕様
- HFOV機種別仕様

在宅用人工呼吸器徹底比較 ⓒ渡部晋一
- 在宅用人工呼吸器機種別仕様(TPPV)
- 在宅用人工呼吸器機種別仕様(NPPV)
- 在宅用人工呼吸器機種別仕様(TPPV/NPPV)

新生児用人工呼吸器徹底比較

人工呼吸器機種別仕様…1

	人工呼吸器名称	ミレニアム	BearCub 750 PSV	Babylog 8000 plus
基本性能	対象	体重による設定なし	～30kg 程度	新生児～乳児
	モード（付加モードを含む）	A/C、SIMV、CPAP	補助／調節、SIMV/IMV、フローサイクル（補助／調節、SIMV/PSV）、PSV、CPAP、ボリュームリミット	CPAP、CMV、SIMV、A/C、PSV、HFV、VG、VIVE
	PEEP 最小調整値	0.5（アナログ）	ダイアル式マノメータで実測値調節	0.1
	PEEP・PIP 表示	測定値	設定値・測定値	設定値・測定値
	測定値表示	デジタル	アナログ	デジタル
	PIP 表示	1（アナログ）	絶対値	絶対値
	吸気時間最小調整値（秒）	0.01	0.01	0.01
	換気回数設定	RR と Ti	RR と Ti	Ti と Te
	SIMV と PSV 圧の別設定	不可能	不可能	不可能
	SIMV の機構	固定式	可変式	可変式
	SIMV のトリガーウィンド	SIMV サイクル時間、最大 4 秒	SIMV サイクル時間	SIMV サイクル時間
	最小一回換気量設定値	なし	なし	2
トリガー	トリガー方式	圧	フロー	フロー
	フローセンサ位置	—	口元	口元
	リーク補正	なし	なし	あり
	PSV termination 感度調整	なし	10%固定	なし（自動調節）
	トリガー感度 最小値 圧 (cmH$_2$O)	相対値	—	—
	トリガー感度 最小値 フロー（mL/分）	—	—	相対値（フローボリューム）
無呼吸時のバックアップ	無呼吸検知とトリガー感度	共通	共通	共通
	バックアップ時の PIP 別設定	不可能	不可能	不可能
	バックアップ時の PEEP 別設定	不可能	不可能	不可能
	バックアップ時の F$_I$O$_2$ 別設定	不可能	不可能	不可能
	最短無呼吸時間設定値	3秒	5秒	なし
	バックアップ換気時間設定	なし	なし	なし
表示機能	換気量測定	不可能	可能	可能
	グラフィック表示	不可能	可能	可能
	グラフィック表示 種類	—	気道内圧、流量、換気量、PV ループ、FV ループ	気道内圧、流量（ループなどはオプション）
その他	HFO 有無	なし	なし	あり
	バッテリー駆動時間	—	—	—

機種に搭載されている機能については、それぞれの表示による。

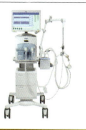	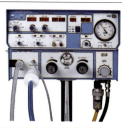	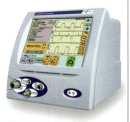	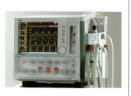
Babylog VN500	SLE2000 (HFO)	SLE5000	ステファニー
新生児〜乳児、小児	新生児〜乳児	〜20kg	〜20kg
CPAP、CMV、SIMV、A/C、PSV、APRV、PPS、MMV、HFO、VG、VS	CPAP、CMV、SIMV、PTV、HFO	CPAP、CMV、SIMV、PTV、PSV、TTV plus、HFO	CPAP、SIMV、A/C、PAV、HFO、CMV
0.1	1(アナログ)	1	1(アナログ)
設定値・測定値	測定値	設定値・測定値	設定値・測定値
デジタル	デジタル	デジタル	デジタル
絶対値	絶対値	絶対値	絶対値
0.01	0.02	0.01	0.01
RRとTi	RRとTi	RRとTi	TiとTe
可能	不可能	可能	可能
可変式	固定式	固定式	可変式
SIMVサイクル時間	SIMVサイクル時間の50%	SIMVサイクル時間の50%	呼気時間の50%
2	なし	2	2
フロー	圧	フロー・圧	フロー
口元	—	口元	口元
あり	なし	あり(機械式)	なし
なし(自動調節)	—	あり	—
—	相対値	相対値	—
0.2	—	0.2	0.1
共通	共通	共通	独立
SIMV+VGで換気のため、VTを設定(圧制限設定可能)	不可能	不可能	可能
不可能	不可能	不可能	不可能
不可能	不可能	不可能	不可能
なし	なし	なし	1秒
なし	なし	なし	5〜15秒
可能	不可能	可能	可能
可能	不可能	可能	可能
気道内圧、流量、換気量、PVループ、FVループ、P_{tra}-Vループ、F-P_{tra}ループ、FPループ、トレンド、肺モデル	気道内圧	気道内圧、流量、換気量、PVループ、FVループ、トレンド	気道内圧、流量、換気量、PVループ、FVループ、トレンド
あり	(あり)	あり	あり
内部:一体型コンプレッサー非使用で30分/使用で15分 外部:一体型コンプレッサー非使用で6時間/使用で3時間	—	最大60分	外部:30分、内部:5分

人工呼吸器機種別仕様…2

	人工呼吸器名称	カリオペα	ハミングX	AVEA
	対象	～小児	～30kg	～成人
基本性能	モード（付加モードを含む）	CPAP、CMV、SIMV、PSV、HFO	SIMV、A／C、CPAP±PS、nasal CPAP、HFO	TCPL（A／C、SIMV）、プレッシャーコントロール（A／C、SIMV）、ボリュームコントロール（A／C、SIMV）、PRVC（A／C、SIMV）、APRV／BiPhasic、CPAP／PSV、Vlimit、マシンボリューム、フローサイクル、n-CPAP／IMV、VG
	PEEP 最小調整値	1（アナログ）	10cmH₂O まで：0.5cmH₂O　10cmH₂O 以上：1.0cmH₂O	1
	PEEP・PIP 表示	設定値・測定値	設定値・測定値	設定値・測定値
	測定値表示	アナログ	デジタル	デジタル
	PIP 表示	絶対値	絶対値	絶対値
	吸気時間最小調整値（秒）	0.05	0.05	0.01
	換気回数設定	RR と Ti	RR と Ti	RR と Ti
	SIMV と PSV 圧の別設定	不可能	可能	可能
	SIMV の機構	可変式	可変式	可変式
	SIMV のトリガーウィンド	SIMV サイクル時間	SIMV サイクル時間	SIMV サイクル時間
	最小一回換気量設定値	なし	なし	小児モード時に PRVC 使用可能で 25mL　新生児モード VCV の時の最小1回換気量設定値は 2mL
トリガー	トリガー方式	圧	圧・口元フロー・フローアシスタンス	フロー・圧
	フローセンサ位置	―	口元・本体内	口元・本体内
	リーク補正	なし	あり	あり
	PSV termination 感度調整	あり	あり	あり
	トリガー感度 最小値 圧（cmH₂O）	0.5	0.1	0.1
	トリガー感度 最小値 フロー（mL／分）	―	0.2	0.1
無呼吸時のバックアップ	無呼吸検知とトリガー感度	共通	共通	共通
	バックアップ時の PIP 別設定	不可能	不可能	可能
	バックアップ時の PEEP 別設定	不可能	不可能	可能
	バックアップ時の F₁O₂ 別設定	不可能	不可能	不可能
	最短無呼吸時間設定値	なし	3秒	6秒
	バックアップ換気時間設定	なし	なし	なし
表示機能	換気量測定	不可能	可能	可能
	グラフィック表示	不可能	可能	可能
	グラフィック表示　種類	なし	PV ループ、FV ループ、気道内圧、流量、換気量、加速度センサ、モニタリング（HFO 時）	気道内圧、流量、換気量、PV ループ、FV ループ、トレンド
その他	HFO 有無	あり	あり	なし
	バッテリー駆動時間	―	5～30分（呼吸条件による）	2時間

サーボi	Puritan Bennet™ 840	Evita XL	ファビアン HFO
0.5kg～30kg	0.5～7kg（Neoモード）	0.5～成人	新生児～小児
CPAP、SIMV（PC、VC、PRVC）± PSV、Bi-Vent（≒BIPAP）、nasal CPAP、VS、オートモード、NAVA、NIV-NAVA	A/C、SIMV ± PSV、SPONT（≒CPAP ± PSV）、BiLevel、NIV	CMV、CMVアシスト、SIMV、MMV、BiPAP、BiPAPアシスト、ILV、APRV、CPAP、PPS（オプション）、NIV、AutoFlow	CMV、A/C、SIMV、PSV、SIMV、CPAP、HFO、VG、Vlimit
1	0.5	1	0.5
設定値・測定値	設定値・測定値	設定値・測定値	設定値・測定値
デジタル	デジタル	デジタル	デジタル
abovePEEP	abovePEEP	abovePEEP	絶対値
0.01	0.01	0.05	0.01
RRとTi／RRとI：E比（どちらか選択可能）	RRとTi／RRとI：E比（どちらか選択可能）	RRとTi	TiとTe／RRとTi（どちらか選択可能）
可能	可能	可能	可能
固定式	可変式	可変式	固定式
CMVサイクル時間	SIMVサイクル時間	SIMVサイクル時間	呼気時間の半分を過ぎた後から（呼気時間の50%）
2	5	1	0.8
フロー・圧	フロー	フロー・圧	フロートリガー／ボリュームトリガー（どちらか選択可能）
口元・本体内	本体内	口元・本体内	口元
なし	あり	あり	あり
可変	あり	可変	あり
1	—	—	—
0.5	0.1	0.1	相対値（ボリュームトリガーは、1回換気量の10～25％に対応。フロートリガーは、0.120～1.2 L／分に対応）
共通	共通	共通	共通
可能	可能	不可能	可能
不可能	不可能	不可能	不可能
不可能	可能	不可能	不可能
2秒	3秒	5秒	6秒
なし	なし	なし	あり
可能	可能	可能	可能
可能	可能	可能	可能
気道内圧、流量、換気量、PVループ、FVループ、トレンド、Edi、CO_2	気道内圧、流量、換気量、PVループ、FVループ、トレンド（波形・数値）	気道内圧、流量、換気量、CO_2、PVループ、FVループ、P_{tra}-Vループ、FPループ、VCO_2ループ、F_{tra}ループ、トレンド（波形・数値）	波形、PVループ、FVループ、トレンド
なし	なし	なし	あり
最大3時間	2010年以前製造：30分 2011年以降：60分	外部：2時間	HFOモードで最低1時間駆動、それ以外では2.5時間駆動が可能

新生児用人工呼吸器徹底比較

HFOV機種別仕様…1

		SLE2000HFO シリーズ	SLE5000
仕様	HFO方式	スピニングジェット	オシレーティングバルブ（振動弁方式）
	メカニズム・吸気流量	呼気側のジェットノズルが回転し、陽・陰圧を発生	呼気側のHFOジェネレーターはSLE2000のスピニングジェットとは異なり、電磁弁による2way（forward & back）でコントロール
	HFOモードと他のモードの組み合わせ	・HFO（HFO only） ・HFO+CMV（CMVの吸気相のみ） ・HFO+CMV（呼気相のみ） ・HFO+CMV（吸気・呼気相）	・HFO（HFO only） ・HFO+CMV（CMVの呼気相のみ） ・HFO+CMV（CMVの吸気・呼気相）
	対象体重	～8kg（SLE2000HFO） ～18kg（SLE2000HFO プラス）	～20kg
設定	平均気道内圧の制御	口元の近置気道内圧ラインで測定される圧をモニタリングしながら、MAPを増減 （デルタPの増減によりMAPが変動。よってデルタPを可変した場合にはMAPを確認し、必要に応じて再設定）	HFO only：口元の近置気道内圧ラインで測定される圧をモニタリングしながら、MAPを増減 HFO+CMV：PEEP設定による （デルタPの増減によりMAPが変動。よってデルタPを可変した場合にはMAPを確認し、必要に応じて再設定）
	振幅	OSCILLATOR （単位：cmH$_2$O）	デルタP （単位：cmH$_2$O）
	振動数	3～20Hz	3～20Hz
	HFO中のCMV	PIP：INSPIRATORY 吸気時間：INSP. TIME 換気数：BPM	PIP：PIP 吸気時間：Ti 換気数：BPM
表示・測定	HFOのVT表示	なし	HFVte（mL）
	HFO中のリーク表示	なし	あり（吸気と呼気のVtの差を%表示）
	R、C等のパラメーター表示	なし	あり
	フローセンサの有無	なし	あり／熱線式センサ （選択可能）
	各パラメータの測定部位	圧：口元	フロー&圧：口元
推奨	振幅	特になし （第7肋骨が振動する程度が目安）	特になし （HFOのVteが1.5～2.0mL/kgが目安）
	振動数	10Hz	10Hz

Babylog 8000plus	BabylogVN500
ダイアフラム方式	ダイアフラム方式
20〜30mL/分の高吸気流量からダイアフラムを高速に開閉して振動をつくる。能動的呼気はジェットベンチュリーシステムで構成	ベースフロー25L/分の高吸気流量からダイアフラムを高速に開閉して振動を作る。能動的呼気はジェットベンチュリーシステムで構成。
・HFO+CMV ・HFO+CMV（呼気相のみ）（HFO+SIMV/PTVでは作動せず）	・HFO+VG ・HFO+深呼吸 ・HFO+VG+深呼吸
〜2kg	〜7kg
振動数・振幅にかかわらず設定値（PEEP値）は変化せず	振動数・振幅にかかわらず設定値（PEEP値）は変化せず
振幅は振動数とAmpを組み合わせ、実際のVTHfを調節しながら設定。振動数が大きくなるほどVTHfは小さくなる。Ampによる調整は振動数決定以降の微調整として用いる	5〜90cmH$_2$O
5〜20Hz、上記の理由により推奨振動数は存在せず	5〜20Hz
CMVの呼気相にのみHFOがかかる。CMVではFlow、RR、PIP、Tiを設定可能	CMVの呼気相にのみHFOがかかる。CMVではFlow、RR、PIP、Tiを設定可能
VTHf（mL）	VTHf（mL）
あり	あり
R、C、DCO$_2$（CO$_2$拡散能）	R、C、DCO$_2$（CO$_2$拡散能）
あり／熱線式センサ （なしでも換気は可能だが推奨しない）	あり／熱線式センサ （なしでも換気は可能だが推奨しない）
フロー：口元 圧：本体の吸気・呼気側それぞれで測定	フロー：口元 圧：本体の吸気・呼気側それぞれで測定
VTHfとして1-2mL/kg	VTHfとして1.5〜2.2mL/kg （児の体重により変わる）
上記理由によりなし	12Hzで開始し、児の状態によって可変

HFOV機種別仕様…2

		ステファニー	ハミングV
仕様	HFO方式	フロージェネレート方式	ピストン方式
	メカニズム・吸気流量	吸気フロー・呼気フローをコントロールするピストンバルブ（同軸）をボイスコイル駆動によって高頻度に直線可動させオシレーション波を発生させる。	呼気側のピストンが高速で動くことにより振動を発生させる
	HFOモードと他のモードの組み合わせ	・HFO（CPAP＋HFO） ・HFO＋CMV（CMVの呼気相のみ） ・HFO＋CMV（CMVの吸気・呼気相）	・HFO＋CPAP ・HFO＋autoSI
	対象体重	～5kg	～10kg
設定	平均気道内圧の制御	振動数・振幅にかかわらず設定値（PEEP値）は変化せず	振動数・振幅にかかわらず設定値（PEEP値）は変化せず
	振幅	振幅設定つまみで設定。設定目盛（1～6）に単位はない。モニタ画面に表示されるPosc（単位：cmH₂O）を直読	なし 設定されたストロークボリュームの結果として得られた計測値
	振動数	5～15Hz	13～17Hz
	HFO中のCMV	Flow contr / Pressure contr いずれかを選択	auto SIで可能（1～120回/60分）
表示・測定	HFOのVT表示	Vo（mL）：患者SV（oはOscillationの意味）	なし
	HFO中のリーク表示	あり	なし
	R、C等のパラメーター表示	あり（CMV＋HFOの時のみ）	なし
	フローセンサの有無	あり／差圧式センサ（なしでも換気は可能だが、ETチューブ外れや計画外抜管に対する警報監視に活かされているため推奨しない）	なし
	各パラメータの測定部位	フロー：口元 圧：口元	圧：口元
	振幅	Vo（患者SV）として2mL/kg程度が目安	特になし
	振動数	10～15Hz	推奨振動数は15Hz

ハミング X	カリオペ	ファビアン HFO
ピストン方式	ピストン方式	ダイアフラム方式
呼気側のピストンが高速で動くことにより振動を発生させる	呼気側のピストンが高速で動くことにより振動を発生させる	HFO モジュールで HFO 成分を生成し、生成された HFO 成分を吸気側から供給
HFO＋CPAP	HFO＋CPAP、HFO＋auto SI	肺リクルートメント機能として、平均気道内圧を周期的に肺リクルーメント時の平均圧（設定圧）へと調整
～20Kg	～10kg	～20kg 【推奨】 体重 10kg まで：新生児モード 体重 10kg 以上：小児モード
振動数・振幅にかかわらず設定値（PEEP 値）は変化せず	振幅にかかわらず設定値（PEEP 値）は変化せず	口元で圧力を測定してフィードバックし、設定通りの Amp で供給されるよう自動調節
なし 設定されたストロークボリュームの結果として得られた計測値	なし 設定されたストロークボリュームの結果として得られた計測値である。	5～80cmH$_2$O
5～20Hz	5～17Hz	5～20Hz
manual SI	manual SI	HFO モード中の肺リクルートメント機能として、平均気道内圧を周期的に肺リクルーメント時の平均圧（設定圧）へと調整
あり	なし	Vte HFO（mL）
なし	なし	あり
なし	なし	R、C、C$_{20}$／C、DCO$_2$、リーク量など
あり／熱線式センサ	なし	あり／熱線式センサ （フローセンサを使用しない場合は、トリガーを使用するモードが使用不可）
口元	圧：口元	口元にあるフローセンサおよび圧力チューブで測定
特になし	特になし	平均圧の 2 倍 【例】Pmean＝10cmH$_2$O の場合、Amp20cmH$_2$O
推奨振動数は 15Hz	15Hz	体重 1kg 以下：15Hz 体重 1kg 以上：10～12Hz

在宅用人工呼吸器徹底比較

在宅用人工呼吸器機種別仕様（TPPV）

人工呼吸器	Puppy-X	LTV®1150	HT70 plus
換気方式	従圧式、従量式	従圧式、従量式	従圧式、従量式
換気モード	CPAP、S-IMV、PSV、（NPPV）	Control、A/C、SIMV、CPAP、（NPPV）	A/C、SIMV、PSV、自発
吸気圧（cmH$_2$O）	10～50	1～99	5～60
PEEP/CPAP（cmH$_2$O）	0～30	0～20	0～30
酸素濃度（%）	21～60（リザーバー装着時）	21～100	21～100
トリガー	フロー（1～10mL）、off	フロー	フロー、圧
拡張モード	―	ライズタイム、フローターム、タイムターム、PCフローターム、リーク補正	PSサイクルオフ（5～85%）
targeted volume	―	―	―
パネルロック	可	可	可
内蔵バッテリー	約3～4時間	約1時間	最大10時間
外部バッテリー	（リチウム電池）約5時間	（リチウム電池）約5時間	（鉛電池）約5時間
電源	AC/DC/内部	AC/DC/内部	AC/DC/内部
寸法（cm）	21.3(W)×25.8(D)×19.5(H)	26.5(W)×35.0(D)×8(H)	27.9(W)×24.8(D)×26(H)
重量（kg）	3.8	6.5	6.9
航空機搭載機器規格（RTCA/DO-16G）	準拠	準拠	準拠
耐振動・衝撃規格（MIL-STD810E）	非適合	適合	適合
備考	・グラフィックモニタ装着可能 ・呼気側ではフロー・圧測定機能はないため、全て吸気側の測定値で調節	・グラフィックモニタ装着可能 ・LTV®1200は病棟での酸素系（高圧酸素系）からの酸素供給が可能（病棟用）	・IEC 60529 IPX4の防滴条件をクリアしていて浴室でも使用できる ・HT70は圧トリガーのみ ・HT70 plusには口元フローセンサが搭載

在宅用人工呼吸器機種別仕様（NPPV）

人工呼吸器	NIP ネーザル® V-E	クリーンエア VELIA
換気モード	T、S、ST、CPAP	T、S、ST、CPAP
IPAP（cmH$_2$O）	2.0～40.0	2.0～40.1
EPAP（cmH$_2$O）	2.0～25.0（EPAP < IPAP）	2.0～25.1（EPAP < IPAP）
CPAP（cmH$_2$O）	4.0～20.0	4.0～20.1
吸気／呼気トリガー	Very high、High、Medium、Low、Very low の5段階選択	Very high、High、Medium、Low、Very low の5段階選択
拡張モード	PACモード、Auto EPAP、ライズタイム、TiMin（最低吸気時間）、TiMax（最大吸気時間）	PACモード、ライズタイム、TiMin（最低吸気時間）、TiMax（最大吸気時間）
targeted volume	iVAPS	―
内蔵バッテリー	2時間	3時間
外部バッテリー	―	―
電源	AC／内部	AC／DC／内部
寸法（cm）	17.0(W)×23.0(D)×12.0(H)	17.0(W)×23.0(D)×12.1(H)
重量（kg）	2.1	3.1
航空機搭載機器規格（RTCA／DO-16G）	非準拠	非準拠
耐振動・衝撃規格（MIL-STD810E）	非適合	非適合
備考	・iVAPSは、患者の肺胞換気量を測定しながら、あらかじめ設定した目標肺胞換気量を維持するためにプレッシャーサポートに加えてiBR（バックアップ回数）を自動的に調整 ・短時間の換気の中断に耐えられない児への使用は禁忌 ・VSyncはResMed社の登録商標で、回路リークに対して自動的かつ連続的にベースフローを調節して吸気フローに付加していく機能 ・Auto EPAP：患者の上気道を開いた状態に自動的に保つための使用が可能	iVAPSが搭載されていない以外は基本設計はNIPネーザルVと同じ

iVAPS：intelligent volume assured pressure support
iBR：intelligent backup rate

人工呼吸器	スマートベンチレーターVivo 40	BiPAP A40 シルバーシリーズ
換気モード	PSV、PCV、CPAP	T、S、ST、CPAP、PC
IPAP（cmH$_2$O）	4〜25（小児）、4〜40（成人）	4〜40
EPAP（cmH$_2$O）	2〜20	4〜25
CPAP（cmH$_2$O）	4〜20	4〜20
吸気／呼気トリガー	ライズタイム、吸気トリガー	Auto-Trak、Auto-Trak（sensitive）、フロートリガー
拡張モード	ランプ機能	AE（Auto EPAP）
targeted volume	TgV	AVAPS
内蔵バッテリー	約3時間	約8時間（着脱式バッテリー込）
外部バッテリー	約6時間（鉛電池）	
電源	AC／DC／内部	AC／DC
寸法（cm）	19.0(W)×22.3(D)×24.3	22.2(W)×18.4(D)×10.8(H)
重量（kg）	4	2（本体）／2.9（着脱式バッテリーを含む）
航空機搭載機器規格（RTCA／DO-16G）	非準拠	準拠
耐振動・衝撃規格（MIL-STD810E）	非適合	非適合
備考	・Vivo 40は24時間以上の連続使用はできない。24時間に最低1回は換気動作の停止と開始の操作を行い、機器のセルフテストを実行する必要がある ・周囲の温度が−20℃を下回る場合や、40℃を超える場合に低下することがある ・周囲の外気温が36℃を超える状況下では、呼吸器自体の放熱が悪化するために人工呼吸器本体の冷却を考慮する（現時点で取扱説明書に未記載）	・AVAPS：設定した1回換気量を維持するために、IPAP最小値とIPAP最大値の間でIPAPを自動的に調整しながら圧力を供給 ・AE：気道抵抗の変化を感知し、設定圧の範囲内で自動的にEPAPを調整する機能 ・Bi-Flex：Sモードにて、吸気の終わりおよび呼気の開始時に供給圧を1〜3段階で減圧 ・ランプ機能：供給圧をいったん低下させてから、ランプ時間に応じて設定した供給圧力値まで徐々に圧を上昇させる機能

在宅用人工呼吸器機種別仕様（TPPV＋NPPV）

	スマートベンチレータ Vivo50 / 60	トリロジー100 plus / 200 plus	Puritan Bennett™ 560
人工呼吸器			
換気方式	従圧式、従量式	従圧式、従量式	従圧式、従量式
換気モード	PSV、PSV（TgV）、PCV、PCV（TgV）、PCV（A）、PCV（A+TgV）、PCV-SIMV、VCV、VCV（A）、VCV-SIMV、CPAP	T、S、S/T、PC、CPAP、PC-SIMV、S-IMV、AC、CV、	V SIMV、P SIMV、V A/C、P A/C、PSV ST、CPAP
呼気排出方式	呼気ポート 呼気弁	呼気ポート 呼気弁	呼気ポート 呼気弁
PIP（IPAP）/ PEEP（EPAP）	PIP 4〜60 PEEP 呼気弁・デュアルリム：0〜20（小児） ポート：2〜20（小児）	PIP 4〜50 PEEP ポート：4〜25 呼気弁：0〜25	ポート：4〜20 呼気弁：0〜20
酸素濃度	最大15LPMまでの酸素投与による酸素調整	外部の一般的な流量計を用い専用ポートから投与	外部の一般的な流量計を用い専用ポートから投与
トリガー	フロー	Auto-trak /Auto-trak（sensitive）/フロー	フロー
拡張モード	ライズタイム プロファイル機能	AVAPS-AE、Flex 機能、ランプ機能、	ライズタイム
targeted volume	TgV（ターゲットボリューム）	AVAPS	Target VT
パネルロック	可	可	可
内蔵バッテリー	3時間	3〜4時間	約11時間
外部バッテリー	5.5時間	3〜4時間	約11時間
電源	AC / DC / 内部	AC / DC / 内部	AC / DC / 内部
寸法（cm）	34.8(W)×26.4(D)×12.0(H)	28.5(W)×16.7(D)×23.5(H)	23.5(W)×31.5(D)×15.4(H)
重量（kg）	5.2	約5	4.5
航空機搭載機器規格（RTCA/DO-16G）	準拠	準拠	準拠
耐振動・衝撃規格（MIL-STD810E）	非適合	非適合	非適合
備 考	・SpO₂センサ、EtCO₂センサが装着できる ・Vivo60では体重≧5kg、1回換気量50mL以上の換気が可能となり、より小児重視の設定となった。新たに呼気側換気量測定が可能になり、これに伴いVivo50になかったSIMVモードが搭載	BiPAP A40 シルバーシリーズではAVAPS-AEは小児には禁忌となっているが、トリロジー-puls においては禁忌事項から外された	・吸気感度（1P〜5）、呼気感度 5〜95%または－95〜－5% ・200L/分の吸気流量で、かつ呼気弁で制御するため、吸気の立ち上がりが速く、気管軟化症などの気道病変のPEEP維持に有効

人工呼吸器	Monnal T50	クリーンエア ASTRAL
換気方式	従圧式、従量式	従圧式、従量式
換気モード	VCV／AVCV、SIMV、PSV、PCV／APCV、CPAP	PCV、VCV、P-SIMV、V-SIMV、PSV、CPAP、S／T、PC、CPAP
呼気排出方式	呼気弁	呼気ポート 呼気弁
PIP（IPAP）／PEEP（EPAP）	0〜20	ポート：2〜50 呼気弁：3〜50
酸素濃度	外部の一般的な流量計を用い、専用ポートから投与	外部の一般的な流量計を用い、専用ポートから投与
トリガー	フロー	フロー／圧
拡張モード	非侵襲モード、在宅ケアモード	深呼吸、手動換気、iBR、Auto EPAP
targeted volume	目標 Vt	iVAPS
パネルロック	可	可
内蔵バッテリー	約 4 時間	約 8 時間
外部バッテリー	約 8 時間	約 8 時間
電源	AC／DC／内部	AC／DC／内部
寸法（cm）	25.0(W)×33.0(D)×18(H)	21.5(W)×28.5(D)×9.3(H)
重量（kg）	5.3	3.2
航空機搭載機器規格（RTCA/DO-16G）	準拠	準拠
耐振動・衝撃規格（MIL-STD810E）	非適合	非適合
備　考	・吸気トリガー：OFF、0.5〜10 L／分 ・呼気トリガー：10〜90％ ・PCV による SIMV モードがない	・吸気トリガー： 　ダブル回路（フロートリガー）0.5〜15.0L／分 　バルブ換気：1.6〜10.0L／分（5 段階） 　リーク換気：2.5〜15.0L／分（5 段階） ・呼気トリガー：5〜90％ ・通常使用するプログラムに加え、最大 3 つまで追加でプログラムを設定できる（例えば、日中、睡眠中、外出時、リハビリテーション時など個別にあらかじめ設定が可能）。あらかじめ追加プログラムを設定しておけば、患者ホーム画面から換気中でもプログラムの変更が可能 ・加温加湿器を使用した場合に、呼気弁に水滴が付着することでエラーが発生することがある

付表 ❷

新生児呼吸管理略語119 ©長 和俊

→ は参照する　Ⓠ 参照する略語

a/APO₂ arterial/alveolar oxygen tension ratio → aADO₂
- 動脈血／肺胞気酸素分圧比｜動脈血酸素分圧と肺胞気酸素分圧の比。数値が大きいほど酸素化が良好であることを示す。原則的に 1 を超えない。

A/C assist/control ventilation → Ⓠ47, 48 → SIMV
- 補助調節換気｜すべての自発呼吸に同調して行う強制換気。PEEP、PIP、Ti は固定。SIMV の呼吸回数を自由にしたもの。ACV と表記することもある。

AaDO₂ alveolar-arterial oxygen tension difference → a/APO₂
- 肺胞気動脈血酸素分圧較差｜肺胞気酸素分圧と動脈血酸素分圧の差。数値が大きいほど酸素化が不良であることを示す。

ABE actual base excess → Ⓠ9 → SBE
- 過剰塩基の計算値。37℃、$PaCO_2 = 40mmHg$ の状態で血液の pH を 7.40 にするために必要な塩基の量を mEq/L で表したもの。計算式に血液のヘモグロビン濃度が含まれる。cBase（B）と表記することもある。

ACV assisted control ventilation → A/C
- 補助調節換気｜A/C と同義に使われる場合と、自発呼吸に同調する従量換気を意味することがある。

APRV airway pressure released ventilation → Ⓠ63 → BIPAP
- 気道圧開放換気｜高い圧の CPAP に短時間の圧開放を組み合わせた呼吸補助。

ARDS acute respiratory distress syndrome → RDS
- 急性呼吸窮迫症候群｜基礎疾患や外傷に伴う肺微小血管の透過性亢進型肺水腫。PaO_2/FiO_2 の値で、200～300 の軽症、100～200 の中等症、100 未満の重症に分類する。病態には炎症と肺サーファクタントの機能不全が関与している。

BCV biphasic cuirass ventilation → NPPV
- 体外式二相式換気｜陽・陰圧体外式人工呼吸器 RTX を用いて体外から胸郭に対して陽圧と陰圧を与えることにより行う人工換気。

BE base excess → Ⓠ9 → BGA
- 過剰塩基｜血液ガスの結果から計算される数値の 1 つ。37℃、$PaCO_2 = 40mmHg$ の状態で血液の pH を 7.40 にするために必要な塩基の量を mEq/L で表したもの。代謝性アシドーシスではマイナスになる。

BGA blood gas analysis → BE
- 血液ガス分析｜血液の pH と血液に含まれる酸素、二酸化炭素を同時に測定する検査。使用する機器により、電解質、血糖、ヘモグロビン濃度、ヘモグロビン分画なども同時測定可能。

BIPAP biphasic positive airway pressure → Ⓠ34, 38 → CPAP
- 二相性気道陽圧｜低圧相と高圧相の 2 つの圧を設定する CPAP。気管挿管／気管切開の有無によらない。自発呼吸に同調する場合は SIMV に似るが、高圧相でも自発呼吸可能な点が異なる。BiPAP および SiPAP は機器名。

BITI breathing intolerance index → Ⓠ71 → VC
- 呼吸耐力（予備）指数｜TIBI =（Ti/Ttot）×（Vt/VC）で計算される呼吸耐力を示す指数。Ti：吸気時間、Ttot：1 呼吸サイクルの時間、Vt：一回換気量、VC：肺活量。

BPD bronchopulmonary dysplasia → CLD
- 気管支肺異形成｜未熟肺が酸素毒性、容量、圧、感染などによる損傷を修復する過程で気腫、線維化を生じたもの。日齢 28 を超えて酸素依存の状態を BPD28 と表現する。

CCAM congenital cystic adenomatoid malformation → CPAM
- 先天性嚢胞性腺腫様形成異常｜肺の形成異常。Stocker らが 1977 年に I（large cyst）、II（small cyst）、III（solid）型に分類した。

Cdyn dynamic compliance → Cst
- 動肺コンプライアンス｜呼吸しながら測定した肺コンプライアンス。一回換気量（Vt）と PIP − PEEP の比。気道抵抗の影響を受けるが、測定機能のある人工呼吸器を使用している場合はリアルタイムに評価が可能。

CLD	chronic lung disease → **Q23, 31, 53, 63, 77, 83, 85, 86, 93, 94, 96, 125, 126** → BPD	

●慢性肺疾患　未熟肺が酸素毒性、容量、圧、感染などによる損傷を修復する過程で気腫、線維化を生じたもの。修正36週を超えて酸素依存の状態をCLD36と表現する。

CMV conventional mechanical ventilation → NPPV

●従来型人工換気　比較する対象の換気方式により意味が異なる。PTVに対してIMV、HFOに対してIMV、SIMV、A/C、PSVなど、NPPVに対して気管切開による人工換気を意味する場合などがある。

CMV controlled mechanical ventilation → IMV

●(機械的)調節換気　補助換気の対語。自発呼吸がない状態の従量式換気を意味することが多い。自発呼吸に同調するsynchronized CMVの場合は従量式強制換気を意味する。

CMV continuous mandatory ventilation → IMV

●持続強制換気　intermittent mandatory ventilation (IMV) の対語。

CPAM congenital pulmonary airway malformation → CCAM

●先天性肺気道形成異常　Stockerらが、2002年にCCAMのI〜III型に0型と4型を加えて再分類した。

CPAP continuous positive airway pressure → **Q33, 36, 37, 40〜42, 83, 85, 109** → FRC

●持続(的)気道(内)陽圧　マスクやカニューラを用いたnasal CPAPを意味する場合と、人工換気のモードを意味する場合とがある。気道を陽圧に保つことでFRCを増加して呼吸仕事量を軽減し、無呼吸を抑制する。シーパップと読む。

CPPB continuous positive pressure breathing → IPPV

●持続陽圧呼吸　呼気相にPEEPを用いた換気。強制換気を意味することが多い。

Crs compliance of the total respiratory system → **Q18, 20, 118** → Cdyn

●呼吸コンプライアンス　生体で測定した肺コンプライアンスは胸郭の成分を含む。Crsと肺のみのコンプライアンス (Cl)、胸郭コンプライアンス (Ccw) の関係は $1/Crs = 1/Cl + 1/Ccw$。別名全肺コンプライアンス。

Cst static compliance → **Q71** → Cdyn

●静肺コンプライアンス　呼吸を止めて測定したコンプライアンス。肺容量変化を気道内圧変化で除した数値。

CVC crying vital capacity → **Q71** → BITI

●啼泣時肺活量　児が啼泣した際の自発呼吸のVt。抜管可能の評価に用いることができる。

CVP central venous pressure → MAP

●中心静脈圧　中心静脈カテーテルを用いて測定する中心静脈の血圧。胸腔内圧の影響を受ける。

DC developmental care → NICU

●発達促進ケア　NICUに入院している新生児に対して、成長や発達を促すために行うさまざまな働きかけ。

DPAP directional positive airway pressure → **Q33〜35, 38, 39, 109〜111** → CPAP

●呼気吸気変換方式持続陽圧　専用ジェネレーターを用いたCPAP。ジェット気流のコアンダ効果により、吸気に加えて呼気の呼吸仕事量を軽減する。ディーパップと読む。

EtCO2 end-tidal carbon dioxide → **Q15〜17** → PaCO2

●呼気終末二酸化炭素分圧　呼気終末の二酸化炭素分圧がPaCO2を反映し、PaCO2がPaCO2と原則的に同一であることを用いてPaCO2を推定する方法。

Fc corner frequency → **Q53** → HFO

HFOで効率の良い換気を行うための振動数。$Fc = 1/(2\pi RC)$、R：気道抵抗、C：コンプライアンス

FEV forced expiratory volume → FVC

●努力呼気肺活量　最大吸息位からできるだけ速やかに呼息させた際の呼気量。最初の1秒間の量を1秒量という。総量がFVC。

F$_I$O$_2$	fraction of inspiratory oxygen →**Q23, 46, 69** →PaO$_2$	
	●吸入酸素濃度	吸入気の気圧に占める酸素分圧の割合。空気のF$_I$O$_2$は0.21。
FRC	functional residual capacity →PEEP	
	●機能的残気量	安静呼気時に肺の中に残存しているガス量。FRCが減少すると呼吸仕事量が増加する。PEEPにより増加する。
FVC	forced vital capacity →FEV	
	●努力性肺活量	最大吸息位からできるだけ速やかに呼息させた際の総呼気量。呼出障害があるとVCより小さくなる。
HFNC	high flow nasal canulla →**Q40〜42** →CPAP	
	●ハイフロー経鼻カニューラ	加温加湿した高流量のフローを経鼻的に与える方式の呼吸補助。ある程度のPEEP効果が得られる。加温加湿高流量経鼻酸素カニューラ（heated humidified high-flow nasal cannula; HHHFNC）よりHFNCの表現が定着している。
HFO	high frequency oscillation →HFV	
	●高頻度振動換気	一回換気量が解剖学的死腔より小さいHFV。HFOVと同義に使われることが多い。
HFOV	high frequency oscillatory ventilation →**Q52〜60, 72, 121, 130** →HFV	
	●高頻度振動換気	一回換気量が解剖学的死腔より小さいHFV。HFOと同義に使われることが多い。
HFV	high frequency ventilation →HFO	
	●高頻度換気	生理的呼吸回数を大きく超えた換気回数を用いて行う人工換気の総称。高頻度陽圧換気（HFPPV）、高頻度ジェット換気（HFJV）、高頻度振動換気（HFO/HFOV）などを含む。
HMV	home mechanical ventilation therapy →**Q79, 80, 131** →NPPV	
	●在宅人工換気療法	神経疾患、筋疾患、呼吸器疾患などのために呼吸補助を必要とする患者を在宅でケアする方法。気管切開による方法と非侵襲的陽圧換気を用いる方法がある。
HOT	home oxygen therapy →**Q77, 78** →HMV	
	●在宅酸素療法	呼吸器疾患などのため酸素投与を必要とする患者を在宅でケアする方法。酸素の供給源として液体酸素を使う方法と酸素濃縮器を使う方法とがある。
HRF	hypoxic respiratory failure →iNO	
	●低酸素性呼吸不全	呼吸不全により必要とする酸素供給が得られない状態。
I/E比	inspiratory-expiratory ratio →**Q24, 25** →Ti	
	●吸気呼気時間比	強制換気で設定するTiとTeの比。通常1未満。
IMV	intermittent mandatory ventilation →**Q35, 43** →SIMV	
	●間欠的強制換気	呼吸回路に定常流を流すことにより強制換気の間の自発呼吸を可能にした換気方式。
iNO	inhaled nitric oxide →**Q90〜92** →PPHN	
	●NO吸入療法	選択的に肺血管抵抗を低下させることを目的に一酸化窒素を吸入する治療法。PPHNが主な治療対象。
INSURE	intubation surfactant（rapid）extubation →**Q83** →LISA	
		気管挿管して人工肺サーファクタント投与を行った後に人工呼吸管理を行うことなく抜管してnasal CPAPで呼吸管理を行う方法。SUR部分はSURfactantあるいはSUrfactant Rapaid。インシュアと読む。
IPPV	intermittent positive pressure ventilation →NPPV	
	●間欠的陽圧換気	元来は体外式陰圧換気の対語。現在ではNPPVの換気モードを指すことが多い。
IPPV	invasive positive pressure ventilation →NPPV	
	●侵襲的陽圧換気	気管挿管による陽圧換気。N(I) PPVの対語。
LIP	lower inflection point →UIP	
	●低位屈曲点	圧容量曲線において肺が膨らみ始める位置。PEEPの目安となる。
LISA	less invasive surfactant administration →**Q85** →MIST	
	●低侵襲サーファクタント投与法	非挿管で行うサーファクタント補充療法。nasal CPAP下に喉頭展開を行い、マギール鉗子を用いて喉頭内に挿入した細管を介して人工肺サーファクタントを注入する方法とその変法。

MAP   mean airway pressure → **Q46, 58, 69** → HFO
- 平均気道内圧 | 気道内圧曲線の時間平均。HFOにおける設定値。

MAP   mean atrial pressure → CVP
- 平均動脈圧 | 動脈圧の時間平均。拡張期動脈圧に脈圧の1/3を加えた値で近似される。

MIP   maximal inspiratory pressure → PIP
- 最大吸気圧 | 呼吸機能検査において、吸気時に発生できる最大の圧。

MIST   minimally invasive surfactant therapy → LISA
- 低侵襲サーファクタント投与法 | 非挿管で行うサーファクタント補充療法。nasal CPAP下に喉頭展開を行い、血管留置カテーテルの外筒を介して人工肺サーファクタントを注入する方法とその変法。

MMV   mandatory minute volume ventilation → **Q51** → VG
- 分時換気量保証 | VGを前提としたモード。VGで一回換気量がTTVに収束するとともに、分時換気量が目的の値に収束するように強制換気回数が自動制御される。

MV   minute volume → **Q18, 25, 45, 51** → Vt
- 分時換気量 | Vtの1分当たりの積算。調節換気ではMV = Vt × RR。

NAVA   neurally adjusted ventilatory assist → **Q61, 62** → NIV-NAVA
- 神経調節補助換気 | 横隔膜の電位を元に呼吸補助のタイミングと強さを調節する補助換気。

nasal CPAP   nasal continuous positive airway pressure → **Q33~39** → CPAP
- 経鼻式持続(的)気道(内)陽圧 | 鼻にプロングあるいは鼻マスクを装着することにより行うCPAP。気管チューブを用いたCPAPと区別するために用いる。n-CPAPと略されることがある。

nasal DPAP   nasal directional positive airway pressure → **Q33~39** → DPAP
- 呼気吸気変換方式経鼻式持続陽圧 | DPAPと同義。DPAPは専用のジェネレーターを用いるので、プロングか鼻マスクを使用する。n-DPAPと略されることがある。

NICU   neonatal intensive care unit → DC
- 新生児(特定)集中治療室 | 低出生体重児や医療を必要とする新生児を収容し、最も効果的かつ集約的な治療を行うための施設。喜びと生命の輝きに満ちた職場。

NIMV   non-invasive mechanical ventilation → NPPV
- 非侵襲的人工換気 | NPPVにまとめて記載。

NIPPV   nasal-intermittent positive pressure ventilation → NPPV
- 経鼻式間欠的陽圧換気 | NPPVにまとめて記載。

NIPPV   noninvasive positive pressure ventilation → NPPV
- 非侵襲的陽圧換気 | NPPVにまとめて記載。

NIV   non-invasive ventilation → NPPV
- 非侵襲的人工換気 | NPPVにまとめて記載。

NIV-NAVA   non-invasive NAVA → **Q61, 62** → NAVA
- NAVAを非挿管の呼吸補助に用いる方法。ニヴナヴァと読む。

NPPV   noninvasive positive pressure ventilation → **Q81, 131** → HMV
- 非侵襲的陽圧換気 | N = nasal、NI = non-invasive、I = intermittentなど用語が統一されていない。noninvasive positive pressure ventilationもNIPPV、NPPV、NPVなどの表記法がある。鼻マスク、プロング、マウスピース、フェイスマスクなどのインターフェイスを用いて気道に陽圧を与える呼吸補助の総称。

NPV   noninvasive positive pressure ventilation → NPPV
- 非侵襲的陽圧換気 | NPPVにまとめて記載。

NTB	necrotizing tracheobronchitis → Q128 → VAP	

- 壊死性気管・気管支炎 ｜ 壊死を伴う気管・気管支炎。長期人工換気の合併症として発生する場合と、アデノウイルスやヘルペスウイルスなどによる感染によって発生する場合とがある。

PaCO₂ partial pressure of arterial carbon dioxide → Q22, 25, 45, 122 → P$_A$CO₂

- 動脈血二酸化炭素分圧 ｜ 動脈血の二酸化炭素分圧。原則的にP$_A$CO₂と等しい。

P$_A$CO₂ partial pressure of alveolar carbon dioxide → PaCO₂

- 肺胞気二酸化炭素分圧 ｜ 肺胞気の二酸化炭素分圧。原則的にPaCO₂と等しい。

PaO₂ partial pressure of arterial oxygen → Q11, 13, 30, 31, 122 → P$_A$O₂

- 動脈血酸素分圧 ｜ 動脈血の酸素分圧。P$_A$O₂より低い。

P$_A$O₂ partial pressure of alveolar oxygen → PaO₂

- 肺胞気酸素分圧 ｜ 肺胞気の酸素分圧。(大気圧－飽和水蒸気圧) × FiO₂-PaCO₂/0.8。

PAV proportional assisted ventilation → Q49 → NAVA

- 比例補助換気 ｜ 患者の吸気、呼気および呼吸努力に応じて呼吸補助を行う換気法。

PEEP positive end-expiratory pressure → Q33, 45, 46, 69 → CPAP

- 呼気終末陽圧 ｜ 呼気時の気道内陽圧。気道の虚脱を防ぎ、FRCを増加する。

PEFR peak expiratory flow rate → PIFR

- 最大呼気流量 ｜ 呼吸機能検査における、呼気の最大流量。ピークフローメータを用いて簡易に測定可能。

PIFR peak inspiratory flow → PEFR

- 最大吸気流量 ｜ 呼吸機能検査における、吸気の最大流量。

PIP peak inspiratory pressure → Q45, 46, 69 → PEEP

- 最大吸気圧 ｜ IMV、SIMV、ACVなどの強制換気で設定する吸気圧の上限。

PPHN persistent pulmonary hypertension of the newborn → Q90 → iNO

- 新生児遷延性肺高血圧症 ｜ 新生児仮死などに伴い肺血管抵抗が上昇した状態。右左シャントが増加するため、酸素化が障害される。

PRVC pressure regulated volume control → Q50, 51, 130 → VTV

- 換気量保証 ｜ 従圧式人工換気の一回換気量が目的の数値に近づくように吸気圧が一定範囲で自動的に変動する機能。機種によりVGと呼ばれることがある。

PS pressure support → PSV

- 圧支持 ｜ PSVにおけるサポート圧。PSVと同義に用いられることがある。

PSV pressure support ventilation → Q24, 48, 49 → PTV

- 圧支持換気 ｜ 患者の吸気と呼気の両方に同調して行う呼吸補助。

PTV patient triggered ventilation → Q43, 47〜50 → PSV

- 吸気同調式人工換気 ｜ 患者の吸気努力に同調して行うSIMV、A/C、PSVなどの人工換気の総称。PSVと同義に用いられることがある。

RDS respiratory distress syndrome → Q6 → SMT

- 呼吸窮迫症候群 ｜ 肺サーファクタント欠乏による呼吸障害。呻吟、多呼吸、陥没呼吸、チアノーゼを呈する。

ROP retinopathy of prematurity → Q23, 31 → CLD

- 未熟児網膜症 ｜ 網膜血管の未熟性に起因する疾患。網膜周辺部に無血管野が存在し、進行すると増殖性変化、網膜剥離を発症する。過剰な酸素投与が増悪因子となる。

RR respiratory rate → Q25, 45, 69 → SIMV

- 呼吸数 ｜ バイタルサインとしての呼吸数を意味する場合と、IMVやSIMVにおける換気回数を意味する場合とがある。

Rrs respiratory resistance → Crs

- 呼吸抵抗 ｜ 換気量と流量の比。気道抵抗と肺抵抗からなる。

RV residual volume → FRC
- 残気量 呼吸機能検査において、最大呼息時に肺に残る気体の容積。閉塞性障害では増加し、拘束性障害では減少する。

SaO₂ saturation of arterial oxygen → Q11, 12 → SpO₂
- 動脈血酸素飽和度 ヘモグロビン濃度に占める酸化ヘモグロビンの割合。血液ガス分析の結果から酸素解離曲線を用いて計算する方法と、コオキシメータを用いて吸光度から計算する方法がある。

SBE standard base excess → Q9 → ABE
- 過剰塩基の計算値。37℃、PaCO₂ = 40mmHg の状態で細胞外液の pH を 7.40 にするために必要な塩基の量を mEq/L で表したもの。血液のヘモグロビン濃度は 15g/dL と仮定される。cBase (Ecf) と表記することもある。

SI sustained inflation → Q64 → PEEP
- 深呼吸機能 気道のリクルートメントを目的に一定時間高い PEEP を与えること。HFOV 中の肺容量の治療・予防目的に行う場合と、生後早期に行う場合がある。

SIMV synchronized intermittent mandatory ventilation → Q43, 44, 47 → IMV
- 同調式間欠的強制換気 吸気のタイミングを患者の吸気努力に同調した強制換気。Ti、RR、PEEP、PIP は固定。

SMR stable microbubble rating → SMT
- 安定小泡沫計数(法) SMT の別名。

SMT stable microbubble test → Q6, 82 → SMR
- ステイブル・マイクロバブル・テスト 羊水あるいは胃液を泡立て、直径 15μm 以下の安定した泡の数を計数することにより検体に含まれる肺サーファクタントの量を推定する検査法。別名 SMR。開発者の名前から Pattle とも言われる。

SNIPPV synchronized nasal IPPV → NPPV
- 同調式経鼻式間欠的陽圧換気 患者の自発呼吸に同調した NPPV。

SpO₂ percutaneous oxygen saturation → Q12, 14, 30, 31 → SaO₂
- 経皮動脈血酸素飽和度 パルスオキシメータを用いて測定した動脈血酸素飽和度。

S-TA surfactant TA → Q84 → RDS
- サーファクタント TA ウシ由来の肺サーファクタント脂質分画に成分調整を加えた人工肺サーファクタント。T は田辺、A は秋田の意。日本ではサーファクテン®が市販されている。一般名 Beractant。

SV stroke volume → Q56, 59, 69 → HFO
- ストロークボリューム ピストン式 HFO で設定する一回換気量。

SvO₂ saturation of (mixed) venous oxygen → SaO₂
- (混合)静脈血酸素飽和度 身体において消費された残りの酸素量を反映する。

tcPCO₂ transcutaneous carbon dioxide tension → Q17 → PaCO₂
- 経皮二酸化炭素分圧 加温することで皮膚を透過した二酸化炭素の濃度を二酸化炭素電極を用いて測定した値。PaCO₂ を連続的に推定することができる。

tcPO₂ transcutaneous oxygen tension → Q13, 14, 31 → PaO₂
- 経皮酸素分圧 加温することで皮膚を透過した酸素の濃度を酸素電極を用いて測定した値。PaO₂ を連続的に推定することができる。

Te expiratory time → RR
- 呼気時間 IMV および SIMV で設定する吸気の終了から次回の吸気開始までの時間。RR = 60/(Ti + Te)。

Ti inspiratory time → Q24, 26 → Te
- 吸気時間 IMV、SIMV、A/C などの強制換気で設定する呼気弁を閉鎖してから開放するまでの時間。

TIPPV	tracheostomy intermittent positive pressure ventilation →NPPV	

TIPPV tracheostomy intermittent positive pressure ventilation →NPPV
- 気管切開間欠的陽圧換気｜NPPV の対語。気管切開による人工換気。

TLC total lung capacity →RV
- 総肺気量｜全肺気量ともいう。RV + VC。

TPPV tracheostomy positive pressure ventilation →Q131 →NPPV
- 気管切開人工換気｜NPPV の対語。気管切開による人工換気。

TTV target tidal volume →VG
- 目標一回換気量｜VTV で設定される、目標となる一回換気量。

UIP upper inflection point →LIP
- 高位屈曲点｜圧容量曲線において肺が最大容量となる位置。UIP 以上の気道内圧は肺過膨張を招く。

Va alveolar ventilation →Vt
- 肺胞換気量｜一回換気量から死腔量を引いたもの。

VAP ventilator associated pneumonia →NTB
- 人工呼吸器関連肺炎｜人工呼吸器の使用に関連して発生した肺炎。通常人工呼吸器使用開始 48 時間後から使用終了 48 時間後までに新たに発生した肺炎を指す。

VAPS volume assured pressure support →VG
- 換気量保証型 PSV｜換気量保証を併用した PSV。

VC vital capacity →FVC
- 肺活量｜最大吸息位から最大呼息位までの間に呼出されるガスの量。

VD dead space volume →Va
- 死腔容量｜気道において血液とガス交換を行わない部分の容積。気道の容積から肺胞の容積を引いたものが解剖学的死腔。吸気のうちガス交換に寄与しない容積が生理学的死腔。

VG volume guarantee →Q50, 51, 130 →MMV
- 換気量保証｜従圧式人工換気の一回換気量が目的の数値に近づくように吸気圧が一定範囲で自動的に変動する機能。機種により PRVC と呼ばれることがある。

VI ventiratory index →a/APO$_2$
- 換気指数｜FiO$_2$ × MAP/PaO$_2$。RDS では 0.4 × 7/60 = 0.047 以上になる。

VILI ventilator-induced lung injury →CLD
- 人工呼吸器誘発肺損傷｜人工呼吸管理に起因する肺損傷。酸素毒性、容量損傷（volutrauma）、圧損傷（barotrauma）、shear stress、炎症性メディエータ（biotarama）の複合により成立する。ventilator-associated lung injury（VALI）も同義。

Vt tidal volume →Q18, 25, 27, 45, 50 →VG
- 一回換気量｜1 回の呼吸で換気される容積。人工換気では、気管チューブにリークがなければ気道流量の積分に相当する。

Vte expiratory tidal volume →Vti
- 呼気一回換気量｜一回換気量を吸気と呼気に分けて測定した場合の呼気の一回換気量。気管チューブにリークがある場合は Vti より実際の Vt に近い。

Vti inspiratory tidal volume →Vte
- 吸気一回換気量｜一回換気量を吸気と呼気に分けて測定した場合の吸気の一回換気量。気管チューブにリークがあると実際の Vt より大きくなる。

VTV volume targeted ventilation →Q50 →VG
- 量規定換気｜従圧式人工換気による換気量が目的の数値に近づくように自動制御される機能。VG、MMV、PRVC などの機能を包含する概念。一回換気量の保証を意味する場合もある。

ZEEP zero end expiratory pressure →PEEP
- 呼気終末ゼロ圧｜PEEP = 0 の設定。新生児の呼吸管理では例外的。胸腔内圧を低下させることが最優先の際に選択する。ジープと読む。

索引 INDEX

あ

アイノフロー®吸入用 800ppm ● 263
アイノフローDS ● 263
アクティブ回路 ● 230, 366
アジャストフィット NEO ● 353
圧支持換気 ● 84, 85, 87, 88, 144, 146, 178, 358
圧センサ ● 91, 324
圧損傷 ● 76, 186, 324, 342
圧トリガー ● 357
圧波形 ● 88
圧マノメーター ● 284
圧量曲線 ● 68, 170, 186, 343
アプネアモニタ ● 38
アラーム
　過温── ● 330
　気道内圧上限── ● 324, 327
　供給ガス圧低下── ● 328
　呼吸器回路リーク── ● 327
　低温── ● 330, 332
　分時換気量下限── ● 324, 327
　──の自動設定 ● 327
アンプリチュード ● 62, 155, 162, 166, 168, 173, 336, 362

い

胃食道逆流症 ● 32
一回換気量 ● 18, 58, 62, 65, 68, 86, 91, 136, 138, 144, 148, 151, 153, 159, 173, 202, 208, 324, 327, 333, 359
一酸化窒素吸入療法 ● 159, 258, 260, 263
　──の手動投与 ● 265
医療ガス配管 ● 328
インジェクターモジュール ● 263
インターフェイス ● 105, 107, 232
咽頭軟化症 ● 128
インピーダンス法 ● 40, 42
インファントフローLP ● 104, 107, 113, 305
インファントフローSiPAP ● 104, 109, 111, 113, 304

う

ウィーニング ● 178, 211
　──の中止基準 ● 205
　──の手順 ● 202
ウォータートラップ ● 327

え

エアウェイアダプタ ● 56
エアトラッピング ● 27
エアリーク ● 83, 140, 160, 165, 272
栄養 ● 209
液体酸素 ● 224
壊死性気管・気管支炎 ● 350
壊死性腸炎 ● 79, 251
エックス線写真 ● 164, 202, 293, 337, 339

お

オートトリガー ● 67, 137, 143
横隔膜 ● 170, 176
往復性喘鳴 ● 346
親の会 ● 214
温度 ● 189, 196
　チャンバー出口── ● 192, 194, 200
　保育器── ● 196
　──センサ ● 330, 332
　──プローブ ● 192, 196, 200

か

外ステント術 ● 352
開放式気管吸引 ● 295, 298
過温アラーム ● 330
加温・加湿 ● 31, 189, 219, 330, 332
加温加湿器 ● 105, 192, 199, 324, 330, 332
　パスオーバー式── ● 198, 200
加温部 ● 196
化学受容器 ● 22
過換気 ● 97
加湿不足 ● 194
ガス交換 ● 153
ガス乱流 ● 172
片肺挿管 ● 292, 324
活動電位 ● 40
カフェイン ● 250, 253, 256
カプノグラム ● 56, 59, 289
カプノメータ ● 56, 61, 287, 290, 319
　サイドストリーム式── ● 56
　メインストリーム── ● 56, 61
過膨張 ● 69
カリオペα ● 162, 332
川口式カヌラ ● 118
換気回数 ● 86, 142, 204, 356
換気量 ● 62, 65, 68, 319, 362
　──曲線 ● 65
　──保証 ● 63, 81, 148, 151, 168, 173, 359

間欠的強制換気●86, 111, 134, 140, 335, 356
　同調式──●86, 134, 136, 140, 142, 146, 148, 151, 187, 356
還元ヘモグロビン●29, 50
間質性肺気腫●160, 339
陥没呼吸●25, 29, 31, 202
顔面変形●232

き

機械受容器●22
気管・気管支軟化症●210, 273, 348, 351
気管吸引●160, 165, 213, 295, 298, 300, 302
　開放式──●295, 298
　閉鎖式──●295, 300
気管支肺異形成●178, 251
気管切開●213, 215, 217, 219, 225, 232, 347, 353
　──人工換気●230, 365
　──チューブ●353
気管切開カニューラ●214, 215, 217
　──の入れ替え●214, 217
　──の固定●215
気管挿管●232, 244, 285, 286, 289, 292
気管チューブ●286, 292
　──の固定●309, 322
　──の閉塞●60, 67, 164, 189, 319, 327
　──からのリーク●58, 59, 67, 69, 93, 136, 145, 147, 148, 151, 173, 178, 327, 331
気管動脈瘻●216
気胸●100, 236, 239, 337, 339
　緊張性──●165, 337

キサンチン製剤●207, 250, 253, 256
気縦隔●339
気道確保●213, 280
気道狭窄●213
気道損傷●96, 189
気道抵抗●63, 69, 142, 146, 155, 160, 172, 189, 250, 324, 327
気道内圧●62, 65, 68, 96, 134, 142, 186, 319, 324, 345
　──上限アラーム●324, 327
気道分泌物●31, 300, 311, 314
　──の貯留●213, 302
気道閉塞●160, 213, 318, 327
機能的残気量●110, 141, 186
気腹●339
吸引チューブ●298
吸気時間●65, 83, 85, 86, 88, 94, 108, 104, 140, 142, 144, 208, 335, 356
吸気ストレス●211
吸気性喘鳴●27, 346
吸気同調式人工換気●97, 134, 142, 144, 146, 148, 356
吸気量●91
急性呼吸窮迫症候群●184
吸入酸素濃度●62, 79, 122, 131, 140, 155, 176, 204, 222, 335
供給ガス圧低下アラーム●328
胸腔内圧●96, 134, 141, 170, 335, 337
胸骨圧迫●281
強心昇圧薬●260
許容的高二酸化炭素血症●76, 203, 343
緊張性気胸●165, 337

く

くちばし状変形●69, 343
口元フローセンサ●91, 93

グラフィックモニタ●62, 65, 68, 83, 89, 92, 203, 319
クリーンエア ASTRAL●365
クリーンエア VELIA●365
グルココルチコイド●266, 269

け

計画外抜管●59, 65, 309, 318, 321, 327, 367
携帯酸素ボンベ●224
経鼻カテーテル●225
経鼻カニューラ●223, 225
経皮酸素・二酸化炭素モニタ●164, 319
経皮酸素分圧●52, 54, 99, 100
経皮動脈血酸素飽和度●50, 54, 79, 98, 100, 318
　目標──●98, 281
　──のアラーム設定●81
　──の上下肢差●46
　──の平均時間●80
経皮二酸化炭素分圧●61
血圧●272, 335
血液ガス●43, 48, 164, 202
　──分析装置●44
血管拡張薬●258, 275
血管内皮細胞損傷●342
結露●67, 191, 194, 196, 201, 330, 332,
　──コントロール●192
原発性無呼吸●23

こ

コアンダ効果●103, 113
高加湿高流量経鼻酸素カニューラ→HFNC
抗痙攣薬●275
口唇口蓋裂●128
喉頭鏡●286
喉頭浮腫●346

高二酸化炭素血症●102, 172, 230, 335, 343
　許容的──●76, 203, 343
高乳酸血症●99, 100
高頻度振動換気●91, 97, 153, 159, 162, 164, 168, 170, 172, 187, 194, 211, 332, 335, 345, 356
　ダイアフラム式──●162, 168, 173, 359,
　バルブ式──●359
　ピストン式──●162, 166, 168, 173, 359
　──の加温・加湿●334
誤嚥評価●213
呼気圧迫法●312
呼気ガスディテクタ●289, 319, 327
呼気感度●89
呼気吸気変換方式持続陽圧●103, 109, 111, 113, 119, 304, 305, 308
　──からの離脱●122
呼気時間●64, 83, 356
呼気終末二酸化炭素分圧●56, 59, 61
呼気終末陽圧●62, 65, 68, 88, 93, 103, 124, 127, 138, 142, 144, 176, 180, 187, 204, 260, 283, 312, 335, 345, 351, 356
呼気性喘鳴●27, 346
呼気二酸化炭素検出器●287, 289
呼吸音●164
　──の減弱●337
呼吸回数●62, 83, 86, 138, 151, 335, 356
呼吸器回路リークアラーム●327
呼吸機能検査●206

呼吸窮迫症候群●33, 83, 86, 236, 244, 339, 345
呼吸仕事量●88, 96, 103, 111, 124, 133, 134, 183, 304
呼吸心拍モニタ●37, 164
呼吸性アルカローシス●336
呼吸賦活薬●207
呼吸不全●213
呼吸理学療法●311, 314
呼気量●91
故障●330, 332
誤接続●330, 332
混合性無呼吸●23
コンスタントフロー→定常流
コンプライアンス●25, 63, 68, 83, 86, 89, 94, 141, 142, 144, 146, 148, 159, 165, 172, 184, 188, 203, 250, 273, 324, 327
　静肺──●207

さ

サーファクタント補充療法●31, 160, 236, 239, 242, 244, 247
サーファクテン®●242, 247
サーボi●116, 356
細気管支炎●184
細菌感染症●31
サイクルオフ●177
再挿管●256, 347
最大吸気圧●62, 65, 68, 93, 138, 140, 142, 144, 148, 151, 180, 187, 204, 335, 343, 356
在宅酸素療法●220, 222, 224
在宅支援チーム●227
在宅人工換気●227, 230, 232, 365
在宅用人工呼吸器●227, 231, 365
サイドストリーム●56

左心低形成症候群●90, 151, 174
サポート圧●145
酸素解離曲線●48, 54, 79, 98
酸素カニューラ●102
酸素供給器●224
酸素需要量●202
酸素テスト●30
酸素投与●98
　──法●102
　──量●100
酸素濃縮器●223, 224
酸素濃度計●102
酸素飽和度●29
　──の上下肢差●30
酸素流量●284
サンプリングチューブ●56
　──の閉塞●60

し

ジアゼパム●275
ジェット流●103, 111
時間波形●65
死腔量●58
自己膨張式バッグ●283
持続的気道内陽圧●103, 109, 113, 122, 124, 127, 131, 183, 239, 244, 304, 356
湿度●189, 196
　──コントロール●192, 200
時定数●64
自動調節能●77
自発呼吸●59, 65, 86, 88, 96, 103, 109, 111, 134, 136, 138, 143, 148, 151, 176, 183, 272, 335
従圧式●88, 359
縦隔気腫●339
周期性呼吸●22, 99
重炭酸イオン●43

従量換気●148
出血性肺浮腫●31
瞬時心拍数トレンドグラム●72
消化管出血●253
静肺コンプライアンス●207
静脈還流●83, 141, 335, 337
静脈血●50
褥瘡●308
食道挿管●290, 350
徐脈●22, 37, 99
心音●164
呻吟●25, 31
人工呼吸器関連肺損傷●202, 206
人工肺サーファクタント●236, 239, 247
人工鼻●219, 225
深呼吸●109, 186
新生児遷延性肺高血圧症●30, 38, 47, 101, 258, 273
身体抑制●322
心電図モニタ●40
振動音
　――の減弱●164
　――の左右差●165
振動数●155, 161, 162, 168, 360
心嚢気腫●339
心拍出量●141
心拍数●72
振幅圧→アンプリチュード

す

水分制限●270
スタイレット●286
スタンバイ●332
ステイブル・マイクロバブル・テスト●33, 34, 237
　――の評価●34
ステファニー●358

ステロイド剤●204, 208, 266, 268, 269
ストロークボリューム●155, 161, 166, 168, 172, 173, 204, 212, 362
スパイク波●83
スピロノラクトン●271
ずり応力●211, 345

せ

声帯指標線●288, 289, 292, 346
声門下狭窄●346
赤外線吸収法●56
絶対湿度●191, 333
全身性炎症反応症候群●345
先天性横隔膜ヘルニア●159, 248, 285, 363
先天性心疾患●27, 29, 260, 349
　肺血流増加型――●90
先天性嚢胞性腺腫様形成異常●285
先天性肺炎●248
先天代謝異常症●25
喘鳴●27, 346, 349
　往復性――●346
　吸気性――●27, 346
　呼気性――●27, 346

そ

早期抜管●120
早期母子接触●98
相対湿度●189, 191, 200
続発性無呼吸●23
蘇生●98

た

ターゲット・レンジ●80
ターゲット SpO_2●79
ターミネーション●357

ダイアフラム式 HFOV●162, 168, 173, 359,
体位排痰法●311
胎児循環遺残●159
胎児水腫●159
胎児ヘモグロビン●49, 51, 80
代謝性アシドーシス●25, 99, 100
体重●210
耐振動・衝撃規格●365
大動脈胸骨固定術●351
大脳皮質●22
胎便吸引症候群●83, 160, 247, 339, 363
多呼吸●25, 29, 31, 133, 202
立ち上がり時間●65, 88, 142
弾性度●146

ち

チアノーゼ●29, 98, 165, 290, 349
　中心性――●25, 29
　末梢性――●29
　――性心疾患●98
チャンバー●192, 200, 330, 332
　自動給水式――●105
　――出口温度●192, 194, 200
　――の空焚き●331
中心性チアノーゼ●25, 29
中枢性無呼吸●23, 207
聴診●164, 290, 292
直接肺胞換気●153
鎮静●214, 272, 275, 323
　――薬●97, 272, 275, 351

て

低温アラーム●330, 332
低灌流●50
啼泣時肺活量●207
低酸素血症●22, 98, 184, 261

低酸素療法 ● 90
低出生体重児 ● 362
定常流 ● 88, 103, 142, 144, 148, 230, 304, 331
低二酸化炭素血症 ● 76, 148
テイラー分散 ● 154
デカドロン® ● 269
デキサメタゾン ● 266, 269
デクスメデトミジン ● 275
デクビタス像 ● 337
デマンドフロー ● 88
電源ノイズ ● 331

と

同調式間欠的強制換気 ● 86, 134, 136, 140, 142, 144, 146, 148, 151, 187, 356
同調式経鼻式間欠的陽圧換気 ● 114
動脈管依存性心疾患 ● 25, 30, 47, 90, 98
動脈管開存症 ● 251, 261
動脈血 ● 45, 50
動脈血酸素分圧 ● 48, 52, 76, 80, 98, 100, 140, 335
動脈血酸素飽和度 ● 48, 50
動脈血二酸化炭素分圧 ● 43, 86, 138, 336
ドキサプラム ● 207, 253, 256
ドプラム® ● 253, 256
トラックケアー ● 295, 300
トランスイルミネーション ● 337
トリガー ● 65, 86, 136
　圧—— ● 357
　オート—— ● 67, 137, 143
　フロー—— ● 136
　——ウインド ● 134, 143, 356
　——感度 ● 65, 91, 136, 143, 145, 177, 324, 357

努力呼吸 ● 25
トリロジー100 plus ● 365
トリロジー200 plus ● 365
トレンドグラム ● 71, 319
　瞬時心拍数—— ● 72

な

内ステント術 ● 353

に

肉芽 ● 210, 215, 217, 353
二相換気 ● 109, 113

ね

熱傷 ● 51, 53, 54
熱線式フローセンサ ● 91
粘膜繊毛運動 ● 332

の

脳室周囲白質軟化症 ● 76, 168, 272
脳室内出血 ● 76, 184, 272, 275

は

肺インピーダンス ● 161
肺炎 ● 83
　先天性—— ● 248
肺血管抵抗 ● 90, 261, 335, 337
敗血症 ● 248
肺高血圧 ● 47, 159, 259, 261, 349
肺サーファクタント ● 33, 34
ハイサンソ® ● 224
肺出血 ● 31, 247
肺損傷 ● 96, 202
排痰 ● 311, 314
　——体位 ● 314
肺低形成 ● 159, 260
肺内シャント ● 29, 184, 186
肺胞毛細血管異形成 ● 260

肺リクルートメント ● 157, 184, 187, 359
抜管 ● 122, 127, 132, 272, 276
　計画外—— ● 59, 65, 309, 318, 321, 327, 367
　早期—— ● 120
　——基準 ● 206, 211
　——困難 ● 346, 349
バックアップ換気 ● 143, 357
パッシブ回路 ● 230
バブル CPAP ● 115, 304
ハミング V ● 162, 332
ハミング Vue ● 116
ハミング X ● 116, 162, 356
パラメータ ● 155, 356
パルスオキシメータ ● 29, 38, 47, 50, 54, 56, 80, 164, 223, 226, 281, 287, 289
バルブ式 HFOV ● 359

ひ

ヒータープレート ● 194
ヒーターワイヤー ● 192, 330, 332
非加温部 ● 196
皮下気腫 ● 339
非加熱延長チューブ ● 193, 196
比色法 ● 56, 289, 290
非侵襲的陽圧換気 ● 230, 232, 365
ヒストグラム ● 72
ピストン式 HFOV ● 162, 166, 168, 173, 359
左右シャント ● 27
鼻中隔損傷 ● 306, 308
非定常流式人工呼吸器 ● 332
ヒドロコルチゾン ● 266, 268
皮膚トラブル ● 38
鼻翼呼吸 ● 25
比例補助換気 ● 146

貧血 ● 30

ふ

ファイティング ● 65, 96, 134, 143, 177, 272, 324
ファビアン HFO ● 162, 358
フェノバルビタール ● 275
フェンタニル ● 275
副反応 ● 275
腹部膨満 ● 281, 319
振り子流 ● 154
フルチカゾン吸入療法 ● 266, 268
ブレード ● 286
プレシジョンフロー® ● 125, 129
ブレンダー ● 281
フロー曲線 ● 65
フローセンサ ● 91, 93, 148, 261, 327, 356, 357, 359
　口元―― ● 91, 93
　熱線式―― ● 91
フロートリガー ● 136
フローボリューム曲線 ● 68
フローラン® ● 258
フロセミド ● 270
プロング ● 107, 113, 116, 125, 304, 305, 308
分子拡散 ● 154
分時換気量 ● 62, 86, 138, 148, 151, 327
　――下限アラーム ● 324, 327
　――保証 ● 148, 151, 359

へ

平均気道内圧 ● 62, 83, 140, 155, 159, 162, 164, 166, 168, 170, 186, 204, 211, 260, 335, 360
閉鎖式気管吸引 ● 295, 300
閉塞性換気障害 ● 59
閉塞性無呼吸 ● 23, 41, 207, 346
ヘッドボックス ● 102
ベビーフロー ● 118, 304
ヘモグロビン ● 30, 48, 50
　還元―― ● 29, 50
　胎児―― ● 49, 51, 80
　――の吸光度 ● 50

ほ

保育器温度 ● 196
保育器内酸素投与 ● 102
抱水クロラール ● 275
飽和水蒸気量 ● 191
保守点検 ● 328
補助調節換気 ● 87, 146, 356
母体ステロイド投与 ● 236

ま

マイルドサンソ® ● 224
マスク ● 283
　鼻―― ● 304, 305, 308
マスク＆バッグ ● 280, 283, 285, 286
末梢性チアノーゼ ● 29
慢性肺疾患 ● 76, 79, 86, 100, 160, 165, 184, 189, 213, 222, 224, 236, 239, 244, 249, 251, 266, 268, 269, 270, 272, 311, 343, 345

み

右左シャント ● 30, 38, 46
未熟児網膜症 ● 79, 98, 100, 205, 340
ミダゾラム ● 275
ミニフロー4000 ● 116

む

無気肺 ● 165, 184, 260, 311

無呼吸 ● 111, 119, 121, 122, 133, 152, 186, 202, 205, 357
　原発性―― ● 23
　混合性―― ● 23
　続発性―― ● 23
　閉塞性―― ● 23, 41, 207, 346
無呼吸発作 ● 22, 37, 71, 99, 111, 119, 121, 133, 239, 250, 253, 256
　――の分類 ● 23

め

メインストリーム ● 56, 61
メディジェット 1000 ● 113, 116, 304
メトヘモグロビン血症 ● 30, 260

も

毛細管血 ● 46
モルヒネ塩酸塩 ● 275

よ

用手換気 ● 328
羊水混濁 ● 285
容量損傷 ● 76, 83, 148, 157, 186, 342, 359

り

リーク ● 58, 67, 69, 93, 136, 145, 147, 148, 151, 173, 178, 219, 327, 331
　――のトレンド ● 95
　――補正 ● 173, 357, 365
　――率 ● 62, 93, 357
　――量 ● 94
利尿薬 ● 208, 270
流量 ● 62, 65, 68
流量調節バルブ ● 284
流量膨張式バッグ ● 283, 319

量規定換気 ● 148, 151, 160

れ

レジスタンス→気道抵抗
レスパイト ● 227
レスピア® ● 250
レスピールプラス ● 224

数字・欧文

%prolongation ● 207
3100A HFOV ● 162
A/C →補助調節換気
ABE ● 43
above PEEP ● 145
Amp →アンプリチュード
angel wing sign ● 340
APRV ● 183, 356
atelectrauma ● 157, 186, 345
aut SI ● 188
auto F_IO_2 ● 81
auto PEEP ● 84, 86
AVAPS ● 366
AVEA® ● 81
Babylog 8000 plus ● 162, 356
Babylog VN500 ● 95, 148, 151, 162, 356
barotrauma →圧損傷
beaking →くちばし状変形
BearCub 750 PSV ● 358
Bilevel-PAP ● 368
BiPAP A40 ● 365
BiPhasic ● 109, 113
BPD28 ● 239
BITI →呼吸耐力指数
cap-ONE ● 58
CCAM/CPAP →先天性囊胞性腺腫様形成異常
CLD →慢性肺疾患
CLD36 ● 236, 239
$CLiO_2$ ● 81

CO_2 拡散係数 ● 169
CPAP →持続的気道内陽圧
――ジェネレーター ● 111, 116
cumulative index of exposure to hypocarbia ● 76
CVC →啼泣時肺活量
deep 法 ● 298
DPAP →呼気吸気変換方式持続陽圧
dry lung 症候群 ● 363
ductal ショック ● 25
dying spell ● 349
early CPAP use ● 236
Edi ● 176, 180
――トリガー ● 176
Edi min ● 176
Edi peak ● 176, 181
Evita® ● 368
F_IO_2 →吸入酸素濃度
flow assist；FA ● 146
FV ループ →フローボリューム曲線
HAMILTON-H900 ● 199
HCO_3^- →重炭酸イオン
Hering-Breuer 反射 ● 22
HFNC ● 124, 127, 131, 207, 347
――からの離脱 ● 131
――の適応 ● 127
HFOV →高頻度振動換気
HFOV-VG ● 173, 362
HHHFNC → HFNC
high PEEP 療法 ● 351
high volume injury ● 186, 211, 342
HMV →在宅人工換気
HOT →在宅酸素療法
HT70 plus ● 365
I/E 比 ● 83, 86, 356
IC クランプ法 ● 280

IMV →間欠的強制換気
INSURE ● 239, 245
iVAPS ● 367
LISA ● 240, 244
low pressure ● 103
low volume injury ● 186, 211, 345
LIP ● 170
LTV® 1150 ● 365
MAP →平均気道内圧
MMV →分時換気量保証
Monnal T50 ● 365
MR850 ● 192, 199, 330
MRSA ● 350
MV →分時換気量
nasal CPAP ● 103, 207, 254, 256, 346
――の固定方法 ● 304
nasal DPAP ● 103, 109, 111, 116, 119, 207
――の固定方法 ● 304
NAVA ● 176, 180, 356
――レベル ● 176, 180
NeoBar ● 304, 310
NICU における呼吸理学療法ガイドライン ● 311
NIP ネーザル® V-E ● 365
nitrogen washout ● 100, 339
NIV-NAVA ● 178, 180, 182
NO 吸入療法
　→一酸化窒素吸入療法
NPPV →非侵襲的陽圧換気
NTB →壊死性気管・気管支炎
nurse-to-patient ratio ● 323
NUVO LITE MARK ● 224
open lung concept ● 157, 187
Optiflow™ Junior ● 125, 129
Oxy CRG ● 319
$PaCO_2$ →動脈血二酸化炭素分圧
PaO_2 →動脈血酸素分圧
PAV →比例補助換気

PDCA サイクル ● 323
PEEP →呼気終末陽圧
permissive hypercapnia
　　→許容的高二酸化炭素血症
PIP →最大吸気圧
PMH8000 ● 199
PPHN
　　→新生児遷延性肺高血圧症
PSV →圧支持換気
PTV →吸気同調式人工換気
pulsatile SI ● 187
Puppy-X ● 365
Puritan Bennett™ 560 ● 365
Puritan Bennett™ 840 ● 89, 116, 358
PV ループ→圧量曲線
RDS →呼吸窮迫症候群
rise time ● 88, 142, 144
ROP →未熟児網膜症
RR →換気回数／呼吸回数

SaO_2 →動脈血酸素飽和度
SBE ● 43
shallow 法 ● 298, 300
SI ● 186
sigh ● 109
silent aspiration ● 32
SIMV →同調式間欠的強制換気
SINDI ● 114
SLE1000 ● 113
SLE2000 ● 116
SLE2000 HFO ● 162, 358
SLE5000 ● 116, 162, 358
sniffing position ● 280, 288
SNIPPV →同調式経鼻式間欠的陽圧換気
SOLO カニューレ ● 126, 128
spinnaker sail sign ● 340
SpO_2 →経皮動脈血酸素飽和度
static SI ● 187
SV →ストロークボリューム

$tcPCO_2$ →経皮二酸化炭素分圧
$tcPO_2$ →経皮酸素分圧
　　──指数 ● 52
termination sensitivity ● 144
TgV ● 367
Ti →吸気時間
TPPV →気管切開人工換気
UIP ● 170
VG →換気量保証
Vivo40 ● 365
Vivo50 ● 365
Vivo60 ● 365
volume assist；VA ● 146
volutrauma →容量損傷
Vt →一回換気量
VTHf ● 169, 173
VTV →量規定換気
Y ガーゼ ● 216
Y ピース ● 193, 196, 197

新生児呼吸器疾患画像クイズ　回答

① 胎便吸引症候群

② 縦隔気腫

③ 慢性肺疾患Ⅲ型（Wilson-Mikity 症候群）

④ 慢性肺疾患ならびに先天性嚢胞性腺腫様形成異常（CCAM）
　　CLD Ⅲ型で在宅酸素療法を施行した症例。生後 10 カ月時に左下葉切除術施行にて CCAM と診断。

⑤ 肺出血

⑥ 先天性鼻腔狭窄（図1）
　　最大鼻腔幅が眼窩間幅より狭く、下顎幅の 0.16 倍より狭い。口呼吸に適応できず、下鼻甲介切除により気道の開通を得た。

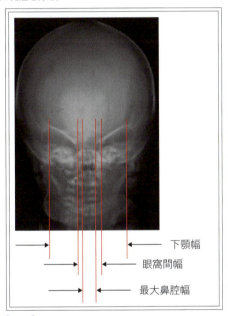

|図1|

⑦ subpleural pneumothrax（図2）

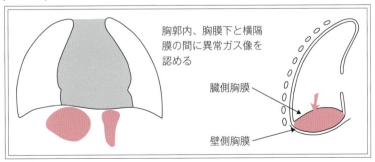

|図2|

⑧ 右肺低形成と椎骨形成異常（図3）

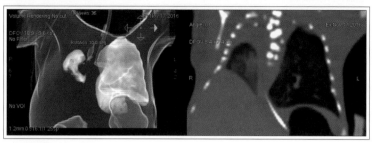

|図3| 胸部 CT 所見

⑨ 先天性左横隔膜ヘルニア

⑩ 左右の内側気胸および縦隔気腫
新生児一過性多呼吸（TTN）に続発したエアリークである。

⑪ 呼吸窮迫症候群（Bomsel IV 度相当）

⑫ 呼吸窮迫症候群（Bomsel III 度相当）

⑬ 左肺間質性気腫（PIE）
この症例の PIE は HFO に変更後 48 時間で軽快した。

⑭ 先天肺炎
胸部エックス線では呼吸窮迫症候群（Bomsel IV 度）との鑑別は不可能。母体発熱と胃内羊水の白血球から先天感染が疑われ、サーファクタント投与後も改善がないことから先天肺炎と診断。胃内羊水の塗抹検査でB群溶血性連鎖球菌を認め、血液培養でも同菌を検出。

⑮ 気胸

●編者紹介

長　和俊（ちょう　かずとし）

北海道大学病院周産母子センター診療教授、医学博士

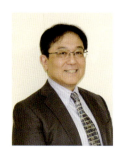

1985 年 3 月	北海道大学医学部卒業
1985 年 6 月	北海道大学医学部附属病院小児科
1985 年 10 月	市立江別総合病院小児科
1987 年 2 月	日鋼記念病院小児科
1988 年 4 月	函館中央病院小児科
1989 年 4 月	王子総合病院小児科
1990 年 4 月	北海道大学医学部附属病院産婦人科
1990 年 10 月	岩手医科大学小児科副手
1994 年 1 月	北海道大学病院産婦人科
1999 年 4 月	同　分娩部助手
2000 年 4 月	北海道大学病院周産母子センター講師
2006 年 4 月	同　助教授
2007 年 4 月	同　准教授
2009 年 4 月	同　診療教授

◆専門・主な研究領域

新生児学一般
新生児慢性肺疾患の病態解明と治療・予防
遺伝性間質性肺疾患の病態解明と治療法開発

◆主な学会活動

日本小児科学会評議員、専門医・指導医
日本産科婦人科学会会員
日本新生児成育医学会理事
日本周産期・新生児医学会理事、周産期（新生児）専門医・指導医
日本肺サーファクタント・界面医学会理事
日本産婦人科・新生児血液学会理事
日本臨床モニター学会評議員
日本小児保健学会評議員
日本人類遺伝学会会員、臨床遺伝専門医
日本小児呼吸器学会会員
日本マススクリーニング学会会員
日本輸血細胞治療学会会員
日本小児感染症学会会員
日本新生児医療連絡会役員

◆趣　味

フライ・フィッシング

本書は Neonatal Care 誌 2010 年春季増刊『新生児呼吸管理なるほど Q&A』を加筆・修正し、さらに新項目を加えて単行本化したものです。

ステップアップ新生児呼吸管理 — Q&A で違いが分かる・説明できる

2017年5月1日発行　第1版第1刷
2024年3月20日発行　第1版第7刷

編　著	長　和俊
発行者	長谷川　翔
発行所	株式会社メディカ出版
	〒532-8588
	大阪市淀川区宮原3−4−30
	ニッセイ新大阪ビル16F
	https://www.medica.co.jp/
編集担当	木村有希子
装　幀	森本良成
本文デザイン	添田はるみ
表紙イラスト	八代映子
本文イラスト	スタジオ・エイト／八代映子
印刷・製本	株式会社シナノ パブリッシング プレス

© Kazutoshi CHO, 2017

本書の複製権・翻訳権・翻案権・上映権・譲渡権・公衆送信権（送信可能化権を含む）は、（株）メディカ出版が保有します。

ISBN978-4-8404-6165-8　　　　　　　　　　　　　　Printed and bound in Japan

当社出版物に関する各種お問い合わせ先（受付時間：平日9：00〜17：00）
●編集内容については、編集局 06-6398-5048
●ご注文・不良品（乱丁・落丁）については、お客様センター 0120-276-115